中國近代中醫藥期刊彙編

第一輯

10

紹興醫藥學報

上海辭書出版社

目録

民國四年十一月一日出版

第五十期

紹興醫藥學報

神州醫藥會紹興分會發行

本期之目錄

外埠代派處

山西○鎮稷垣　閱報社
奉天○開原縣　濟生藥房
江蘇○常熟　張汝偉君
江西○九江　郭肖貽君
福建○連江縣　林又愚君
江蘇○松江　查肖甫君
浙江○處州　何夢君
安徽○歙縣　胡天中君
湖北○蘭陵街　圖書館閱報社
雲南○　共和滇報社
廣西○桂林　劉甫軍君
北京○北城　王文璞君
安徽○蕪湖　穆春甫君
江蘇○盛澤　王鏡泉君
廣東○汕頭　楊源蓀君
江蘇○無錫　周小農君
浙江○台州　羅煒彤君
廣東○潮州　曾師仲君
福建○泉城　張鳴謙君

湖南○常德　沅湘日報社
江蘇○吳縣　陳膺先君
浙江○甯波　徐友丞君
福建○福州　黃良安君
浙江○餘姚　壽明齋
江蘇○揚州　吳傑三君
江蘇○上海　神州醫藥總會
廣東○廣州　余翰垣君
浙江○嘉興　春和堂
江蘇○上海　謝惠周君
浙江○杭州　李雲年君
浙江○百官　壽明齋
浙江○杭州　大原施醫局
四川○　李國珍君
河南○南營門　閱報社
江蘇○鎮江　袁桂生君
吉林○　吉長日報社
黑龍江○南城　閱報社
陝西○西安　秦中公報社

本邑代派處

漓渚○張若茂森
馬山○高德僧君
安昌○嚴讓春君
昌安○壽明齋
昌安○嚴紹岐君
城中○和濟藥局
城中○教育館
陶堰○陳柏麓君
馬安○朱相年君
東關○錢柏初君
壺觴○魏芳齋君
城中○育新書局
城中○萃潤堂
城中○明達書莊
樊江○吳詠棠君
東浦○許東山君
城中○裘氏醫廬
嘯金○陳定山君
平水○施滙康君
陽嘉隆王修之君

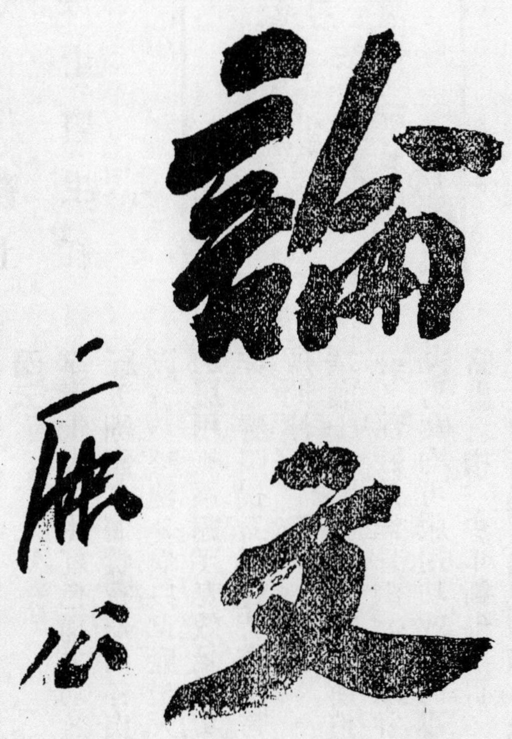
論文

論今日急宜提倡編輯醫書

袁桂生

吾國醫學數千年來相傳弗替雖至今日歐風大盛之時環觀宇內精醫學者仍不乏人軒岐法乳猶未如廣陵散之絕響其故何哉蓋皆累朝賢哲能負責任各以其心思才力著書立說傳之無窮有以使之然也竊嘗考之宋元諸家承漢唐之業固大有功於醫學而有明諸儒如王宇泰繆仲醇李蘋湖張介賓盧子由喻嘉言輩復集諸家之大成而推陳出新其理愈粹其說愈精其方法亦愈神變中國醫學實以此時為極盛之時代有清一代承前明之餘蔭其學益備而載籍之多又以明清兩朝為最盛惟其然也故承學之士易於講習凡天資稍敏無嗜好肯勤劬之士稍稍用心未有不成名家者蓋天下事創始則難而守成則易也近自歐風東漸新進之士醉心歐化對於中國醫學既不肯虛心研究而主持教育者又於中國醫學之眞際多所茫昧吾國醫術將如武技音樂等專門絕學有失傳之憂矣可不懼哉然則今日而不欲提倡醫學保存國粹則亦已耳苟欲提倡醫學保存國粹則必先自提

論今日急宜提倡編輯醫書

倡編輯醫書始何云乎爾一代之時勢變遷則醫學上必有若干之進步而其進步之學術又往往非出於一家則網羅蒐輯其事固不可緩也且昔賢著作爲私家所收藏而卒未刊行於世者亦正不少今欲提倡醫學保存國粹而不爲之表彰爲之傳播詎非適燕而南其轍乎竊謂此事宜分兩層辦法一保存先賢之舊籍凡前人之書無論已刊行者未刊行者宜集資刊印俾可流傳於世而刊印之時亦宜遵照原書不可妄易一字卽有萬不得已而必需加注釋者亦祇宜仿鄭重光刊吳又可溫疫論唐容川刊陳脩園傷寒淺注之例於其原書不更一字但於其下加補注數語俾後之讀是書者得見廬山面目而無復有遺憾也蓋先賢著作其中亦多體例完善學術精邃系統分明足爲醫學校之課本及參考書者雖百世不能廢也此保存之義也一蒐輯諸家名著以成一代之完書而從事編輯也此事辦法亦有兩層一公衆編輯近日何廉臣先生提議由神州醫藥總會組織一醫書編輯社合本會各處之會員從事編輯是也稽之於古此例亦多如宋時惠民和劑局方聖濟總錄

前清乾隆朝御纂醫宗金鑒等書。皆合多數人之力而始成者。蓋一人之藏書有限。一人之聞見有限。欲求詳備。不得不集合同志。通力合作。此種辦法。前清光緒乙巳丙午間。周雪樵氏在上海主持醫學報時。曾提議邀約同志。編輯聖愈錄一書。集古今之大成。而刪繁提要。其時贊成之者。爲朱雅南何廉臣諸先生。未幾而周雪樵病逝。朱雅南亦病逝。此事遂無復有人提議之矣。老成凋謝。典型云亡。可不爲醫學前塗悲乎。今何廉臣先生。既有此提議。鄙意以爲當此醫學衰頹之時。扶輪大雅。匪異人任。吾神州醫藥總會全體。宜力爲提倡。而贊助之。以竟周雪樵朱雅南諸公未竟之志。其有功於民命。豈淺鮮哉。縱刊印之資。尙待籌措。顧此時著手編輯。各會員有盡義務之天職。且所需紙筆費。亦甚微末。不足計慮也。此公衆編輯之義。急宜提倡者也。一私家著述。吾國醫籍。數千年來。凡在醫學史上。占優勝之地位。暨發明精闢之學術。創造精良之方藥。爲後世醫家所崇奉者。大都私家之著述居多。舉其大者。如孫思邈千金方。王燾外台秘要。褚氏遺書。許學士本事方。李東垣脾胃論內外傷辨劉守眞傷寒六書王字泰證治準繩繆仲醇本草經疏廣筆記孫一奎赤水玄珠李蘋湖本草綱目劉潛江本草述喻嘉言醫門法律張石頑醫通江篁南名醫類案以及柯韻伯張令韶葉天士徐靈胎尤在涇鄒潤庵楊穆如吳鞠通章虛谷陳飛霞王孟英林珮琴等諸家之著作無一而非私家之著述蓋吾國地大物博人才衆多此一邑無人著書則彼一邑必有其人矣此一埠無人著書則彼一埠必有其人矣合全國醫家之著述而聚集之已褎然成大觀矣吾國醫學得以至今而綿延不絕者實賴私家著作之精神有以維繫之也學問之事譬之藝穀種子不絕則亦未有能絕之者也且私家著述較之公衆編纂者尤多精卓蓋言論紀載可以自由不受他人之束縛而亦不必取得他人之同意更不受他人之干涉惟其能自由也故苟非一知半解率爾操觚者則皆有獨到之見地而可法可傳故吾嘗謂中國醫書實以私家之著作爲優非無據矣自今以往欲求吾國醫學之發達仍必賴私家之著作以鼓舞而發明之至於政府之提倡與否尚非根本問題司馬遷曰僕誠已著此

書藏之名山傳之其人又曰詩三百篇大抵聖賢發憤之所爲作也可見古人著書皆不急求人知而又多在憂患之時今日醫學衰頽至理良法行將失墜不可謂非憂患之時而醫界之著作家抑亦可以發憤矣此又宜提倡者也綜上諸端則吾國醫學之昌明與否其權與實繫於今日醫界之能盡力與否也古語有云十步之內必有芳草十室之邑必有忠信吾知深山窮谷天涯海角之間必有以斯事自任者噫微斯人吾誰與歸

昨閱貴報見有何廉臣先生公編醫學講義之商榷其中所言皆今日救時之急務爲他人所不能言者而其辦法四條尤爲精當不易之法蓋教授初學其事至難朱子曰教學者如扶醉人扶得東來西又倒故編講義教授生徒必須融會古今貫穿百家始無一偏之弊故今日不欲創設學校則已苟欲立學校則教授之法必須採何先生此議博雅君子當不以愚言爲私阿所好也著者附誌

仲聖用麻桂湯辨

高德僧

寒邪由皮毛而入肌肉由肌肉而入經脈爲寒傷營經脈即營分經言營行脈中是也其寒由外撲入窒於經脈非洩氣化汗外達皮毛不解仲聖用麻黃湯蓋取麻黃之輕虛發洩桂枝之解表溫肌杏仁之開肺化氣甘草之緩急和中藥雖味薄氣輕而由內托外發汗洩邪之功實較桂枝湯爲鉅風邪由毛竅襲肌肉未入於經脈爲風傷衛其邪留連於衛腠理不密營陰不能和陽鬱而成汗衛氣不能捍外疏而畏風非解肌固表驅賊閉門調和營衛不愈然病在於外肺雖被傷未甚過鬱故止用桂枝之解汗溫肌白芍之泄熱固表薑棗之調和營衛病即自已此傷寒中風受病深淺之殊而麻黃桂枝各具功用之妙也

世人謂大菱大熱辣茄淸大腸火辨

高德僧

菱性甘寒本草可考而世人乃謂其大熱謬也或曰既非熱何多食而有口渴甚則口生瘡而糜爛者耶曰多食性寒濇滯之物則胃陽被遏津不上升故覺口渴蓋口爲脾之竅脾陽受鬱濕熱熏蒸故瘡發於口此有諸中形諸外也辣茄即食茱萸古

人詠重九詩謂徧揷茱萸少一人者是也其種類與名稱不一俗名辣椒又稱辣虎其味極辛其性大熱能溫中下氣除大腸寒澼少食可疏風秘故世人誤以爲性涼能淸大腸之火而陰受其害者多矣大凡陰虛血熱之體切不可輕嘗也世俗不知特爲辨正以解其惑

熱入精室論

周小農

精室者男女藏精之室也在臍下三寸針經名曰關元西醫內景圖謂男精生於睪丸藏於精宮精宮形如小直囊倒垂長一寸五分大如小指其系與命門相固結如女人新瘥餘熱未淸男子因交接得病者名陰易其證則陰腫入腹絞痛難忍爲男子熱入精室證也女子精宮形如小瓠精生精核下系子宮兩傍分居少腹左右爲衝任脈聚會之所男子新瘥餘熱未淨女人因交接得病者名陽易其證乳抽囊結腰胯痛引腹內熱攻胸膈頭重難擡仰臥不安動搖不得二症雖屬來勢迅速究因下感蘊熱仲聖以燒裩散治之奏效頗捷南陽活人書以鼠矢散與近世王氏以花

粉韮白棟實白微槐米甘草梢等均取導引濁熱下洩之義濁洩熱除病即若失非若女勞復之因虛而得病涉陰虛也

人身之氣左升右降論

常熟張汝偉

孤陰不生獨陽不長天氣降而地氣升陰陽和而萬物生人身一小天地陰主血而陽主氣氣宜疏而血宜調氣血和而萬病不能侵人身之氣左升右降即此意也蓋左寸屬心左關屬肝左尺屬腎心生血者也肝藏血者也腎水藏也皆屬營分而乃主升豈非地氣主升之理乎右寸屬肺右關屬脾右尺屬命門肺統氣者也脾雖統血亦主宗氣命門即相火薰蒸左尺腎水而上升也豈非天氣主降之理乎降極即升升極即降亦即五行相生之義循環無端周流不息也故天氣不和而歲穀歉人氣不和而血乃滯雖升降有定陰陽無偏然天之雨露霜雪皆所以助地氣之不足明乎此可知治病之先於氣而緩於血也葉氏謂衛之後方言氣營之後方言血誠以氣行則血行氣能率血也

論麻黃桂枝兩湯之異同

常熟張汝偉

或問曰麻黃桂枝兩湯均爲傷寒之發表劑也。既曰無汗用麻黃有汗用桂枝矣。何以麻黃中復用桂枝乎。若以麻黃力猛。故以桂枝監之。則何以桂枝湯中又不用麻黃以助之乎。其故何歟。余曰麻黃發汗藥也。寒傷營風傷衛。麻黃但能袪營中之寒。以達衛分。不能驅衛外之風。以出肌表。必用桂枝以解肌。通三焦之氣。然後麻黃得施其技。腠理開而汗泄。邪出矣。麻黃而不用桂枝。仍不能汗也。桂枝解肌藥也。風傷衛。不必用麻黃之重。發其汗。盜營分。尚未受邪。桂枝又能和營。肌表一疎。微微汗出。而風濕俱去矣。此桂枝湯之不用麻黃。麻黃湯之兼用桂枝。是仲聖奧妙處。讀其書者可不悉心研究其立方之用意處乎。

書海藏六合湯後

王以鈞

昔賢言。寧醫十男子、不醫一婦人、余每感此說。而嘆傷寒金匱之方。雖神奇莫測。然一遇孕婦。輒歸無用。及見海藏之六合湯。然後知先正之憂深思遠。遇險出奇。其識力誠高出於近人百倍者又嘗以意推之謂外感本之傷寒雜病取諸金匱合此湯而加減之則如水益深更資博濟及讀陳修園女科要指合麻黃或桂枝并推治諸症云云益信管窺之不謬而先生之方久爲前人所欽重也夫君子之治也守約而施博而哲人之知幾也舉一則反三誠使世之業婦科者得是方而精研之又濟之以脩園之加減不特盤根錯節迎刃而解之足以名噪一時而母子俱全轉敗爲功其造福於閨閫者更匪淺已

論內景譯本東文不足恃

周小農

內景之書鮮善本以素靈既有脫簡衍文註家又未能確解而闕疑也近世學者浮慕歐化厭苦文法詖辭横議一唱百和其天姿佳者繙譯東人生理諸學以餉醫林但東人繙譯西文華人復譯東文詞意不易曉亦多不得要領徒使無識者眩有識者厭粗得皮毛何足恃者噫此何等事不慘淡經營便輕率着筆耶內景之書自以美國柯爲良全體闡微爲最佳善讀書者當不河漢斯言

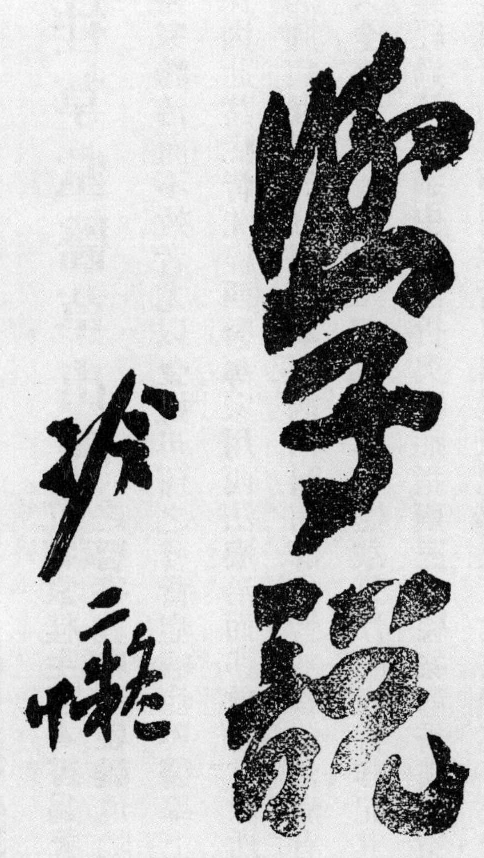
學說

叢桂草堂醫草出版

江都袁桂生著本書爲著者近十年間之醫案其中多疑難危險之病經中西醫家診治而不效者尤以金姓毋孫之發背症喉症與醫學上有重大之關係因此諸症皆先經西醫專家用西法療治而弗效者其餘所犯各種時疫病肺病喉科病婦科病幼科病內科病等亦皆於診法治療有密切之關係又全書體例皆仿廣筆記寓意草之體裁每序一病皆詳記其症狀治法方藥經過及經過中之波折與臨症指南三家醫案靜香樓醫案等前後不能接氣者迥然不同學者可與廣筆記寓意草名醫類案等書參觀互證獲益當不少也書係家藏精刻本版用中國上等杭連紙印每部定價大洋五角另有竹紙印者每部定價大洋三角總發行所鎭江西門外三善巷喉科醫院外埠購書者可直接由郵局匯寄斷無遺誤

繼則咯痰。初時少量黏稠。後爲多量稀薄。慢性症。連發咳嗽。繼則嘔吐。喘息咯血。呼氣咯痰。或放惡臭。

（豫後）急性者頗易治愈。慢性者輕而延緩。（類症）急性類似肺炎、乾性脇膜炎。慢性類似肺結核、肺壞疽。

（治法）急性與慢性。治法無甚相異。宜戒多言。進暖和性之飲料。室內衣衾。宜平均溫度。行溫水浴。胸部纏以佛蘭絨。吸入食鹽水之蒸氣。呼吸促迫之時。則貼乾角芥予泥於胸部或背部。行轉地療法。移居於溫熱之海邊。其他用鎭嗽劑。祛痰劑。若有虛脫之虞。則可用葡萄酒。精製樟腦、麝香、等。

（藥方）

百部　二錢　薑　一錢

右水煎服。（葛洪方）

桔梗　二錢　甘草　一錢

右水一盞煎五分服（桔梗湯）

麥門冬 三錢 製半夏 二錢 黨參 一錢五分 甘艸 一錢 大棗 一枚 粳米一撮

右水二盞煎一盞服（麥門冬湯）

紫蘇 一錢 桑皮 二錢 青皮 一錢 五味子 五分 杏仁 二錢 麻黃 五分 甘艸 一錢

右水煎服（紫蘇散）

（特方）

遠志 一錢五分 溫湯 一盞

右煎五分時一日三次分服

麻黃膏 四分 甘艸末 適宜

右爲丸一次服盡

漂半夏　五分　遠志　一錢　杏仁　八分

右爲散三包一日服盡。

遠志　二錢八分　沸水　五兩浸出　海葱醋　四錢　淨水　二兩五錢

右每二時服一瓢羹。

鬧羊花膏　五分　杏仁水一兩

右每二時服五滴、乃至十滴。

咯血（肺出血）

（原因）爲肺勞、肺體變死、肺炎、新氣管支加答兒（風寒咳嗽）肺鬱血、肺臟楔狀出血等。

（症候）初發咳嗽、及如溫液涌湧於胸內。然後咯血。其血液呈鮮紅色。混有泡沫。呈亞爾加里性。楔狀出血。則突然起強甚咳嗽、呼吸困難、胸中苦悶。咯特異之痰。痰中有帶黑色之血。身體熱度不升。

(治法)當以治療原病爲第一義、其他使患者平臥安靜身心胸部用冷罨法或罨冰片禁談話及溫食物戒酒色及精神興奮嚴攝生用空氣療法食滋養品

(藥方)

款冬花 二錢 百合 二錢 百部 二錢

右研末蜜丸如龍眼大每晚服一丸。

荷葉 四錢

右焙乾爲末一日二次分服。

黃耆 麥冬 生地 桔梗 白芍 各一錢 甘艸 八分

右水煎服。(黃耆散)

紫苑 一味

右炒爲末蜜丸芡子大每服一丸(指南方)

槐花 三錢

治可補。此壽明還睛丸所由擬也。規定藥料。斟酌分兩。榮衛調和。陰陽並補。爲治療內障之健將。却病延年之聖藥。佐以祛風清火。不致有外邪中滯之虞。古方用犀角。羚羊。余易蕪菜子。莧菜子。良以先天稟氣。後天水穀。今人體力。比較疇昔。遠遜勿如。體力既有厚薄。故分兩亦須增減。余製是方歷有年矣。出而問世。凡患內障者。必令試服。雖不敢自詡藥到病除。然亦頗幸重者輕。輕者愈。屢試屢驗。撫心藉可自慰焉。

治爛眼沿神方

上上製甘石四兩　頭梅五錢　麝香五分　飛月石二錢　地力粉一兩　膽礬三分

右藥研末極細聽用。以蒸熟鷄子。去白取黃。(不拘個數)熬油調前藥搽患處。又方或以晚蠶砂一味。調敷亦效。

治衄血不止之神效法

衄血爲患。最能傷人。熱之不當。凉亦非法。有自少至壯。隔一勞役。或一思慮。時常流衄。衄且不止。多方診治。鮮奏奇功。余亡友陳勉亭君。精秦越人術。數爲余道奧妙。云及衄血治法。莫奇於灸風府穴三壯。嗣後余果歷試屢驗。洵稱奇妙。風府穴在後腦枕骨當中髮際處。爰供一得。願患之者。亟試驗之。

治傷血不止法

取松柴炭一塊。燒紅即研。乘熱遏患處。此方爲處州陳某所口傳。余於前清光緒三十年間。刀傷爲瘡。流血不止。用此而愈者也。

治刀傷藥方

老松香　樟腦　各半。重湯燉煬成膏。　冬天成膏。松香須嫩。以樟腦六成。松香四成。如夏天成膏。松香須老。分兩相反。以樟腦四成。松香六成。此膏用時。仍須重湯燉煬。法如烟膏。攤在布上。或厚紙亦可。　並治一切瘡瘍初上寄生則涼血。桃上寄生則活血。松上寄生則化溼。楓上寄生則通絡利溺。皆與蒼梧之眞桑上寄生。益血脈主安胎者。迥別。因蒼梧多山。山桑野生者多。且在崇山深林之中。往往任其自生自凋。故其多年野桑。皆生寄生。土人採取以供藥用。且眞桑上寄生。葉如橘而厚軟。莖似槐而肥脆。四月開黃白花。五月結黃赤實。大如小豆而稠黏。斷莖視之。色深黃者良。炳章前有友人贈我一束。形如上述。且比本地雜樹寄生葉大數倍。沈氏女科輯要孟英按語云。眞桑寄生一時難覓。可重用桑葉暫代之。因其亦有寧絡安胎之功耳。惟雜樹寄生在風溼症中。尚可酌用。安胎則不效。寇宗奭曰。桑寄生難得眞者。眞者下咽必驗。若用他木寄生。未必見效。且恐有害。誠哉是言。

赤小豆（即今杜赤豆）（半紅半黑名相思子）

考赤小豆。粒長形如腰子。色赤黯。腰有白線紋如鳳眼者爲最佳。其效用爲下水腫。排癰腫。膿血。療寒熱。治消渴。利小便。能泄血中之溼熱。若色紅粒大而圓。此名紅飯荳。可作食品。不入藥用。李時珍云。此荳以緊小而赤黯色者入藥。其稍大而鮮紅。或淡紅色者。並不治病。即飯荳也。又有一種半紅半黑。俗亦云赤小荳。實即相思子。亦不入藥。吳鞠通醫醫病書云。赤小荳即五穀中之小荳。皮肉俱赤。近日藥肆中用廣中半紅半黑之野荳。色可愛而性大非。（即相思子）斷不可用。且近今眞正杜赤荳。蘇浙各處皆種之。購備亦易。期望我藥業。皆辨杜赤荳。不用飯荳相思子。以符本經之效能。以固中藥之信用。

文蛤（即海蛤之一種）五倍子（宋人亦名文蛤）

鄭氏記海錯云。蛤蚌之屬。有黃白雜紋。殼薄而光。乃文蛤也。考文蛤皆海蛤之類。種類不一。而味皆相同。南海志云。蛤一月生一暈。南越志云。凡蛤之屬。開口聞雷鳴。則不復閉。讀閩中海錯疏。海蛤分列十有五種。一曰蛤蜊。（殼白厚而圓。肉如車螯）二曰赤蛤。（殼上有花紋赤色）三曰海紅。（形類赤蛤而大）四曰螂蜐。（形似蛤蜊而白。合口處色黑）五曰蜞螂。（形似蛤蜊而小）六曰沙蛤。（即土匙也。似蛤蜊而長大有舌。名西施舌。又名車蛤。）七曰紅栗。（似蛤而小、色白兼微紅、）八曰文蛤。（壳有紋理、沈括筆談云今人所食之花蛤、其壳一頭大一頭小、上有花紋者、是文蛤也、陶弘景云文蛤小大皆有紫斑紋、）九曰海蛤。（其殼久爲風濤所洗、色白圓浮、）十曰白蛤。（形似蛤而小、殼薄色白、一名空豸、又名泥星、）十一曰沙虱。（似螂蚘而殼差薄、）十二曰紅綠。（似蛤而小、味美、色淡紅兼綠、）十三曰土銚。（殼薄而綠色、白者味更佳、）十四曰車螯。（陳藏器云大蛤也、殼有花紋、肉白色、大者如碟、小者如拳、宋盧陵王義眞車螯下酒、珍可知矣、）十五曰螯白。（即車螯之最小者也、） 嘗考文蛤之名。神農本經爲最先。且列爲上品。以其功能清肺除煩。利水泄濕。後如漢張仲景傷寒之文蛤散。金匱之文蛤湯。均是此物。傷寒文蛤散。（文蛤爲散、沸湯和服、方寸七、）治太陽中風。應以汗解。反以冷水潠灌。經熱被却而不得去。彌更益煩。肉上起粟。意欲飲水。反不渴者。表病不以汗解。反以冷水閉其皮毛。經熱莫泄。煩躁彌增。衛氣鬱滯。不能發升於汗孔。遂衝突皮膚。

凝起如粟。煩熱鬱甚。意欲飲水。而熱在經絡。非在臟腑。則反不覺渴。是其脾土必當濕時。若使非濕鬱表。未有不渴者。文蛤除煩而泄濕。也金匱治渴欲飲水不止者。以脾濕堙鬱。肝不得升泄。則膀胱氣隆。肺亦不得降斂。則胸膈煩渴。文蛤清肺而泄水也。文蛤湯、即越脾湯。加麻黃減半。加文蛤五兩。杏仁十枚。治吐後渴欲得水而貪飲者。以水飲既吐。胃氣上逆。肺氣格鬱。刑於相火。是以渴而貪飲。用甘草大棗補土而益精。石膏文蛤清金而泄濕。杏薑破壅而降逆。麻黃發表而達鬱。閱其方義。確與本經文蛤之效用暗合。成無已亦云。文蛤之鹹走腎。以勝水氣。唐容川云。文蛤殼上起紋。有瘰疙者。今之蛤子也。用其殼。以治人身軀殼外之粟粒滲水利熱。形象皆合。郭佩蘭本草匯云。文蛤即今花蛤。大小不等。背上有斑紋者。得陰水之氣也。李梴醫學入門云。文蛤出東海。大如巨勝。有紫紋彩。未爛者。爲文蛤。無紋彩已爛。爲海蛤之蛤。參觀諸說。文蛤皆爲海蛤類之蛤。獨丁予懷傷寒真詮云。金匱文蛤湯。與傷寒文蛤散。藥味不同。主治迥別。以文蛤湯之文蛤。爲海蛤類

吐血論治

香巖王晉纈述

諸血症火病也。蓋血生於心。統於脾。藏於肝。宣布於肺。根於腎。灌溉一身。吐血陽亢陰虛之候也。症有三因。外因係火風暑燥之邪。內因係肝腎心脾之損。不內外因係蹉跌努力烟酒之傷。外因者。火灼風溫之嗆血。暑瘵燥欬之傷血。邪在肺衞心營。理肺衞宜甘涼肅降。(如沙參麥冬貝母花粉玉竹石斛)治心營宜輕清滋養。(如生地元參丹參連翹竹葉茯神)以此二法爲宗。隨症加減。火灼則加入苦寒。(如山梔黃芩知母地骨皮)風溫則參以甘涼。(如蔗汁蘆根羚羊角桑葉)暑瘵入營則兼清潤。(如銀花杏仁鮮地黃犀角)燥欬在氣。則佐純甘。(如天冬梨皮阿膠)別有內熱外寒、吐血者。(宜薄荷參蘇飲主之)此治客感吐血大略也。內因者。怒動肝火。宜苦辛降氣。(如蘇子鬱金降香丹皮山梔括蔞橘中白)鬱損肝陽。(宜仿逍遙散法。)鬱損肝陰。宜甘酸熄風。(如阿膠雞蛋黃金橘白芍生地)思傷心脾。甘溫益營。(如歸脾湯加減法。)房勞傷腎。其陰虛失納者。宜壯水鎮陽。(六味飲

吐血論治　六

加靑鉛牛膝童便。）陽虛不攝者。宜導火歸窩。（肉桂七味丸加童便。）奪精亡血。急固眞元。大塡精血。（如人參海參熟地阿膠杞子五味紫石英。）此治內損吐血大略也。不內外因者。墜跌血瘀上泛。先須導下。（復元活血湯代抵當湯或用韭白汁散之。）再用通補。（元戎四物湯或當歸鬱金牛膝白芍三七。）若努力傷血。調補忌用凝澀。宜和營通絡理虛。（當歸建中湯旋覆花湯或六味飲加牛膝杜仲。）若烟酒傷肺。（烟辛泄肺。酒熱戕胃。皆能助火動血。）嗆血。（改定紫菀茸湯去朮加芍。）飲多傷胃失血。（六君湯加葛花白茅根藕節。）此治不內外因大略也。（以上參用指南。）凡血來如潮湧。喘息未定。（飲還元水立定。）吐血乍止。（用燕窩冰糖各四錢。煎服七日自效。）可不復發。血出汪洋不卽凝者。煩勞動胃火也。（犀角地黃湯加桃仁藕汁童便。）血出散漫不聚者。煩勞傷肺失血也。（宜二至二甲合參麥茯苓山藥。）脇痛吐血者。肝氣逆也。（化肝煎去靑皮加黛蛤散。）神勞吐血者。心氣損也。（仿天王補心湯法。）龍燄升則吐衂驟加宜潛陰火。（海參龜甲心茯神熟地。如淡菜貞子熬膏秋石湯下。）元海空則行動喘促。速固根蒂。（人參核桃坎炁杞子牛膝旱蓮草沙苑子茯苓人乳。）胃納少則中宮乏鎭。須扶胃陽。切勿清嗽。（人參建中湯。歸耆異功散。）胃絡虛則厥陽易犯。急調胃陰。可冤升逆。（生脈散。加白扁豆沙參玉竹石斛茯神。或金匱麥門冬湯去半夏加杏仁。）仁齋所謂血症經久。多以胃藥收功也。

問熱入血室主用小柴胡湯

周小農

對熱入血室爲婦人傷寒經來之症。輕重不一。證候各殊。其見於傷寒論者三條。其胸脇下滿如結胸狀。當刺期門。如後世陶氏沈氏葉氏之參用逐瘀以破血結是也。又有譫語而無以上證者。無犯胃氣及上二焦。以裕生化之源。近世章氏王氏之參擬清熱養營以安血室是也。本條無胸脇下滿如結胸狀。并無晝日明了夜則譫語之證。與風溫之身熱自汗。溫毒之咽痛喉痧。溼溫之午後身熱胸悶不饑。溫瘧之但熱無寒骨痛時嘔。暑溫之身熱汗多來因各別。其以續得寒熱發作有時二語一再叮嚀乃主用小柴胡湯之眞諦因有少陽之見證即用小柴胡湯以提少陽之邪熱外泄而血自不結矣是以傷寒論曰婦人中風七八日續得寒熱發作有時經水適斷者此爲熱入血室其血必結故使如瘧發作有時小柴胡湯主之謹對

唐氏集驗方兩則

張汝偉述

必效紮驚方　治小兒急慢驚風角弓反張嘔吐泄瀉諸症　九節菖蒲　洗切七分　光杏仁　研十四粒　光桃仁　研十四粒　紅山梔仁　研十四粒　萊菔子　研九粒　地龍　炙去泥二條　蟬衣　去足七只　以上七味各研細和勻一處自加葱白頭　四個　飛麵　少許　雞子清　一枚調勻搗餅男子紮左掌心右足心女子紮右掌心左足心一夕其色如靛驚乃清矣其效如神

秘製香貝散　治痰核瘰癧患在清竅但出稀水非九一等可治必需輕清疏氣者

廣木香　象貝母　各三錢　香白芷　二錢　枯礬　二錢　海螵蛸　二錢

同研細末貯用乾摻膏貼均可春加豐花粉　三錢　夏加　飛滑石　三錢

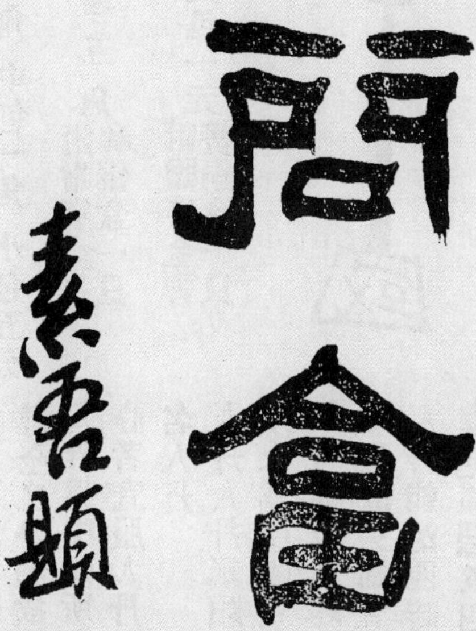
問答
素君題

人丹

定價

玻瓶二角 中包一角 小包五分

大包五角 附贈賽金推移銅盒一只

大大包一元 附贈賽金彈簧銅盒一只

總經理

上海三馬路中法大藥房

各埠中法大藥房各藥房各洋廣貨號

均有出售

人丹人人可服人人宜服故名人丹

人丹有病治病無病養身能使人人爲健全之身體故名人丹

人丹爲中國所製凡中國人之有愛國心者宜服人丹不忘巳身爲中國人故名人丹

人丹人丹竊願中國人顧名思義人人永永爲中國人故名人丹

人丹能祛風寒去暑濕開胃消食平肝順氣故男婦宜服

人丹能治四時不正之氣辟疫癘止洩瀉定嘔噦故四時宜服

人丹能辟山嵐瘴氣避道途臭穢故旅行之人宜服

人丹於茶餘酒後服之滿口生津甘留舌本且香氣襲人勝服砂仁豆蔻故每日宜服

答三　　曹炳章

天竺黃。眞者。由竹內天然生成。非人工所能造。僞者。或用蛤粉。或用水門汀。亦可仿製。然形式易於鑑別。亦難混充。眞者產額甚少。採取亦難。故而價昂。玆將諸家說明天竹黃之實驗者。分條詳錄於下。按李時珍本草綱目釋名條下。採註吳僧贊寧草譜云。天竺黃生南海鏞竹中。又名天竹。此竹極大。其內生黃。可以療疾。本草作天竺之竺非矣。李息齋竹譜詳錄云。鏞竹出廣南。絕大內空。節可容二升。交廣人。持此以量出納。竹中有水甚清澈。溪澗四月後。水皆有毒。惟此竹水無毒。土人陸行多飲用之。至深冬則凝結竹內如玉。即天竹黃也。可療風癇疾。又如相迷竹。牛廣州。狀與鏞竹大同小異。中亦有黃。堪作丸治病。然力不及鏞竹云。沈存中筆談補云。嶺南深山中有大竹。（即鏞竹）內有水甚清澈。溪澗中水皆有毒。惟此水無毒。土人陸行多飲之。至深冬則凝結如玉。即天竹黃也。昔王彥祖知雷州時。盛夏至官山。溪澗水皆不可飲◎惟剖竹取水◎烹飪飲啜◎皆用竹水◎次年被召赴關東行◎求竹水不可復得◎問土人◎乃知至冬則凝結不復成水◎ 適是夜野火燒林◎木爲煨燼◎ 惟竹黃不灰◎如火燒獸骨◎色灰而輕◎土人多以火後採集◎以供藥品◎不若生得者爲善◎因生時與竹節貼牢◎不易取豎耳◎沈李二君所說竹黃◎ 的是近今天生之老式竹黃也◎又考日本竹譜云◎竹實酥◎竹膏◎即漢之天竹黃◎本綱云◎因竹枯而筒中之露水◎由濕熱而凝結如麪粉者◎名天竹黃◎田中芳男氏云◎此物係生於竹節間凝結物◎大抵由純粹玻石而成◎於東印度◎中國◎以供藥劑之用◎價甚貴◎用於膽液性之嘔吐◎痰癇◎血痢◎痔疾◎及其他相類之症◎林氏本草◎竹篠中之云◎物乃竹所含有之乳汁◎液乾而凝結者◎性與新竹之甘味液相同◎至於老竹則色液俱變◎結爲堅塊◎恰如一種浮石◎有異味 ◎而收斂異常◎儼如已燒之此象牙◎印度名之曰竹糖◎ 植物字彙云◎若竹幹過於堅實◎ 則其節中以得太陽之溫度◎而次第凝結之故◎自然滴液如蜜◎是即古來所傳竹實酥也◎法大字書

云◎竹節間◎有名他伯希尹爾者◎爲玻石質◎而雜以灰石質少許◎及有機性之物質◎是昔所最珍奇者也◎由是觀之◎則老竹節間◎所潴溜之甘液◎次第凝結爲砂石狀者也◎其性爲玻石質◎玻石質者◎因於竹幹外面造成◎木賊麥稗等之堅質所具之質也◎本邦九州◎竹中有液者甚多◎特薩州竹中◎出有砂石狀之物◎迄七八月割之則出水◎十月十一月則成砂塊◎灰黃色◎綜觀諸說◎炳章以照現行物之比較◎沈李之說爲最符合◎泰東西各學說◎雖多含混◎然亦足資參考◎以補我中華舊有本草之所未詳◎餘則如大明云◎此是南海邊竹塵砂結成者◎宗奭曰◎此竹內所生如黃土◎著竹成片者◎馬志曰◎天竺黃生天竺國◎今諸竹內往往得之◎多燒諸骨灰◎及葛粉等雜之者云云◎大抵云人造者◎依據此說也◎然此說皆非實驗心得之談◎亦理想不精之臆說也◎

答四　曹炳章

伽楠香◎俗作奇楠◎乘雅作奇南◎棧香◎考沉香伽楠◎皆屬大戟科◎白木屬之樹

木也。其木如冬青。然此木非全體皆香。香之結於木者。如人之發癰疽。乃木病也。故結香之木其葉雖在夏。必呈黃色。其香或在枝幹。或在根株。乃木脂聚於一處。凝結而成者也。沉香奇楠。雖從一木而生。然香則別。黎地深山中。有大蟻封高二三尺。掘之。其下有奇南香。且木立死。而根存者。大蟻穴居。其糞浸木。年久結奇南香。蓋因蟻而結成者。奇南香也。自然結成者。沉香也。本是同木。然藥性則相反。奇南香升。而沉香則降。故多服奇南。則氣升爲噫氣。多服沉香。則氣下降爲放屁。粵海香語云。伽𠍴雜出海上諸山。凡香木之枝柯竅露者。木立死。而本存者。氣性皆溫。故爲大蟻所穴。大蟻所食石蜜。遺漬其中。歲久漸浸。木受石蜜氣多。凝而堅潤。則成伽𠍴。其香木未死。蜜氣未老者。謂之生結。上也。木死本存。蜜氣膏於枯根。潤若餳片者。謂之糖結。次也。歲月既淺。木蜜之氣未融。木性多而香味少。謂之虎斑金絲結。又次也。其色如鴨頭綠者。名綠結。掐之痕生。釋之痕合。按之可圓。放之仍方。鋸則細屑成

醫藥界近聞

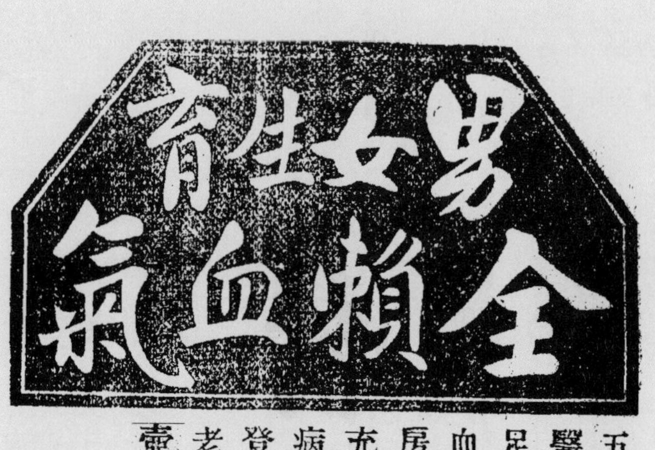

五洲大藥房主人暨執事先生鈞鑒久仰盛名欽佩良深藥業醫三十載研究血質係人身最密切之關鍵手無血不能握物足無血不能履地男女生育全賴血氣孩哺乳汁亦倚乎血是血之一物不可須臾離也樂臨症遇血虛者必勸其購 貴藥房所製人造自來血常服信我言者服後果獲血如自來水之充盈不愧自來血名稱其實而婦女飲之廣嗣小孩體強而少病足證自來血爲上上補品爲特贊頌數語藉作證書希卽照登各報俾得廣行五洲冠蓋五洲庶人人能知自來血係男婦老幼必不可少之物焉此上敬頌

壼安 三馬路安康里十三世婦幼科鄭樂山鞠躬 舊歷五月廿二日

人造自來血 係一種美味濃液之飲料 服法 每飯後用一調羹開水十倍沖服

總發行所上海四馬路五洲大藥房照原函抄登

滬上創設國貨藥房

近有黃君少巖者在上海英大馬路壽康里第二家創辦中和國貨藥房其露布之廣告謂商定虞洽卿先生暨王文典先生之贊成聘　大總統批令創辦中醫大學校之丁澤周先生手定方藥由席裕麒先生擔任經理提華藥之精華仿西藥之製煉不務名目上之美觀但求人體上之獲益爲上海製藥界中特創一格先製成一種四時可服之滋補品名益腦補心汁以餉全國同胞擬陰歷十月初間開幕兼須次第在各埠設分藥房云

冏醫士之榮也

上海北泥城橋鴻興里徐相宸醫士得乃岳孟河費繩甫之薪傳外感時症內傷調理出奇制勝不同流俗凡遇諸醫束手之病如時疫霍亂痧脹傷寒等症徐君獨擅勝場往往能起九死於一生尤深於生理學藥物學潛心著述曾著有戒烟指南戒烟普及法訂正鼠疫良方行世中國生理學補正分類藥性綱目二書正在編纂中

以故近悅遠來聲名雀起去秋今夏疊應前湖北彰武上將軍段公之召調治政躬並其瀛眷旁及親友僚佐所診男婦大小二三十人咸著奇效段上將軍特贈匾額一方文曰道高和緩又七言聯一副詳加跋語日昨託其所知送至徐君診所懸掛若徐君者可謂實至名歸矣

笑報社之注意醫藥

越中笑報一種小報也以詼諧厲勸導頗爲社會歡迎刊行以來風行一時現又添設病家注意一欄徵得驗方逐日揭載誠有益之舉也

畜龜救人

紹興孫君石卿業商而具慈善心者以有人授以斷板龜能治爛喉痧症遂購得數頭畜於家中隨時遇病施救果然其效如應益能治藥物所不能治之重症又因同時病家之借去施治者多恐不敷用特四處購覓聞現在已共畜有七八頭之多並紀其治愈者之成績云

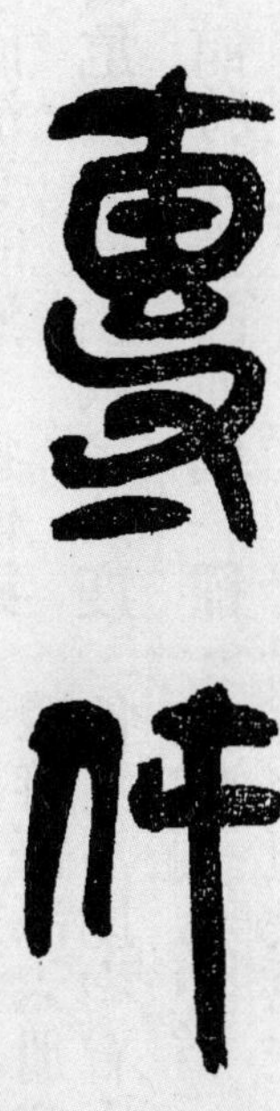

第四十條　各職員任期俱一年一任但得連選連任

第四章　經費

第一節　收入費

第四十一條　本會常年費由本會及分支會各會員擔任之捐款分為三種如左

一常年捐本會會員每人每年擔認一元常年捐不繳再行勸募月捐

二月捐由本部分支部會員熱心者量力擔任

三舉辦進行事業時得募集特別捐募集法開特別大會議決之

四會員入會費不得移充常年費內須留為本會基本金

五會員證書費不得移充常年費內祗充購製證書之用餘者亦留作基本金

第二節　支出費

第四十二條　本會常年支出費由會長支配之分

列於左

一事務所經常費由會計員造册預算交評議員議決由經濟員發給

二各職員薪水車馬費由正副會長公酌支付（將來會費充足全體職員之薪水由評議員議決之）

三特別經費經評議員議決由會長執行之

第五章　會期及會所

第一節　常會

第四十三條　本會會期及表決法如左

一全體大會每年陽歷十月舉行投票選舉職員及報告一年成績以及一切興革事宜皆由大會時議決之

二常會每月初一日開職員會員討論會一次討論一切辦法

三職員會每月十五日由各職員集議一切辦法手續

四評議會每月常會職員會前一日由評議

神州醫藥總會會章

員全體召集評議一切事宜但正副會長
及其他各職員例應迴避

五本會表決定例以額數三分之二到會經
多數贊成爲表決否則無效

第二節 特別會

第四十四條 本會有特別事故時得開特別大會或職員會評議會皆由正副會長召集之

第四十五條 大會會所於發通告時布告之其餘均在事務所

第四十六條 事務所在上海三馬路寶安里

第六章 戒約及獎勵

第一節 戒約

第四十七條 本會會員一年以上不納常年費及違背會章敗壞本會名譽者一經調查確實由評議部議決得宣告除名

第四十八條 本會職員有違法情事一經調查確實由評議員議決得宣告除名

第四十九條 本會會員職員不得以本會之名義爲個人之行爲

一〇

第五十條 本會職員除告假外或離埠或不到會三月以上無音問者得取消另補以重會務

第二節 獎勵

第五十一條 本會會員無論醫界藥界有專長學術及出品優美者經本會試驗後得呈請內務部認可立案並介紹於各同志專享利權

第五十二條 本會職員服務成績最優者得酌給相當之獎勵

第五十三條 本會會員有捐助特別捐百元以上者或募集在五百元以上者其喆嗣有願入本會所立之學校者得免學費一人多則類推以資鼓勵

第五十四條 本會辦事人員服務勤務成績卓著無犯本會會章及規則者得有辦事優先權（細章另訂）

第五十五條 本會辦事人員因會事受害者得由評議員議決酌給獎金

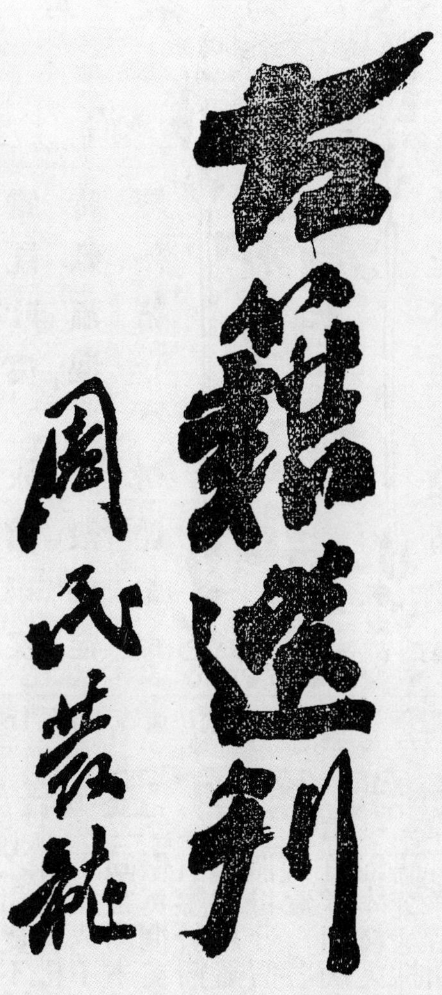
古籍選刊
周氏岐隱

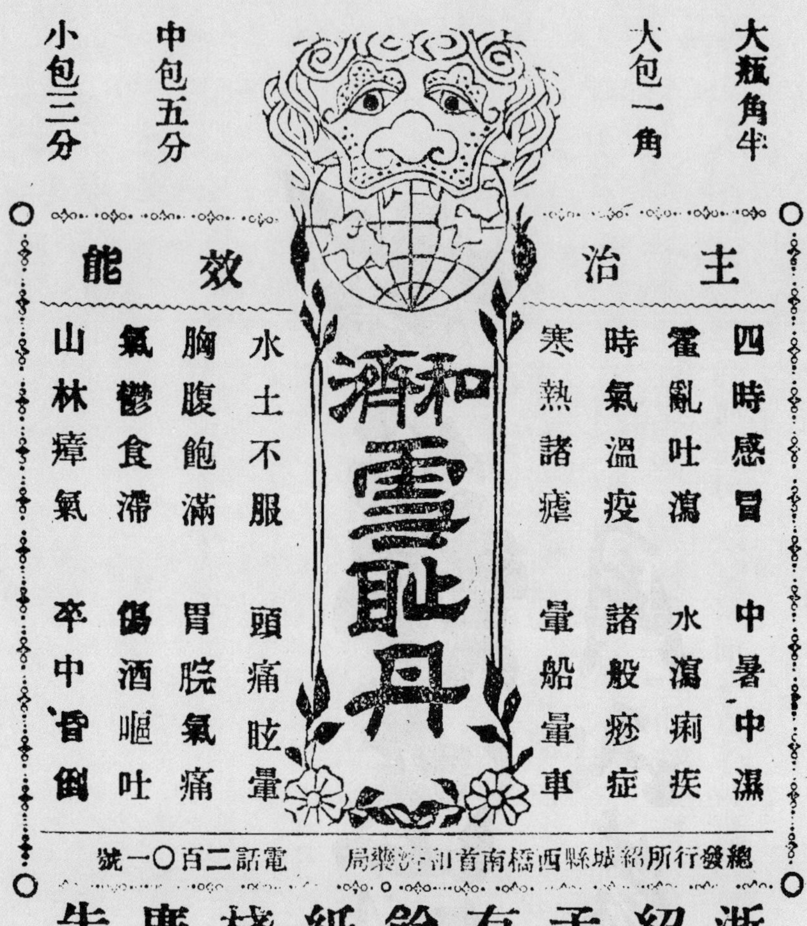
大瓶角半
大包一角
中包五分
小包三分
主治
四時感冒
霍亂吐瀉
時氣溫疫
寒熱諸瘧
中暑中濕
水瀉痢疾
諸般痧症
暈船暈車
和濟雪耻丹
效能
水土不服
胸腹飽滿
氣鬱食滯
山林瘴氣
頭痛眩暈
胃脘氣痛
傷酒嘔吐
卒中昏倒
總發行所紹城縣西橋南首和濟藥局
電話二百〇一號

傷科捷徑

越州俞星階先生遺著

張拯滋若霞校勘

序文

吾國醫學。自泰東西之法流入。說者即有治內證。西醫不及中醫。治外證。中醫不及西醫之評判而一般學者。頗不承認此不精確之斷話。蓋凡百學術。必由漸而見進步。決無在發明之初。即能造其極詣。此事理之程序當然。不獨醫學爲然也。各國醫學。至今日而未發明者。尙有此證不明原因。此藥未曾試用。吾國醫學。輓近雖鮮研究之者。固無進步之可言。而粵稽古籍。無論內科外科。其論理。必經多少學者之辨難。其治療。必有多少證候之經驗。應用無窮。神化莫測。惟於近時發明新法之器械。不能自製而普用之。然此亦工業上之影響於醫業上也。至古時各種外治法。如按摩術水俗法及心理療法等。現且爲各醫國家所競尙而採用。故醫學惟有古今新舊之不同。豈有中西名稱之異。因之有治法優劣之分耶。社友張君若霞。精於醫藥學。而貫通古今新舊者。會社報有古籍選刊一門。覓得先賢俞星階先生之遺著。傷科捷徑稿。命余序其卷首而刊入之。奉讀三復。知卽爲獨得經驗之作也。誰謂中醫不能治外證耶。其書共分四章。其第一章曰治法。外敷內服手術。三者並用。隨證施法。不拘程式。第二章曰診斷。分部位。決死生。以定何者能治。何者不能治。精密嚴明。不加假借。第三章曰藥方。皆名所創製。至配製之神妙。尤爲獨出心裁。第四章曰方歌。便學者易於記憶。句斟字酌。相見當時一片救世之心。萬歲千秋。不可磨滅。張君之意。亦以吾國傷科之專書尠見。獲此以備一格。並使著者一片苦心。得不湮沒。夫豈藉之而與泰東西流入之新法較優劣也歟。余與張君頗同意。爰書數語於簡端。

中華民國四年陽曆十月既望古越裘慶元吉生序

目錄

俞星階先生事略

錄紹興醫藥學報

俞應泰先生。字星階。世籍山陰。居蠡城之後觀巷。一生厚德。凡濟人利物之事。往往傾囊爲之。習儒業。立志淡泊。不求進取。夫人周氏。亦賦性仁慈。里人多稱道之。初時夫人指間患螺疔甚劇。爲庸醫誤用腐藥。數日之間。一指驟然脫去。死而復甦者再。痛苦異常。先生惻然曰。爲人不可不知醫。意世之不死於疾病。而死於庸醫者。不知凡幾。可不懼哉。可不懼哉。遂究心醫學。自奏刀圭。夫人指賴以痊。於是棄儒業。專心醫術。不數年。學大進。博貫內外醫理。兼精傷科。求診者踵相接。貧乏均受其惠。聲譽甚隆。今尚有追道之者。洪

俞星階先生傳畧 四

楊之役。任軍醫數載。活人無算。著內科摘要四卷。外科探原二卷。傷科捷徑一卷。

傷科捷徑

越州俞星階先生遺著　張拯滋若霞校勘

第一章　治法

（顖門腦骨等處血如潮湧）以燈心嚼如團。蘸桃花散按住。外以棉布包之。若日久潰爛。宜內服清風散。外用辛香散洗凈。以豬膽汁調珍珠散敷之。日洗日敷自愈。（他處出血潰爛治法同）如頭面腫大。宜服清風散。患處腫而不破。用蜂蜜或黃酒調神聖散敷之。流出清水。用茶汁調安髓散敷之。腦骨沉陷。用白金散加准烏散敷之。即能復元。又宜內服安髓散

（眼球出外）速宜乘熱送入。用蜜調神聖散貼敷眼胞。又令患者熟睡忍耐。如睛破流出黑水。其眼珠已損。眼球翻轉。即令輕輕撥令復原。用神聖散蜜調貼敷。內服活血住痛散。及桑菊諸藥

（顋骨脫離）令患者坐定。揉臉百十下。令口開張。以兩手大指入口捻定。往下

一伸◎復還上送入◎以巾絡之◎

（牙齒傷損動搖或邪立者）即宜撥正◎若血出不止◎用五味子白礬煎汁◎含入口中◎或用米湯調白金散含嗽◎內用住痛散加痺藥吞服◎

（項傷短縮）即令仰臥◎用絹帶絡其下頰◎伸解其頭髮◎合作一把◎扶正頭部◎以兩足踏其肩◎兩手拿絹帶及髮◎徐徐拔伸復原◎外用生薑自然汁酒醋調神聖散敷縛◎內服尋痛住痛散◎

（井欄骨斷）先以消風散與止痛散內服◎即將斷處捻令復元◎以神聖散用蜜調敷◎又用竹一片◎量短濶狹◎以患處爲則◎削去稜角◎嵌於斷處◎用棉絮一團◎實於腋下◎再以絹帶縛之◎

（肩膊飯匙骨脫離）先以消風散加痺藥服之◎並用溫湯洗滌患處◎然後令患者側臥◎伸使其手◎與肩並齊◎以足撐患者之脇◎如此則骨伸而易入矣◎又在肩後捻令患骨復元◎再使手曲如摺疊式◎不使動搖◎用韭汁調神聖散外敷◎又以

桑皮紙包杉木片夾住。再用絹帶一條。從患腋下綁至他邊肩上。又用一條。從患處肩上。綁至他邊脇下。並內服活血止痛散。（所用之杉木片上宜鑽小孔數個）

（肩胛骨脫離）宜先用住痛散加痺藥服之。次用布袱蘸溫湯洗患處。令筋肉舒軟。使患者仰臥。醫者坐於患者之前。以足跟踏其脇下。挺其肩胛。以手握患者之手。用絹帶一條。一端繫患者臂上。一端繫醫者頸上。徐徐用力拔伸。以扶平復元爲度。如骨脫向內。斂脇不開者。令其倒臥於地。不使轉動。醫者曲腰坐於椅上。用絹帶一條。一端縛住患者肘股之上。一端繫於醫者之肩。伸脚踏其脇下。然後抬肩帶肘。徐徐用力拔伸。接上肩腕。令其復原。外敷神聖散。內服消風住痛散。再用絹帶一條 從患處綁至他邊肩上。以棉絮一團。實其脇下。方能穩固。

（肩膊骨脫離）如在於左手。醫者以右手叉之。如在於右手。醫者以左手叉之。

以足跟撑於脇上。牽伸患者之手。如骨向上出。以手托正。用絹帶緊縛。其法如前。內服住痛散。

（兩肘骨折斷或損傷）先以消風散加痺藥服之。醫者宜坐於患者之側。雙手捻定患者之肘。伸脚踏其腋下。徐徐拔伸。用手捻令復原。以薑汁酒醋韭汁調神聖散。攤油布上貼之。又用杉木皮三片。刮去粗皮。長短以患處爲則。用繩連繫如柵欄狀。以油浸透夾之。寬緊不宜過度。以巾絡手肘。懸於頸上。宜時常伸縮。使手腕不强。否則不易曲伸。內服加減活血住痛散。如夾傷起泡。不宜刺破。用黑神散調敷即愈。

（手肘出腕）先以住痛散加痺藥內服。外用天仙散溫洗。軟其筋骨。令患者仰臥。醫者坐於其側。用絹帶一端縛其臂上。一端繫於醫者腰間。伸脚踏其腕下。徐徐拔伸。使相接復原。再以兩手扶着肘腕。使其曲伸。更使其合掌。不得稍有長短。外貼合歡膏。內服住痛散。或用杉木片夾定。以仍能伸曲爲佳。完

通俗傷寒論序

吾紹傷寒有專科。名曰紹派。先任君鳳波而負盛名者。曰俞根初。行三。凡男婦老少就診者。統稱俞三先生。日診百數十人。一時大名鼎鼎。婦孺咸知。其學識折衷仲景。參用朱氏南陽。方氏中行。陶氏節菴。吳氏又可。張氏景岳。其立方。不出辛散。透發。和解。涼瀉。溫補等五法。其斷病。若者七日愈。若者十四日愈。若者二十一日愈。十有九驗。就診者奉之如神明。內子胡患傷寒。延聘者三。次診病即有轉機。三診熱退神清。能飲稀粥。自用調養法而痊。從此成為知己。赴安鎮診病畢。即來晤談。對余曰。勘傷寒證。全憑膽識。望形察色。辨舌診脈。在乎識。選藥製方。定量減味。在乎膽。必先有定識於平時。乃能有定見於俄頃。然臨證斷病。必須眼到手到心到。三者俱到。活潑潑地。而治病始能無誤。熟能生巧。非笨伯所能模倣也。余嘖嘖贊歎之不已。一日出通俗傷寒論示余。一一瀏覽。其學術手法。皆從病人實地練

通俗傷寒論序 二

習。熟驗而得。不拘拘於方書也。一在於其經驗耳。其著作體裁。一曰勸傷寒要訣。二曰傷寒本證。三曰傷寒兼證。四曰傷寒夾證。五曰傷寒壞證。六曰傷寒復證。七曰瘥後調理法。直捷了當。簡明樸實。余遂珍藏篋中矣。嗣晤任君鳳波。詢及俞君方法。據云。有根初之膽識則可。無根初之膽識。則動輒得咎矣。有根初之盛名則可。無根初之盛名。則所如輒阻矣。旨哉言乎。雖然。俞氏經驗多。閱歷深。確有見地。豈容藐視。爰爲之隨選隨錄。隨錄隨按。務使俞氏一生辨證用藥之卓識雄心。昭昭若發蒙。而余心始慊。若聽其塵封蠹蝕。湮沒不傳。他年舊雨重逢。能毋誚讓我乎。余之私意。蓋欲以良朋實驗之專書。爲吾紹留一傳派。亦醫林之風土記也。夫豈好博一表彰同道之虛名哉。毋亦以經驗學派。有不可盡廢者歟。是爲序。

乾隆四十一年三月望何秀山識於安昌鎮之碧山書屋

通俗傷寒論目錄

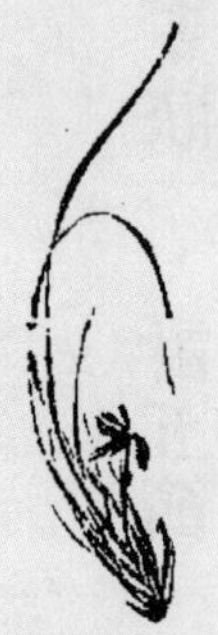

通俗傷寒論

浙紹道里村俞根初先生遺著
長樂鄉何秀山選按　孫何廉臣校勘

第一章　勘傷寒要訣

論傷寒總訣

傷寒。外感百病之總名也。有小証。有大證。有新感證。有伏氣證。有兼證。有夾證。有壞證。有復證。傳變不測。死生反掌。非雜病比。奈扁鵲難經。但言傷寒有五。一曰中風。二曰傷寒。三曰濕溫。四曰熱病。五曰溫病。僅載脈候之異同。並無證治之陳列。語焉不詳。後學何所依據。惟中風自是中風。傷寒自是傷寒。溼溫自是溼溫。溫熱自是溫熱。已可概見。然皆列入傷寒門中者。因後漢張仲景。著傷寒雜病論。當時不傳於世。至晉王叔和。以斷簡殘編。補方造論。混名曰傷寒論。而不名曰四時感証論◎從此一切感證◎通稱傷寒◎從古亦從俗也◎◎予亦從俗◎名曰通俗傷寒論◎人皆謂百病莫難於傷寒◎予謂治傷寒何難◎治傷寒兼證稍難◎治傷寒夾證較難◎治傷寒復證更難◎治傷寒壞證最難◎蓋其間寒熱雜感◎◎溫燥互見◎◎虛實混淆◎◎陰陽疑似◎◎非富於經驗◎◎而手敏心靈◎◎隨機應變者◎◎決不足當此重任◎◎日與傷寒証戰◎◎諺云熟讀王叔和◎不如臨證多◎非謂臨證多者不必讀書也◎◎亦謂臨證多者乃爲讀書耳◎◎國初喻嘉言◎嘗云讀書無眼◎◎病人無命◎◎旨哉言乎◎予業傷寒專科◎四十餘年矣◎姑以心得者◎◎歷言其要◎

一〇六經形層

太陽經主皮毛◎陽明經主肌肉◎少陽經主腠理◎太陰經主肢末◎少陰經主血脈◎厥陰經主筋膜◎

二〇六經氣化

太陽之上◎寒氣治之◎中見少陰◎陽明之上◎燥氣治之◎中見太陰◎少陽

之上。火氣治之。中見厥陰。太陰之上。濕氣治之。中見陽明。少陰之上。熱氣治之。中見太陽。厥陰之上。風氣治之。中見少陽。所謂本也。本之下。中之見也。中見之下。氣之標也。本標不同。氣應異象。故少陽太陰從本。太陰太陽從本從標。陽明厥陰不從標本。從乎中也。

秀按內經所言。某經之上云者。謂臟腑爲本。經脈爲標。臟腑居經脈之上。故稱上焉。某氣治之云者。謂其主治者。皆其本氣也。本氣根於臟腑。是本氣居經脈之上也。由臟腑本氣。循經脈下行。其中所絡之處。名爲中見也。中見之下。其經脈外走手足。以成六經。各有三陽三陰之不同。則係六氣之末。故曰氣之標也。或標同於本。或標同於中。標本各有不同。而氣化之應。亦異象矣。故六經各有病情好惡之不一。其間少陽太陰從本者。以少陽本火而標陽。太陰本濕而標陰。標本同氣。故從本。然少陰太陽。亦有中氣。而不言從中者。此少陽之中。厥陰風木也。木火同氣。木從火化矣。故不從中。太陰之中。陽明燥金也。土金相生。燥從濕化矣。故不從中。少陰太陽。從本從標者。以少陰本熱而標陰。太陽本寒而標陽。標本異氣。故或從本。或從標。然少陰太陽。亦有中氣。以少陰之中。太陽寒水也。太陽之中。少陰君火也。同於本則異於標。同於標則異於本。故皆不從中氣也。至若陽明厥陰。不從標本。從乎中者。以陽明之中。太陰濕土也。亦以燥從濕化矣。厥陰之中。少陽相火也。亦以風從火化矣。故不從標本。而從中氣。要之標本生化。以風遇火。則從火化。以燥遇濕。則從濕化。總不離於水流濕。火就燥。同氣相求之義耳。然有正化。有對化。有從化。有逆化。逆從得施。標本相移。故內經云。有其在標而求之於標。有其在本而求之於本。有其在本而求之於標。有其在標而求之於本。故治有取標而得者。有取本而得者。有逆取而得者。有從取而得者。知逆與從正行無間。知標本

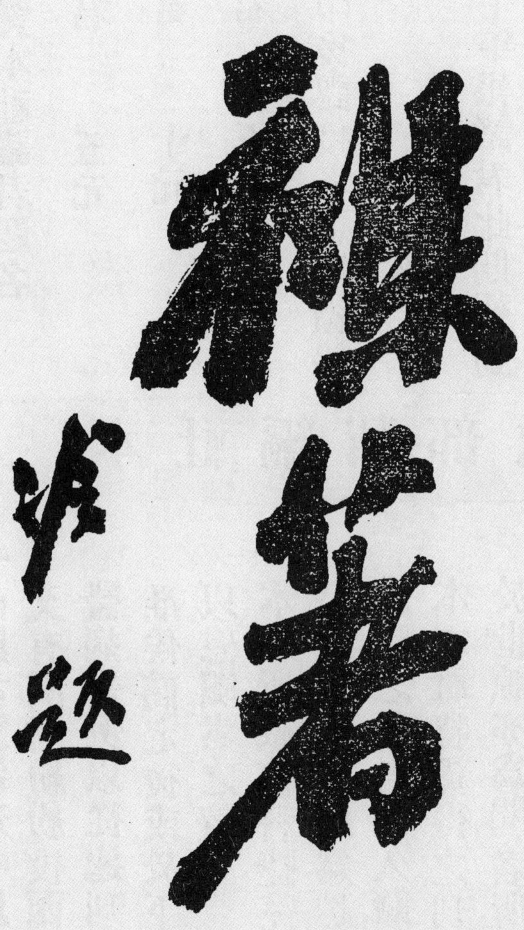
雜著
洪題

●投資本社諸君題名

薛軼臣君　五元

馮盧丹君　十元

張若霞君　五元

本期付印後認投者下期續錄

本社啓

啓者定半年報諸君此期報到後請再付資以便續寄至定全年而有未付報資諸君更祈從速惠寄爲荷　本社發行部啓

本社編輯部啟事

一前期古籍選刊中馬何兩書又有閱者紛紛投函請援醫病書例以從速刊完本社准俟商定後或於下期遵行以慰閱者之望

一本期所載傷科捷徑與通俗傷寒論兩稿均爲越中先賢經驗之作名山久藏世無刊本本社特覓得之刊之以公於世諒亦爲閱者所贊成

一本期篇頁雖經加多惟各處惠到之稿積存日久不克儘先登載負疚良深特誌於此以伸歉忱

化屍毒藥

美國西掐俄地方。有男子。謀殺其妻命案。即用博達斯化屍毒藥。消滅無縱。經承審官。傳呼醫學博士。面試此種毒藥。是否能消滅屍體。以便定罪。庶無寃抑。至西曆八月七號午前八點。試驗。先具煑人鍋竈一副。將博達斯毒藥。置於鍋內。第四分之一。再汲水入鍋。與藥鎔化。纔投死體入內。旋見四肢分解。鍋蓋合上煑之。至九點三十分鐘。開視之。已骨肉離異。四十五分鐘。白骨支離。肉化濃汁。至十點鐘。骨皆糜碎。再閱一點鐘。只餘顱骨腿骨。至十一點鐘。餘骨將消滅。浮沉泡沫中。至十二點鐘。餘骨亦不復見。化成齏粉。蹤跡毫無。鍋內惟留黑水一泓而已。嗚呼、藥性之毒。不亦烈乎。

去肥新法

人體之肥。以積膏太多。最不適於衛生。故歐洲體育學家。頗多研究去肥之法。有主張用藥瀉洩者。有主張割膏者。然主張運動減食者。居多數。均未見大效。近有法國醫學博士羅辨氏。考有專方。能迅速減膏。其法凡肥者。每日須進食五餐。次序如下。

醫界新智囊 六

晨早八時食魚或肉。十時半食熟蛋兩枚。午時食冷肉生菜水菓。下午五時茶點。晚間七時常食。飲茶須淡不下糖。加入甘菊花少許。此方靈驗異常。據博士云。有五十二歲老人。入身重一百四十磅。曾驗此方不及九十月。已減去二十八磅云。

化黑人爲白人之方法

德國物理學家耶根氏發明之光線。卽近時稱曰X光。亦稱曰耶根光。以此光綫曝於皮膚。皮膚內之色質。漸可退去。曾爲學者考驗而知之。現有美國之某醫生。應用此理。特製器具一副。將以化黑色人種爲白皙人種。聞黑人經其手術三十次。則黑色退去而呈微白。減去黑色之度。恒隨手術之次數爲比例。卽極黑之人。依法治療。直可與日光曬黑之白人相等。果如是。他年治法較進。受治者多。此黑白人之衝突。漸將消去。謂非黑種人之大幸歟。

腦髓與盜竊之關係

舊金山少女珍遜比偶以行竊被拘。經問官判罪後。旋由醫生看驗。謂此女實因幼

醫士道

紹興吉生裘慶元輯

引端

嘗聞日本最重武士道。蓋以武士之道德。於一國之强弱榮辱繫焉。吾謂醫士之應重視夫道德。其關係尤切於武士。因醫士之責。爲全國人民生命所付託。古稱醫者爲司命。洵有徵也。醫之有道。能生死人而肉白骨。醫者道少。卽草菅人命。醫士可不言道德哉。日本和田啓十郞曰。醫者與患者之間。必有道德存乎其間。方能兩受其益。旨哉言乎。今觀吾國社會。醫者對於病者。書一方而了其責。病者之服藥後。或重或輕。不遑問聞。方外之應如何攝生。如何看護。更似非醫者之所願干預也。至平日不以職務爲重。未願於自忖學有未到處。虛心問益於師友。加意檢察於簡編。此雖學術問題。是亦心術問題。頗關道德者也。社友何君嘗言。今之醫界現狀。所謂不必讀書。然後爲醫。何其言之痛切若是哉。何君閱歷醫事三十餘載。曾於吳天士醫醫十書。摘註三條中。有醫風之壞也。人謂壞自醫家。吾謂壞自病家。人謂當責醫家。吾謂當責病家之言。是固別有感觸之言。要亦從經驗而發之也。雖然。吾儕爲醫者。當先自責而後責人。方爲克己功夫。爰見古今名言之關於吾醫界之道德學問者。手輯一帙。曰醫士道。藉以自勉之。

天下仁術多端。而濟世利人。惟醫最捷。醫誠渡世之慈航也。然得其道。則造福良深。不得其道。則作孽亦甚鉅。誰與三折其肱。十全爲上。生死人而肉白骨者。（陶萃菴）

醫者當積學以明其理。廣識以達其意。參之臨證以窮其變化。而回生之技。思過半矣。（徐致祥）

醫可以養親。可以立身。（袁了凡）

天下事。總不失乎人情。醫雖小道。最忌讀書泥不貫通。臨證執無化達。是雖

積學之士。識見拘墟。亦無取也。逐利管窺之輩。更無論巳。（王淸源）

醫者死生所寄。性命所關。苟無仁愛之心。不可以爲醫。無明達之才。不可以爲醫。知其淺而不知其深。知其偏而不知其全。俱未可以爲醫。（王淸源）

源業醫數十年。恒以大學毋自欺一語。寤寐思之。（王淸源）

夫君子生於斯世。不屑爲天下無所用之人。則必求爲天下所必需之人。故君子不爲良相。則爲良醫。蓋良相濟世。良醫濟生。其所以行我心之不忍者。事有相符。而道有相類也。（郭右陶）

曩者允嘗論醫藥之重要。筆之簡端。播之報章。以諗讀者而作嚶求。奈吾國士夫。競以談政說理爲高。於醫藥素未究心。絮聒不休。不見嗤於人也幾希。不知醫藥。雖似細微。實爲人民生命之所託。豈可輕易視之。彼以巫醫並稱。醫卜同論者。固未知醫藥之重要也。不然東西各國。互以醫藥相尚。至以之覘國之强弱。何謂也哉。（蔡允）

醫士道 四

全球人類。黑種而外。夭折之多。以我華人爲最。良以醫藥不精。衛生無術。丁壯之夫。死於時疫者有之。死於傳染者有之。天生我人而不終其年。人道之謂何。(沈仲禮)

唐宋以下。貶醫爲賤役。習醫者多中下之人。作書者亦無學之輩。立論毫無根本。案證立方。分門別類。倉卒尋按。可得以爲壽世之寶。大開方便之門。引起一班酸秀才。癡餓鬼。溷入醫界。稍識一二藥性。即行爲人治病。不顧他人性命。祗求自已之金錢。草菅人命。莫有甚於此輩也。(包識生)

吾國醫生。大都不學而醫。看幾本藥性湯頭。臨證指南。溫病條辨。即自命爲已足應世矣。間有學焉。亦不過依時醫門下。寫幾年呆板方子。某病用某藥。已深印於腦筋。先生診疾畢。雖未發言。然已了然明白。可將方子。先爲寫好。學生已自命爲學問。駕乎先生之上矣。先生亦以學生已可畢業。於是卽出而應世。良可慨也。(包識生)

記事

一寒署

神州醫藥學報

本社出版已易兩寒暑刻已出至第三年第四期體例內容迭經改良本年報內有莫枚士先生遺著研經言一種闡靈蘭之精義爲後學之津梁實爲本報一大特色第二期起更承何廉臣先生出所藏之葉香巖先生著藥學指南一書刋入此書名山久藏絕未流傳而葉氏學識夙爲世人所崇拜今得公諸於世吾同道定以先覩爲快正不僅足令本報頓增價値也全年報費計洋一元五角另加郵費一角二分　總發行所上海老垃圾橋北延吉里神州醫藥書報社

本社發行各書

外埠購帶即奉郵票代銀九扣

溼溫時疫治療法　紹興醫學會編　每部一册二角

醫學會會員課藝　紹興醫學會輯　每部二册四角

存存齋醫話藁　越中趙晴初先生著　每部大本一册一角

叢桂草堂醫草　鎭江袁桂生先生著　每部大本二册三角

醫醫病書　吳鞠通先生著何廉臣君校勘　每部洋裝一册二角

看護學問答初集　紹興教育館譯　每部一册一角

重訂廣溫熱論　戴北山先生原著　每部六册價八角

感證寶筏　吳坤安先生原著何廉臣君重訂每部八册價一元二角

一至四十四期醫藥學報　共價一元六角外埠購帶加郵費一成算

揚州中西醫社徐君對於本分會之熱心

徐君樹棠字石生與無錫丁仲祜先生研究中西醫學頗有心得設中西醫社於揚州吾道賴以維持也日前見神州醫藥學報所載本分會廣告知本分會繼續醫報尙在出版之初（因該廣告係六月時所登未荷該報將後稿改載）特蒙惠書賜以祝詞幷大箸其對於本分會繼續醫報之熱心提倡可感亦可敬也特錄其祝詞以誌不忘

久欽山斗中西維持學貫古今皞皞熙熙越州醫報續起一時鈎元握要辨難析疑有典有則不蔓不支聖經賢傳未墜於兹大哉國粹維其秉之互換智識啓悟心思九疇洪範與世永治

揚州中西醫社徐樹棠石生恭祝鞠躬

本分會組織之報社社友錄

本分會續辦醫藥學報另組報社以專責成社章第一條定名及組織曰「本社名

本分會紀事　十

日紹興醫藥學報社以神州醫藥會紹興分會會員之擔任編述或出資及會外之投資或投文者組爲一團一數月以來除會員之擔任編述及出資者固屬十分勇躍外而蒙各地熱心提倡者或任分發行事或惠文稿絡繹而來際此國醫學垂絕之秋多一同志即多一同振墜緒之人何幸如之茲將各社友芳名通訊處陸續紀載之俾通聲氣（以惠文先後爲次第）

楊君無我　字一放　浙江紹興人　通訊處　紹興城中徐社事務所

周君慶龍　字鹿湖　浙江紹興人　通訊處　紹興城中笑報社

瞿君宗海　字鶴鳴　浙江蕭山人　通訊處　紹興昌安門外昌明學校

薛君瑞驥　字軼臣　浙江溫州人　通訊處　紹興城中縣警察署

湯君建中　字立民　浙江紹興人　通訊處　紹興城中自治辦公處

陳君鈞　字坤生　浙江紹興人　通訊處　紹興城中自治辦公處

張君鍾沅　字雩孫　浙江紹興人　通訊處　紹興城中自治辦公處　（未完）

報價

新報	全年	半年	零售
冊數	十二冊	六冊	一冊
報價	一元	五角五分	一角
郵費	一角二分	六分	一分

代派或一人獨定十份者八折五十份者七折百份者六折郵票抵洋九扣計算空函恕復

舊報	一至十三期	十四至十七期	十八至四十四期
價目	五角	三角	八角
郵費	五分	三分	八分

廣告價

	地位	價金
一期	一行	二角
	一面	二元
三期	八	折
六期	七	折
一年	六	折

江蘇常熟顏港張汝偉傷寒內外大方脈兼理女科雜症行病送診凡遠地來延診只取川金診金不計爲存心濟世起見特此廣告

啓者本報自繼續出版按期不誤時刻且每期必於古籍選刊門中登載先賢遺著如吳鞠通先生醫醫病書已告完竣可以拆訂成書現又刊載何書田先生醫學妙諦附驗案馬培之先生醫論兩稿均爲世所推重而不可得者今敝報皆覓得之而公諸世且每期連續號碼閱後均可拆訂餘如論文學術醫案雜著問答諸門皆爲有經驗有學問之作政府將訂考試章程讀之即可作一預備所費有限獲益良多應請勿吝區區從速訂購并希竭力推廣是爲至感專此即請

醫藥界鑒

本社敬啓

本報下期要目預告

論文●暑濕忌下無食積者又當消息論…（王以鈞）吳鞠通溫病條辨界劃三焦王孟英溫熱經緯症分內營外衛兩說俱有至理分斷辨之…（徐樹榮）西醫謂人之知覺運動屬腦而中醫則謂屬心二說孰是…（周小農）論發熱而黃者之宜法…（王以鈞）人於生先成精精成而腦髓生…（周小農）

學說●靈樞經色診釋疑…（曾貫夫）答武昌醫學專校吳君紹問傷寒論少陰篇中兩則之疑義…（陳亦田）痧疹痢瘧五種分別論治…（浦泉黃浩然述香巖王肯雅選定）問中寒有二一爲傷寒門中直中陰經之中寒一爲雜症之中寒試分別其見證治法…（周小農）軍氏秘傳藥水方…（徐叔相）通俗婦科學…一（周越銘）

問答　答五…（曹炳章）

醫案●社友治驗錄六壽石醫案附則…（張汝偉）

醫藥界近聞●數則

古籍選刊●囊秘喉書卷上…一（楊龍九著新陽王景華重編訂常熟丁譔汝偉評熱增錄）馬培之先生醫論…二（馬叔循評高德僧校勘）傷科提徑…二（俞曇山先生遺著張若霞校勘）通俗傷寒論…二（俞根初先生原著何秀山先生選按何廉臣校勘）

凡有遠處寄稿者於臨印時增入

潘壺隱君鑒

大著收到備極歡迎未完之稿祈速惠寄以便刊登並希示明通訊地址爲要

本社編輯部啓

徵收第十四期暨第四十五期本報

啓者第十四期暨第四十五期本報因在再版中應急不及無論本埠外埠如有該兩期之報見惠當以加倍原期或他期之報奉酬請來示書明可也

本社發行部啓

民國四年十二月一日出版

第五十一五十二兩期合刊

紹興醫藥學報

神州醫藥會紹興分會發行

本期之目錄

中華民國四年十二月出版

每冊大洋二角

馬氏醫論

原著者　江蘇馬培之

評閱者　會稽馬叔循

校勘者　越醫高德僧

發行者　紹興醫葯學報社

印刷者　紹興印刷局

寄售處各省各大書坊

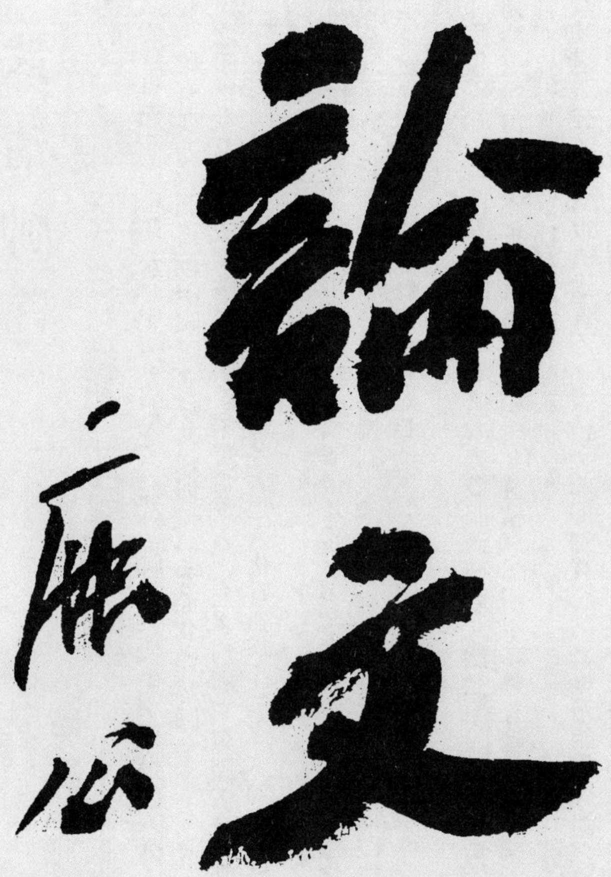
論文
一雁公

短篇小說

尚武精神

烏都都 蓬 蓬 蓬蓬蓬

開步走 立正

糾糾桓桓之士魚貫而蒞操場此非我中國軍國民之尚武精神乎假使中國四萬萬人人人有軍國民之體質無事編練勤旅有事効力疆場則中國可立見其强何難一躍而爲頭等國

雖然軍國民之體質豈易言哉天賦跛瘸殘疾者不可爲軍人作弱多病者萎氣深者且氣梏亡者亦不可爲軍人是故欲强中國國民非培養且氣驅除萎氣使多病之人化爲無病作痿之人轉而强壯跛瘸殘疾者一變而爲彪形大漢虎賁少年方可

天佑漢族世界第一總統牌精神丸出現補性弱救虛損凡體弱多病者皆治之而振已散之精神復渾然之元氣凡所謂萎氣深者且氣梏亡者服精神丸而振刷精神其奮敢有爲可操券以俟即跛瘸殘疾之無可救藥者服之或亦可希冀於萬一以遂壯身愈疾之目的

烏都都 蓬 蓬 蓬蓬蓬

國民軍來了國民軍來了雖世界上國民軍未必人人盡服過精神丸然欲中國人盡知兵使他日一躍而爲頭等國以期吐氣揚眉者正不可不人人盡服精神丸益精神爲辦事之母有精神乃能辦事乃能人人有軍國民之體質而皆得爲國民軍倖藉武力以强我祖國也

或曰婦女童子老人皆不可爲軍人豈皆不必服精神丸抑知有壯健之母乃能生壯健之兒則婦女宜服精神丸以生强健之子成他日之軍國民童子入校肄業即有體操一科尤宜服精神丸若老人如昔之廉頗黃漢升輩雖當時無精神丸而精神矍鑠千古播爲美談則今日既有精神丸凡有老當益壯之思想以期爲國宣猷者更妥可不服精神丸故援筆作尚武精神短篇小說以警告當世男女老幼之有志强國者

上海三馬路中法大藥房識

辨正萃香精舍徐批瘍科選粹之訛誤

四明曹炳章

外科一道。炳亦研究有年。搜採名著至三十餘種。雖徐批外科正宗曾經購覽。而徐批瘍科選粹不易得見。心甚爲憾。後於民國元年春創辦和濟藥局。炳因公務至杭。便至舊書肆選購醫籍。偶得是書。係乾隆念六年潯溪達尊堂家刻本。閱其書字跡粗大。校對純正。惜其經絡互錯。幸上下有徐靈胎硃批改正其訛處。是批光緒七年十月。由秀水沈藻卿君在平望舟次過錄。并附記事實於卷末。原書云有松蔭徐大椿之印。光緒己亥。黃君齡梅亦善於外科。復有墨筆評批。零用籤條黏貼。并記明來歷。炳得之泛覽數年。拱如鴻寶。各症下復增治驗心得數方。後復得洄溪秘方一卷（在余嘯松白嶽盦雜綴叢刻內。其原序云此鈔得之秀水呂丈愼庵。愼庵得之於王君孟英。孟英得之於金氏復村。復村即洄溪先生弟子也。又云其治內。零有丸散攻守之法。治外又有膏丹按摩之法。且內外治法。茲已略備）亦欲作零卷附刊於後。屢欲鏤板傳世。力與心違。至今不果。今年秋閱申報廣告欄見新中華書社有石印萃香精舍徐批瘍科選粹出版之廣告。炳心喜其先我行世。就即託人購到一部。披閱一過。其原文大意皆同洄溪刻本。對其評批。則各不同。且其增附各方及批斷。皆不切實。不似徐氏手批。甚爲可疑。茲將其有關重要之訛處。一一揭出辨正。俾閱者注意改正。以免誤人。查徐氏撰著之書。必成就此種而後再作彼種。各有年表可考。如雍正五年始注難經。乾隆元年注本草百種錄。六年作醫貫砭。十九年著醫學源流論。念四年著傷寒類方。念九年著蘭臺軌範。以後四十年批閱之書。約千餘卷。泛覽之書。約萬餘卷。此徐氏慎疾芻言自序言也。於是其批閱之書。如外科各書。皆在乾隆念九年後。且達尊堂瘍科選粹。亦在乾隆念六年。鐫板小倉山房文集徐靈胎傳云。先生名大椿。字靈胎。吳江人。隱於洄溪。晚號洄溪老人。考其洄溪老人之名。始見於乾隆六年。以前皆書松陵徐大椿。何萃香精舍之瘍科選粹。有雍正七年。洄溪老人徐大椿之序。其可疑者一。又序云。余曾批外科正宗各書。皆本其法理。竭其生平之智識經驗。又從而精考之。使讀之者。不至自誤而誤人。是批閱者之本義耳。

云云據是說批閱外科正宗及選粹在著諸書之先且徐氏語意亦必不如是更與懺疾芻言自序大相矛盾其可疑者二嘗考徐氏批閱之書如臨證指南外科正宗及沈氏過錄本瘍科選粹皆無自序獨萃香精舍本有此不符年表之序其可疑者三查徐氏前出各書論外科亦甚多是書並不說及至乾隆丁亥著懺疾芻言宗傳篇外科條云有如竇氏全書瘍科選粹俱可採取惟惡毒之藥及輕用刀針斷宜切戒若前已批定何不引用於前書其可疑者四其卷一第二十二經絡圖說以手少陽三焦經誤作足陽明胃經手少陰心經誤作足太陰脾經足陽明胃經誤作手少陰心經足太陰脾經誤作手太陽小腸經手太陽小腸經誤作手少陽三焦經足厥陰肝經誤作足少陽膽經足少陽膽經誤作足厥陰肝經此彼此互訛確與達尊堂原本同沈氏過錄本徐氏均批明改正石印本照原錯一無批改洄溪自序云讀書上追靈素根深下沿漢唐支派豈十二經絡皆不知也其可疑者五第十六圓藥各有所宜下有牡蠣地黃膏原在厥熱神白膏下徐密圈批此方寒而兼潤用於燥火

辨正萃香精舍徐批瘍科選粹之訛誤

之症最宜云乃石印本將是方割列於眉上僞充徐氏附增卷三第三十一肺癰上附葉天士肺痿方原載乾隆中年刻本葉案卷四第四十九條乳癰流氣飲上附金鑑消毒飲金鑑乃乾隆四年奉勅撰附引之書皆非雍正七年所有物其可疑者六卷六第七十五楊梅結毒上附方用黃芩黑梔升藥木鱉子爲丸每服二分服至口碎爲度此即所謂倒提藥即原文所云方士丸藥害人者即此類是也若一用此藥外瘡雖愈其毒必東入骨髓流於筋絡他年毒發卒至肉腐骨朽其害可勝言哉徐氏最惡用惡毒之藥及輕用刀鍼獨於梅毒反增此毒烈害人之方況沈氏過錄本亦無此方其可疑者七以上七疑就其訛而有害者辨之總觀萃香精舍是書或是後人僞託徐氏或將徐氏原批妄爲增改皆未可知雖然其誤解及不切實者固多而佳者亦夥善在閱者胸有成見自採自擇耳炳辨論此書並不有意反對實因近人每謂徐氏外科有獨得之秘其批評之書及附增之方必信然用之若一經誤投則動關人之生命此即其自序所謂使讀之者不至自誤而誤人炳亦本此意耳

暑濕忌下兼食積者又當消導論

王以鈞

仲師之著濕暍諸論、雖以下爲大戒、而腹滿宿食等症、又以急下爲然、此非前後反覆自相矛盾、實聖人之神明變化、洞悉病情、以示後之治此二者、固應祛暑與濕爲主、或兼有宿垢停積、又宜消之導之、以爲當務之急、未可專恃清利淡滲之品、而置諸法於不顧者也、何以言之、曰治病必求於本、此內經之明訓、醫師之所當守也、彼暑濕之忌下者、第見發熱煩渴、而夷攷其實、則腹內空空、一無所有耳、所謂氣病而臟不病也、故其向愈雖若遲鈍、然守服清解之劑、縱遷延數旬、亦能奏效、若値膏粱厚味之疊積、而又加之以此症、則邪之與食、留連腸胃、固結不解、非用土鬱奪之之法、烏能得已、且以下而論、亦正有辨、蓋經文之所謂下者、均指陷胸承氣而言、意謂硝黃葶藶之猛、過此虛症、豈堪浪施、故舉之以示戒者、此也、而後人膠柱鼓瑟、不知玩索、遇此等症、雖兼飲食積聚諸病、亦祇用桔梗滑石之類、以爲治法已盡、其麥芽楂朴各味、悉擯之而不敢復用者、詩不云乎、雖無老成人、尚有典型、傳又曰、載之空

暑濕忌下兼食積者又從消導論

言。不如見之於行事之深切著明。推此意也。不必煩証博引。第就昔人已驗之治。暨僕之所親歷者。略舉一二。可借鏡焉。今夫經方以外。療暍之劑。首推香薷。然香薷飲中之厚朴。非攻積之物乎。濕霍亂之治。莫如王氏孟英。然孟英之著致和諸湯。若木瓜若菖蒲。非消食之品乎。信如時師之說。則前項所用。皆犯古人之大戒。何以藥到病除。投之而輙效。且設身處地。僕固嘗試之矣。辛亥之夏。患此匝月。淸利淡滲之品。約數十進而始效。比壬子秋。又覺類是。愈取消導之藥服之。既解而後治其暑。未三日而病已脫體矣。今歲夏秋之交。又復大作。因擬厚朴二錢、青皮三錢、麥芽五錢。而佐之蔞皮、瓜仁、以化其燥。加之佩蘭、白蔻、以開其鬱。又益之以知母之辛涼。延胡之流走。而飲之竟一劑。積盡下。未幾伏熱陡洩。體若燔炭。復用蓁艽、薄荷、竹茹、花粉、梔子、青蒿、及連翹、牛蒡、地骨皮、白荷花露、進之。病尋已。斯時也。偶有拘文牽義之見。則所服如瓜皮、六一等項。固似水投石。徒勞施治。即不然。差强人意。加陳皮、香附之類以通利之。雖杯水車薪。容有小效。然濕食之蟠踞臟腑者。仍如積土成山。所謂腹滿不濕減不足言其曠日持久呻吟床席正未知何時始霍然耳然而非常之原。黎民所懼。積重既久。其勢難返。僕嘗持此以告諸友。大率唯唯否否、疑信參半。其間豪許可者。非臨症既多。則或於仲聖諸書略能參究者也。善乎李藥師之言曰。今之學者。徒記空文。鮮克推廣其義。蘇子瞻云。執聖人之一端以藉其口。夫何施而不可。由二公之言推之。凡遇暑濕夾食之症。徒泥經文而不知消導者。當非克舟求劍。貽笑於通人哉。然彼之畏首畏尾不輕嘗試者。亦自有故。蓋見下之淋漓、汗出、利不止云云。以爲古之醫聖。尚且以此爲戒。我輩何人。能無談虎色變。不知此眞讀長沙之書而未能以意逆志者也。其宿食篇諸訓。略見前文。茲不復贅。姑以婦人之証治明之。新產之發熱體固強於感濕乎而見胃實則主大承氣又以傷寒之梔子豉症較之下後之心煩亦有異於病喝乎而患腹滿則加枳實厚朴前事不忘後事之師彼疲弱困頓之至此尚不能舍前項峻劑而爲治則暑濕之見噯腐吞酸諸狀其消之導之對症發藥亦豈事勢之容已者。昔東魯垂疾固之文。而孟氏致執一之戒。載在典冊。

以儆後世卽聖師之自序亦云若能尋余所集思過半矣學者聞此或亦兼籌並顧遇暑濕夾食之症勿專恃清利淡滲等藥而置消導二字爲綴圖乎

吳鞠通溫病條辨界劃三焦王孟英溫熱經緯症分內營外衛兩說俱有至理分斷辨之

徐樹榮

溫病之書屢變溫病之旨更失其眞也由於傷寒之一變而失其傳風寒諸病由太陽入陽明者有仲景論在尚且各自爲說至於溫病謂仲景所未言不妨別出己見先將溫病傳入他經或徑移作他證如博奕然直無一局之同者良可慨也今以吳鞠通溫病條辨界劃三焦王夢英溫熱經緯症分內營外衛兩說俱有至理分晰書之夫溫病條辨乾嘉間淮陰吳塘所著意在步武仲景仿傷寒論體例而作條辨又自加詮注於下細繹此書宗旨乃從葉香巖溫熱論化出將溫邪上受之旨移作上焦篇乃製銀翹散桑菊飲辛涼輕劑隨症加減統治上焦溫病其餘各症列入中下二焦界劃綦嚴不爲無見奈未審夫週身經絡貫通之理若偶觸病邪全體脈管筋骸爲之凝結而三焦之氣化亦因之痺塞矣經云上焦如霧若上焦氣機不宣務留

中下二焦必致裏結而不解必使氣機宣通而溫邪亦隨之外達何必拘執三焦以立言未免失之鑿矣迨道咸間海昌王孟英天姿敏捷過人著溫熱經緯將一切溫病移入外感有內營外衛之分其學固超然越乎鞠通之上集內經仲景之文爲經採葉薛諸家之說爲緯自又詮釋於其間惜未逐條釐訂有瑕瑜互見之憾也惟闢發溫瘟之異同瘟者疫也沿門闔境病象相同乃傳染病也溫者熱也乃時令之溫僅一二人獨病並不傳染者也今特合而言之各有至理各有未當然而王氏學識博大淵深闡明病理處實多而未盡善者亦有較之吳氏僅得之智其可議者亦繁論霍亂陰陽不別論風溫仍襲傷寒成法其方有一甲二甲三甲之名致貽譽氏之譏況條辨之名未符條辨者始於方中行前條辨程郊倩後條辨乃條列仲景原文於前作者辨之於後也鞠通自條自辨何不思之甚矣當此改良時代中華醫學自應棄瑕錄瑜保存國粹故表而出之

西醫謂人之知覺運動屬腦而中醫則謂屬心二

吳鞠通溫病條辨界劃三焦王孟英溫熱經緯症分內營外衛兩說俱有至理分晰辨之　四三

西醫謂人之知覺運動屬腦而中醫則謂屬心二說孰是

四四

說孰是

周小農

金正希謂吾人靈機記性在腦亦以腦爲髓海凡心有所感皆印之於腦非知覺運動之即出於腦也自西人剖解之術行謂知覺運動之屬於腦而拘泥其說者亦舍心之功用與病症盡附入腦膜炎之中詎非惑之甚哉古之學者以脩齊治平自期必本之正心誠意如墨子之兼愛陽明之良知良能無一不歸於心之作用是心可統率夫百骸而腦亦百骸中之一耳豈可與心相提並論乎然此猶言乎學術未言乎治病也即醫乎治病而中西醫之差別又昭然矣則如道慕陳仲周之嘔血吾師張聿青從蓮幕勞神善奕思慮傷乎心脾用歸脾湯增減而效龍湛霖宗師病不寐從清化痰熱熄肝安神而驗若以西醫言前症則云傷乎腦力應服鐵磷補腦藥後症不寐應用鴉片之安神藥而已即或一時應否與病理則不無鑿柄故西醫治精神病少可用之藥僅恃形迹治法粗疏如是實緣誤知覺運動之純屬於腦而不關乎心耳善乎朱南海之言曰心爲藏神之舍腦爲運神之機此說方不偏廢矣抑神

屬於心心血能廻環出入周流百體少阻則病聞驚則動牛痘從微絲血管傳入則引先天之毒外洩血氣逆迸於腦人事不知則爲厥中心血脈關係之大若是詎乏知覺運動之能事哉

論瘍醫用黃耆之宜審

王以鈞

自本經有補虛排膿之說而瘍醫之用黃耆幾乎十方有九不知既曰補虛則非虛者斷難試用即排膿之說亦承上文癰疽久敗而言非一遇瘡毒便可任意浪施不審其與病家之宜不宜也夫病家之宜用黃耆者誠多矣然揆厥由來非羸弱疲倦則虛勞自汗或藉之以去風而生血者亦與排膿之用同蓋均取其實表之力如心鑑之立保元湯所謂不足之治也而奈何今之瘍醫道聽途說數典忘祖竟不審其人之患氣逆便閉肝鬱中滿而妄用之者雖然第析其理未述其事雖善無徵不足以塞文過飾非之口請就鄙人之所目睹者而言之有陳叟者年七十矣素攖喘金沸草蘇子降氣等治之未已也山居久濕益甚腕生一瘡延某瘍醫視之予活命飲

而方內生耆竟至五錢入咽後毒未潰而痰湧目出喘不得臥幾就木矣舊友某君以徵租至其地時已晦秉燭診之曰此無他爲耆所誤其高者宜下之也然山僻且夜深奈何詢其家有兒科回春丸乎曰有又問附近有姜竹鮮橘乎曰有曰是數物尙有或可以挽矣命伐竹取瀝約計五錢和姜汁數匙鮮橘皮兩許而服之幷送該丸五須臾喘漸止已而又進遂霍然此醫曰年邁之人勢難當此驟補也醫更言其少者某甲固農家之素稱勞力者也適嘉禾善治田主人愛之年三十背發一癰求醫治療日用黃耆內托未數劑痞實潮熱主人懼遣之歸紹地某名醫以涼膈散大柴胡湯加減試之病竟愈然瘡口固未盡斂也復適禾遇一醫曰子虛甚矣礙十全大補常服數日疾復作主人又遣之歸未至卒於途嗚呼此皆誤用黃耆之爲害也然此特舉其重且大者耳一肝疾也以肩項之患毒不用逍遙貝母而用黃耆則怒狂嘔血一濕聚而中滿也以脾肉之腐爛不用橘朴瓜蔞而用黃耆則肢腫腹脹凡此皆平日之見見聞聞目擊心傷誤用黃耆而不復審病家之或攖他疾者余每追

憶至此而嘆傷寒金匱用藥之精及吳遵程氏之能發明仲傷寒一百十二道固未見所謂黃耆黃耆之用蓋自金匱始然金匱雖用此物如苦酒諸湯不過就桂枝加減其深資倚畀者一同朮巳以祛濕一合麻烏以療歷節而已而遵程著本艸從新謂此味之禁用有四、一、助氣、氣之上者、禁用、二、實表、表之盛者、亦禁用、三、滯胃、胃脘之、不舒者、又禁用、四、升肝、肝氣之鬱勃而多怒者、更禁用、今之瘍醫誠能式古聖之訓而凜先哲之戒其臨症處方之際應如何四顧躊躇審慎週至無論氣逆便閉與肝鬱中滿之顯而易見者固相視色駭不敢復用即用矣或加查朴枳橘之類以監制之則貽害亦未必至此夫用黃耆之不得其法而致劇者寧止彼瘍醫爲然然瘍醫之用此則如驂之靳故特表出之以爲世戒或曰如子之言黃耆一物當視爲禁藥乎何以聖愈六一補中益氣諸湯用之而轍效曰所謂審者審其有無前項諸症以冀勿犯內經實實之戒耳以若所云卽保元湯之類虛者補之古人且列此爲首以詔後世矣蓋有礙於盈餘者必有裨於不足者也若因噎廢食矯枉過正則一部本草禁用之藥幾難指屈矣豈獨一黃者爲然哉又豈獨瘍醫之用黃者爲然哉。

人始生先成精精成而腦髓生

周小農

伊古聖人格致之工。豈西人剖驗所能及哉。新學之髦。心醉泰西。腦司知覺運動之說。未明腦髓之來源。動以內經爲不足信。然亦未之深思耳。蓋腎生骨髓。背脊一路之髓。乃骨髓入於腦之來源。腎系貫脊而生脊髓。由脊髓上循腦戶。是爲髓海。譬之於海。非生水之所。乃聚水之所。百川會海。諸髓會腦。皆一理也。腦之功用。全由精足。精足則髓足。髓足則智巧過人。運動愈振。考髓筋通於心。心交於腎。合爲離卦。中含坎水。得既濟之象。陰精內含。陽精外護。而後能光明朗潤。燭物無遺。衛生家謂之精神。以精髓足可供五藏六腑之驅使。知覺運動無不爽健。非腦髓能使五藏。實五藏能使腦髓也。試引申之。如小兒髓不足。則頭骨不合。老人髓衰竭。故善忘骨痿。泝流尋源。亶其然乎。吾以是知數千餘年之古訓。斷非西醫詳形跡略氣化者所能解。爲告新學之彥。求新理以輔中學之不逮可也。專主西法。蔑棄國粹烏乎可。

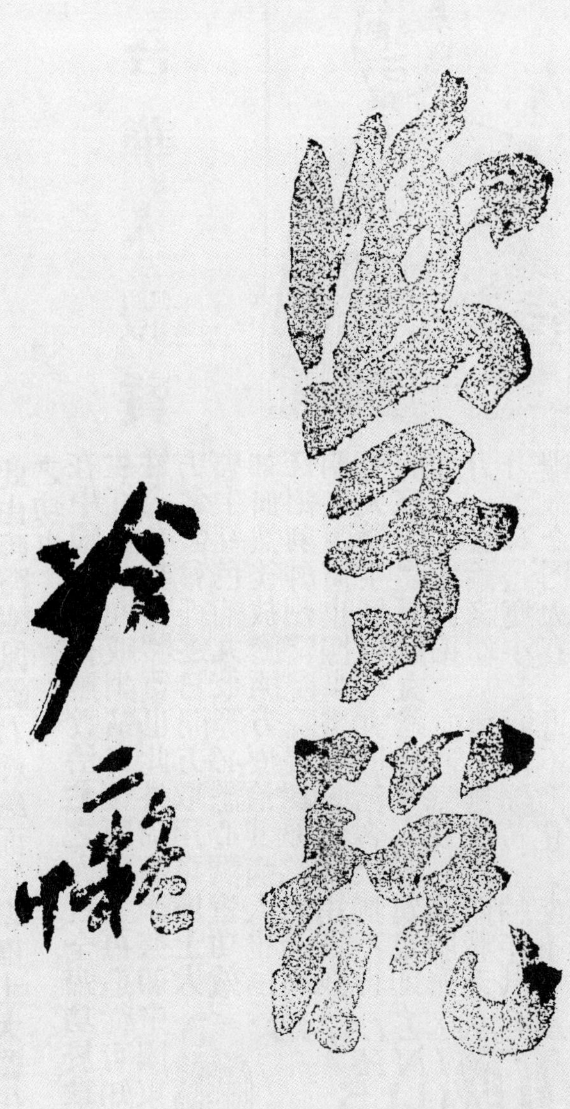

此由西醫謝佩銘君經驗而知韋廉士大醫生紅色補丸之功也

適合華人體質

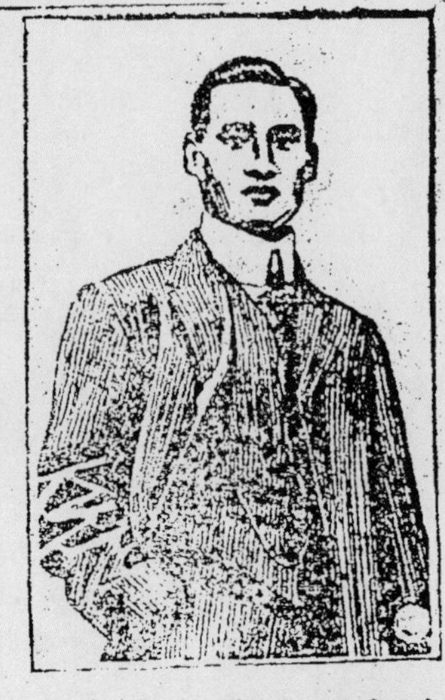

西醫謝佩銘君

在中國各處有無數治愈之人皆全歸功於韋廉士大醫生紅色補丸咸謂精力復原無異再造從可知此丸之藥性適合華人體質也此外尚有確據即中國東南西北四方名醫曾經逐日開方取用韋廉士大醫生紅色補丸彼等必悉心調查功效如何然後放膽開方療治其病人也浙江紹興神州醫院院長謝佩銘君乃高明之西醫也據來書云◎余曾用韋廉士大醫生紅色補丸療治各疾無不得心應手足見此丸適合華人體質也即如諸虛百損　血薄氣衰　胸肺無力　無論老幼　房事無能　四肢乏力　身體瘦小　面色萎黃　動作氣喘　命門火衰　胃不消化　夜不安睡　咳嗽氣喘　療瘵肺萎　痰中帶血　夜夢遺精　以及一切婦科各症即如月經不調　赤白帶下　或婦女產後均見奇功故余爲韋廉士大醫生紅色補丸凡經售西藥者均有出售或直向上海四川路八十四號韋廉士大醫生藥局函購亦可其價每一瓶英洋一元五角每六瓶英洋八元無論遠近郵力均在內

韋廉士大醫生紅色補丸

瞳神變色釋疑

查貢夫

天下事習見者以爲常少見者以爲怪人情大抵然也讀第四十七期報載有醫界新智囊內云法京巴黎女子其瞳神隨時變色經多數醫學博士研究而不得其要領者斯眞特別之奇事矣不知反常之禀賦自古有之粤考史記舜目蓋重瞳子項羽亦重瞳子羽豈其苗裔耶何目之相似也舜之濬哲文明重華協帝蓋其深仁大德之所鍾而有此重瞳歟而羽之自矜功伐奮其私智蓋其桀傲不馴之所致而亦有此重瞳歟薰蕕殊途鑒視一致欲推究其重瞳之何爲然卒不能解決其所以然雖大造其牛成當必有故焉如唐叔虞魯公子友宋仲子生而有文在其手其奇特爲何如耶惟天道元妙實有不可解者矣故天地之大也聖人猶有所不知不能而况常人乎然膚近之事雖屬少見細味之餘則亦平淡無奇耳夫一日之間千里之內風雨晦明之不測天地爲之變色山嶽爲之改容四時之氣候不齊萬物之景象各別人爲一小天其按時變色者何莫非臟腑陰陽之氣循環而發現於目歟特不

瞳神變色釋疑

知巴黎女子。其變幻之奇。出諸天然乎。抑得諸偶然乎。若出諸天然。則時造化之奇形。可置諸不論不議之列。或得諸偶然。決爲險惡之症候者。無庸疑議。記者不曰巴黎女兒。而曰巴黎女子。似非與生俱來。爰證百經。此症屬五風之變。乃風火痰三者劇烈交攻頭目痛甚以致金井先散然後神水隨某臟而現某色如春山之籠淡烟者靑風也若藍靛之合滕黃者綠風也黃風擬朝暾之照泥壁黑風恰暮雨之暗柴門惟雷頭風則如蒹葭之白露而已矣五者皆目之大變不可救治即小兒疳症痰症。均能患此。又考日本普一之門人椛井生療一兒患疳眼者瞳孔如貓目運轉無度其色或黃或灰白時時變換無定色矣厥後眼珠迸出垂下至頰疼痛殊甚今巴黎女子之目得毋類此乎去年治一吳某因平日花柳太過頓成內障時有紅綠諸色環繞於兩目之前是亦將盲之候也女子之應時而變者。試更進而申其說。靈樞大惑論曰。五臟六腑之精氣。皆上注於目而爲之睛。常則精氣爲之注病則淫氣爲之現理或然也甲乙經曰子時脈行足少陽膽。丑時脉行足厥陰肝。肝與膽爲表裡。

其屬木其色青巽風動而鳥珠青反爲藍至寅卯時脉行手太陰肺手陽明大腸此時不現他色者因木旺侮金而金失其權故早晨青而仍還本位交辰巳時脈行足陽明胃足太陰脾脾土屬黄其現綠色也肝膽之尅脾土合青黄而爲綠色者也在正午及未時之間脈行手少陰心手太陽小腸屬丙火用事之時其現赤色宜也其在申時脈行足太陽膀胱屬壬水泛濫之際其現白色亦宜也交酉戌時脉行足少陰腎手厥陰心胞黑與灰色亦固其所此非穿鑿其說附會其詞方書之斑斑可攷者也略舉一二以釋猶豫云爾

答武昌醫學專校吳君紹璣問傷寒論少陰篇中兩則之疑義

顧心田

仲景一書辨證參脈立方用藥析義之精以述爲作所謂絲絲入扣吾無間也設未得其眞不無淆惑尊問少陰篇中兩則一以眞武湯治少陰等病緣腹痛而用芍藥應下利而去之一以通脈四逆湯治少陰下利等症因腹痛而加芍藥於下利清穀無窒礙乎又謂芍藥究竟苦降涌瀉雖利於腹痛恐不利於下利清穀翻覆推勘引

答武昌醫學嵩校吳君紹璣問傷寒論少陰篇中兩則之疑義　一二

注詳明而出疑問四條足徵研究有素大起後學之思竊謂芍藥性味本經但言苦平原不及酸而主治邪氣腹痛止痛利小便益氣等症益氣者益陰氣也仲景用意以爲芍藥有安太陰之功無論三陽腹痛三陰腹痛凡涉於水穀之源者似必用之其有下利而去之也蓋有故也核觀太陽篇中病下之後脈促胸滿者桂枝去芍藥湯主之茲少陰病腹痛自下利四肢沈重疼痛以眞武湯主之忽又重申之曰若下利者去芍藥加乾薑一若服此原方腹痛已去設或不去定係裡寒似在言外故特於辨症中析此大竅而昭成法不然本自下利何必再申蓋水氣爲患陰寒本盛既又下利但須溫散不必益陰故去方中原有之芍藥並非再兗復瀉其氣而去也彼太陽篇中痛下後桂枝湯內亦去芍藥者因而下後脈促胸滿表邪漸入客於胸中只須辛散倘用芍藥反使陽邪入於腹中致多變端亦非爲下後而去也所以然者蓋芍藥有監守之能無衝突之患而謂苦降涌瀉失仲景之本意矣至於通脈四逆湯中之主治而言曰下利清穀手足厥逆脈微欲絕等症其於腹痛者或謂之辭故

其人面赤色者加葱九莖此其時陰盛於內格陽於外但求辛通陽氣故只加葱迨至陽回於裡其不面赤者從可知陽回於裡而又腹痛其陰不安於位者又可知況脉微欲絕則雖裡寒所迫眞陽不足其爲陰弱亦無疑故去葱之辛散加原方本無之芍藥此仲景前後加減芍藥之微義也且仲景凡遇腹痛每加芍藥若裡寒腹痛加乾薑裡虛腹痛加附子似不易之法今通脉四逆湯中本有乾薑附子原爲厥逆脈微所施爾乃轉增腹痛是加芍藥也固宜議病發藥按症施治首推仲聖若謂芍藥而礙下利淸穀乎吾不知桂枝湯中所用芍藥何與也建中湯中還用芍藥又何與也既欲其守又欲其攻恐艸木無此能力經曰知其要者一言而終不知其要流散無窮不佞本不敢决疑自是蓋仲景之書微細固聽人自會苟互相研究發明益彰所願海內君子有以教我則更幸焉

瘄疹痧㾮痦五種分別論治

溥泉裘浩然述
香巖王普耀鑑定

夫外感六淫者風寒暑溼燥火也其六淫之邪風傷衛寒傷營暑傷氣溼傷陽惟燥

癍疹痧瘄瘖五種分別論治

與火最易傷陰爲患尤烈經謂邪之所湊其氣必虛陰虛者陽必湊之陽虛者陰必乘之裡虛則表不固一切時邪疫癘皆易感受受之即發其病輕而淺受之不即發其病重而深熱深者爲癍爲瘄爲疹淺者爲痧爲瘖五種之傳變要不容混而視也考發癍之源有陰陽之別陽癍者皆屬傷寒瘟疫諸症往往初起失於宣解餘邪逗留胃腑走入營分發於肌肉之間或稠如錦紋或稀如蚊迹成點成片爲多急與清胃（宜化斑湯加牛蒡薄荷連翹羚羊角之屬）降火（如黃芩山梔銀花花粉等）不宜溫燥升陽（禁用參朮半夏等）陰斑者先傷於暑再食生冷納凉過度伏寒在下迫其無根失守之火上灼肺胃而發斑者或佈於胸腹或見於四肢宜平升陽達表（如六和湯芎芷夏藿甘桔橘皮砂仁等）不宜苦寒清裏（禁用黃芩山梔花粉等）發瘖之証有虛實之分虛瘖者氣陰已虛鬱邪未洩久之自內達外所發之瘖其色枯白或如麩殼邪雖外出而氣液內枯治以扶正之中默寓化邪之意（吳鞠通加減復脈湯去姜桂加石斛沙參）實瘖者由溼熱鬱蒸肺胃自裡達表其色明亮潤

如永晶者爲輕粗如含漿者爲重用藥清解之中必兼化濕之品（宜羚羊散銀翹散加蘆根荷錢石斛蔗汁）考痦之隱現每隨汗之出沒汗由濕蒸痦由濕鬱有屢發數次者亦有瘥後發出白痦者凡油膩葷腥之屬皆能助濕生痰故戒口爲第一要義苟中宮肅清內濕不生雖有外邪勢成孤立庶幾熱退津回膚癢脫皮不爲反覆此治痦之要略也試舍痦而論疹疹即火之苗火即疹之根疹之出也由於肺氣不清冬溫太過吸受非常之氣鬱於臟腑之中經絡之間當春夏發洩之時亦隨氣流行所以春發者爲凍疹（形似魚子而色白宜消風散加減）夏發者爲痱疹（形如米粟色紅外科書謂之暑瘍宜清暑解毒如銀花青蒿荷花露荷梗等或苦參湯洗之）風客皮毛曰風疹（由脾虛血熱感受風邪色淡紅成點成片爲多宜調中湯加減不可專以風藥酌加凉血之品）濕游肌表曰癮疹（由脾家蓄熱更兼風濕隱見肌肉古人稱曰癮疹宜風消散治之）邪在氣分則發白疹（因血不足宜養血榮營湯因虛寒宜辛溫解肌扶正法）邪在血分則發紅疹（宜化斑湯）惟

瘢疹痧瘄丹五種分別論治

溫病門中紅白疹發者較多餘皆似疹非疹實瘄之別類也考瘢疹之形色總以鮮明紅潤爲輕紫赤晦暗爲重黑爲胃爛（宜犀角解毒湯大青丸法）色青不治若夫有頭粒而帶尖刺者即痧之名也痧與疹本屬相類或謂南方之痧即北方之疹二者異路同歸名雖殊而理則一大於痧者爲疹小於疹者爲痧究其受邪之處不外上中二焦由外襲風溫內蘊濕熱鬱久不解而發從氣分出者色淡紅其邪較淺從營分出者色深紅其邪較深治法首以辛凉透發（宜防風解毒湯加減）繼以清熱化濕（如石斛元參知母連翹之屬）爲宜更有瘄之一種在大人疫病爲多亦有丹毒背起潦漿水泡者在小兒胎毒爲盛即赤遊丹之屬丹之吉兇在順逆從肚腹而達四肢者爲順從四肢而歸肚腹者爲逆順者可治（治法詳見顱顖經千金方諸書）逆者皆不可治然五種之分治大略如此總之瘢疹輕重在形色丹之輕重在順逆瘄之輕重在虛實痧之輕重在淺深醫者能兼參吳坤安先生傷寒指掌瘢疹門中論治諸法條分縷晰甚屬精良並天時寒暄燥濕邪在足經手經氣分營分或

純然外感兼挾內傷更察脈之盛衰而詳辨之隨証施治自無餘蘊矣

問中寒有二一爲傷寒門中直中陰經之中寒一爲雜症之中寒試分別其見症治法

周小農

對寒中三陰仲聖以爲卒病其症猝然惡寒厥逆身倦懶言口鼻氣冷口吐白沫嘔亦清水唇青面黑指甲脫白脈沈而微緣由其人腎陽素虛寒從內生復加外寒或汲其陽於內或逼其陽於外頃刻有危險之象治以白通湯並用葱熨臍中兼灸氣海關元數十壯外內協治取脈漸來手足溫爲效如魄汗淋漓脊項强鞭乃陰盛於內陽氣飛越不宜熨灸恐氣隨汗脫宜姜附猪膽汁加參以回元氣如巳脉回肢溫卽當加入白芍以和其陰此直中陰經中寒之大略治法也至若雜證中寒霍亂之偏於寒者證由其人素稟陽虛眞火本衰內亭冷食外感客寒寒中三陰腹痛不甚嘔吐清涎便瀉如水汗出厥逆脉沈而遲唇白舌冷目陷螺癟耳蒙如聾倦於言語如喪神守種種陽氣式微之象治以理中四逆爲主方而吳萸伏龍肝爲方中必不

可少之藥轉筋加木瓜以和肝腹脹加雞內金以運脾倫藥不能入急用豬胆汁生和入藥爲引藥須冷服取同氣相求之意如亡陽汗出去吳萸加牡蠣重用人參但得脈漸復肢和暖者即可挽回此症與熱霍亂不同來迅變速忌針宜灸并忌亂服香竄痧藥如已陽越汗多則灸亦不宜所望衛生家剴切誥誡勿亂針妄投痧藥混治此雜症中寒大略治法也

畢氏秘傳原方

畢叔和

甘露水。專治火眼喉症陽癰焮瘇諸種火毒。一切熱症內服敗膿。外塗消腫。

按此水稟天地肅清之氣。能使臟腑熱蘊之火曲曲下行。升清降濁明目安神。余家傳來。已歷二百餘年。送人救疾。萬試萬應。所謂家傳秘方。茲特公諸社會。

取甘露水法　於冬至前後、天氣清明。冷極之時。長夜無雲用潔淨竹蓆安攤屋上。至天明時用棕箒一把將蓆上濃霜刷下。存盂侯烊、用竹箕一個襯本白毛泰紙二張。將水濾清。收入古磁瓶內、封口聽用。

通俗婦科學

周越銘輯著

帶下

（原因）此症分遺傳性及傳染性二種。遺傳性者。或其母素有帶下之病。所生之女。亦多有患是症者。此病從母胎而受。天癸一通。即當發生。若脾胃强壯。年必漸止。傳染性者。或其夫與不潔之婦人交接。因而累及其妻。此病由淫慾所感。內含梅毒。治不易愈。衰弱之婦爲害尤深。二種之外。必其平日操作過勞。思慮太甚。血氣損耗。營衛不和。又復不忌房事。不愼飲食。或素性嗜酒。或多飲茶水。或過食肥甘。或喜啖生冷。痰濕內盛。濁飲停留。脾氣旣虛。而乏健運之能力。帶脈又弱。而無約束之功能。運行失其常度。清濁不免混淆。遂致淋漓下降。不斷如絲。其所下之物。又各因其體之燥濕。氣之寒熱。臟腑陰陽之偏勝。一一分呈其形色。故有白帶青帶黃帶赤帶黑帶五色帶之名目不一。總之皆因換經之時。排洩未淨。濁積子宮而成。是症者爲最多。

（症候）凡患是症者。子宮內膜必發炎。尿道及陰唇必腫。小溲必淋瀝短澁。少腹必

通俗婦科學 二

拘急脹痛。其發露之狀。初起時頭脹身熱。胸滿不飢。痰多氣喘。手足重滯。或兩膝及足跗皆腫。然停止半月一月之間。氣體即能復舊。故常不以爲意。及其中度。胃納漸衰。飲食無味。行動少力。倦怠思臥。或日晡發熱。煩燥不寧。或五更泄瀉。下體覺冷。迨年久不愈。津液日涸。內風旋動。口苦咽乾。頭暈心悸。聞聲則驚。冷汗時出。或發痙發厥。或妄言妄見。此乃血海已枯。臟陰失守。病至此已成不治。即或有時發時愈。數十年不見大患。而既有此症。其月事萬不能調。最難受孕。孕亦易墮。竟有終身不生育者。

（治法）宜首禁房事。使陰部常淸潔。又居處宜擇爽塏。以吸新鮮之空氣。身體宜勤洗濯。以除陳穢之濁氣。飲食起居。尤宜加意。凡物之有戟刺性。有發助力者。均不宜入口。勞心勞力之事。尤宜切戒。如是或半年或一載。病必漸愈矣。至內服之藥。則當按症而分治之。

（方劑）

心火不靜　加減清心蓮子飲

石蓮肉　三錢　西洋參　一錢　麥冬連心　一錢五分　地骨皮　二錢　靑子芩　一錢　焦山梔　一錢　車前子　一錢五分　生甘草　五分

右方加燈心七根。淡竹葉十四片。水煎。清晨服。

心氣虛　硃砂安神丸

飛辰砂　川連　各五錢　生地　三錢　歸身　炙甘草　各二錢

右藥研末。酒蒸爲丸。每日清晨淡鹽湯送下錢半。或二錢。

氣虛挾痰飲　六君子湯合腎氣丸

白朮　一錢　茯苓　二錢　半夏　一錢五分　廣皮　八分　西潞黨　一錢

炙甘艸　五分　腎氣丸　三錢

右方水煎。熱服。

血虛內熱　柴芩四物湯

柴胡七分 青子芩一錢五分 細生地三錢 歸身二錢 川芎一錢 炒白芍一錢五分

右方水煎臨臥服。

氣血並虛 加味八珍湯

西潞參一錢 白朮一錢 茯苓一錢 炙甘草五分 歸身一錢五分 炒白芍一錢 川芎八分 地骨皮一錢 青子芩一錢 鹿角膠一錢 大熟地一錢五分 車前子五分

右方加紅棗二枚。水煎服。

肝火盛 龍膽瀉肝湯

龍膽草酒炒一錢 絲通草一錢五分 澤瀉二錢 柴胡四分 車前子一錢五分 生地二錢 生甘草五分 當歸二錢 焦山梔一錢五分 青子芩一錢

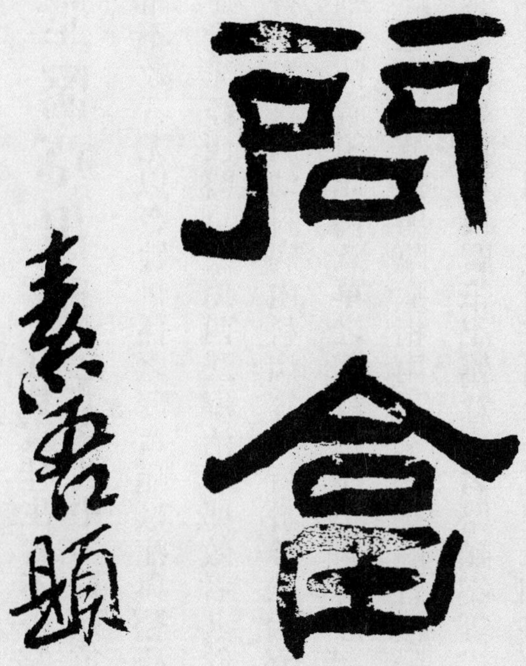

圑。又名油結。上之上也。伽㑲本與沉香同類。而分陰陽。或謂沉香牝也。味苦而性利。其香含藏。燒乃芳烈。陰體陽用也。　伽㑲牡也。味辛而氣甜。　其香勃發。而性能閉二便。陽體陰用也。然以洋伽㑲爲上。產占城者。剖之。香甚輕微。然久而不滅。產瓊者。名土伽㑲。狀如油速。　剖之香時酷烈。然手汗沾濡。數月即減。必須濯以淸泉膏。以蘇合油。或以甘蔗心藏之。以白萼葉苴之。　瘞土數月。日中稍暴之。而後香塊乃復也。占城者。靜而常存。瓊者動而易散。靜者香以神行。動者香以氣使也。藏者以錫爲盒。中爲一隔。而多竅。蜜其下。伽楠其上。使薰炙以爲滋潤。又以伽楠末養之。他香末則不香。　以其本香返其魂。雖微塵許。而其元可復。其精多而氣厚故也。尋常時勿使見水。勿使見燥風黴濕上藏之。　否則香氣耗散。此就伽南香種類生成之高下而辨之。或不以烏藥兒茶合製代之者。炳謂必不能。　此由蟲蟻之動物蘊釀植物天然而成。雖海外逸說亦云。近人以雞刺木。　雞骨香。及速香。雲頭香之類。澤以伽㑲之液屑僞充之。然此等作僞。亦仍屬外形。而內質眞僞。亦最易辨識。豈能變其內質乎。

答五　曹炳章

水安息香。梵名謂之拙貝羅香。時珍曰。此香辟惡。安息諸邪。故名。酉陽雜俎云。安息香樹。出波斯國。呼爲辟邪樹。長二三丈。皮色黃黑。葉有四角。經寒不凋。二月開花黃色。花心微碧。不結實。刻其樹皮。其膠如飴。名安息香。六七月堅凝乃取之。泰西本草撮要云。偏蘇以尼。（中名安息香）此藥爲樹身流出之松香類。華名水安息也。產暹邏國。與蘇門答剌島。其樹身大而矮。生長甚速。葉長而銳。上面平滑。下面白色。生軟細毛。花成穗。從葉幹間角發出。幾與葉等長。花瓣五片。色灰白。鬚十個。連於子房。蘇門答剌人取此質之法。待樹生長七年之後。以刀刺之。初流出之汁。最淨最香。遇空氣則變硬。後流出之汁。爲棕色。其樹刺取數次之後即枯。西藥略釋云。此樹產於南海暹邏波斯等處。樹身徑約尺半。採此入藥之法。一將樹皮砍破。令漿流出。而結爲珠。

其色略白。一將樹枝砍碎。熬膏。濾淨後。凝爲一團。色櫻黑。二者均堪取用。本草撮要又云。偏蘇以尼。質滴形。小粒爲最佳。惟不常見。現時所售最佳者。

爲大塊。有多白色。成紅色小粒黏連而成。此種名杏仁塊。又有次等者。係深櫻色。名加爾各搭。約從印度運出之安息香。質雖硬而亦脆折。剖面似松香而有花紋。臭香。擦之香更顯明。味頗甜。口中嚼之則惹喉。嗅其粉則發嚏。加熱則融化而成。而放白色之霧。即安息香酸也。西藥略釋云。安息香酸者。係由安息香提製而成。藥料詳要云。安息香百分。含安息香酸十二至二十分。及肉桂酸少許。與一種香油。二種柄。其製法由安息香。用升華法取出。然亦能由路透印。馬尿酸。或他種生類質製成。或針形。或片形。最輕浮之白晶。由安息香製者有香臭。略含香油。其雜質。爲馬尿酸。肉桂酸。草酸。而氣安息香酸爲主要也。所以西人用此藥者。其功用爲行氣血。及化痰藥。及治久延傷風。並爲減臭之燒料。李時珍本草綱目。氣辛。味苦平無毒。主治心腹惡氣。鬼疰邪氣◎鬼胎血邪◎辟蠱毒◎霍亂風痛◎男子遺精◎暖腎氣◎婦人血噤◎并產後血運◎婦人夜夢鬼交◎治勞瘵傳尸◎及卒心痛◎嘉約翰云◎但據時珍本草所論◎此藥功用◎雖未必盡善◎而要未嘗無所取也◎總之安息香產於西國◎在上古之世◎西人藝術未精◎化學未興◎一切藥物食品◎沿用原料◎運入中國之藥品◎亦必原料爲多◎如安息香亦其一也◎近今西國學術日精◎治病各藥◎亦用化學法◎去粕存精◎提鍊原質◎如安息香酸者◎以安息香去其異質◎故其效用更速◎因西人多取用提淨之安息香酸◎發行於各藥房◎而原料之水安息◎反不入中國◎以致中國久絕◎凡脩合丸散◎亦可向西藥房採購安息香酸以代之◎或直接向西國購原料之安息香更妙◎

問八 裘吉生

素聞瘧論篇只溫瘧寒瘧癉瘧三名◎而刺瘧篇分十二瘧◎又加以風瘧◎且各有病狀◎西醫謂麻拉利亞之瘧虫◎由蚊傳之而已◎請各言其理◎

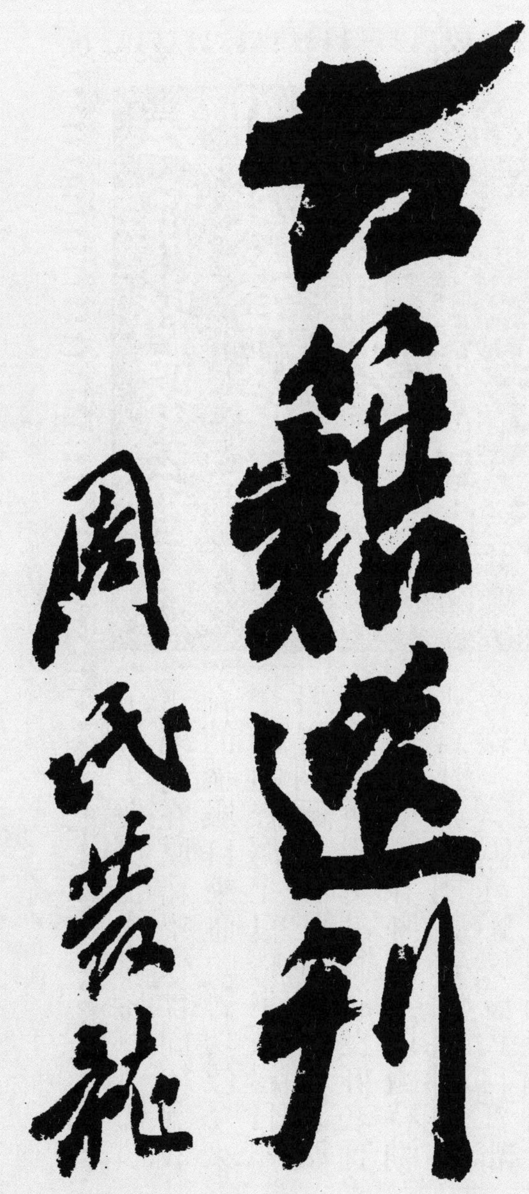
古籍選刊

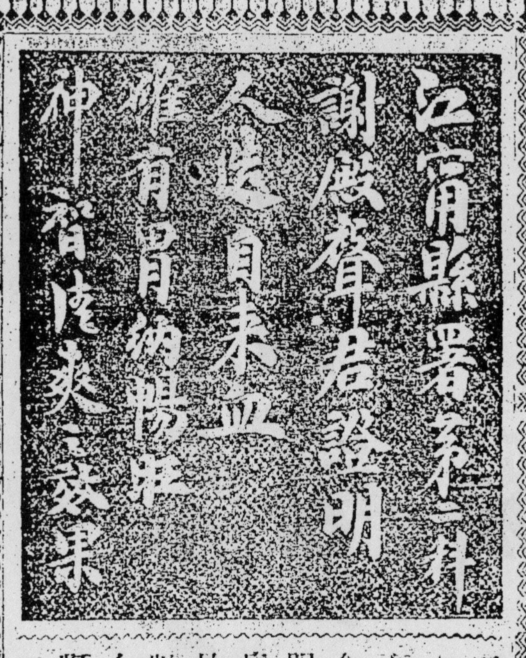

五洲大藥房主人偉鑒鄙人體質虛弱前在原籍學校曾向紹興教育館購服自來血頗著功效今來金陵道經滬上復購半打逐日照服胃納漸漸暢旺神智清爽足徵貴藥房所製藥品確有良好之實效鄙人受惠在身愧無以報特泐數言藉表證明並誌謝悃即頌台綏　謝廷輔殿聲氏自江甯縣署第二科啓民國四年四月廿二號　上海五洲大藥房錄登

重訂囊秘喉書序

囊秘喉書一書前年俞金門別駕刊刷送人蓋欲使窮鄉僻壤之區無醫可延者得此書亦可以依症檢方依方服藥人人得以自治其用心可謂至矣自刊至今十餘年矣前印之書早經送罄版又遺散無存謂思推前賢樂善好生之意欲重行刊刻以公諸世無如才識謭陋有志不逮屢執筆而屢廢者矣今逢　貴醫藥學會成立發行報紙且有古籍選刊一門敢不貢獻以效采芹苟能推此書而普及天下則凡患喉症者均可脫至險之途而登仁壽之域庶幾不負作者之初心俞公印刷之本意及余之推廣之素願也夫是亦生民之幸福歟爰述大概而爲之序

中華民國四年歲次乙卯七月常熟張謂汝偉書於壽石居

俞養浩原序

吾邑陳君有陳任者少任俠道光季年緣事戍潼關任子薇卿念父遠戍比長習刀槊三十餘年獨身越戍所省父尋遇赦得歸任弟坤培工擊刺兼擅方伎尤精於喉

重訂囊秘喉書序　二

科藥奇效不輕傳其方咸豐庚申粵寇至坤培率其子芝珊拒賊於道步橋旁有偃柳臥河之半坤培踞柳巔賊來自高岸舉鎗仰擊之輒中其目賊憤甚銜盤蔽目如墻而進芝珊救父走坤培怒揮芝珊去獨迎戰攢刃死賊復臨而焚之芝珊痛父死誓復仇在大躍橋殺賊百餘一日復持刃乘間連殺十三賊承平三十年挂刀於壁每天陰月黑刀環瑲然血斑斑如拭芝珊老而聾醫道當年殺賊事怒氣猶勃勃吾鄰嚴春巖子幼巖壻其家得書一册兒子承萊假以歸覽之帙如掌蠅眠細字紙斷爛則囊秘喉書也是歲秋冬起喉症次年春尤盛間取其一二方製藥施輒驗思傳其書而體例踳駁方名詭異囑新陽王君士翹吾友蕭君中孚釐定之二君參考諸家存精義而歸於馴雅胡君鶴年勸同人醵貲付剞劂至作是書者爲楊龍九氏近代莫舉其名若無陳氏珍秘則山巖屋壁淪毀幾何又非僅楊氏書一端已也

光緒二十八年十二月海虞俞鍾鑾撰

重訂囊秘喉書凡例

一　是書原稿本無凡例。茲特增入評註圈點。故列凡例。

一　是書雖爲喉科而設。實於溫病傷寒。均有關係。能於此書貫通悟徹。不惟可治喉症。一切外瘍虛實標本之意。均可悟出。

一　是書凡著眼處。必加圈點。以使閱者醒目。間有竊附鄙意及治案。必加（諤按）二字以醒眉目。

一　是書共分兩卷。其體例悉遵其舊。篇末另附治喉秘方。皆係諤搜羅諸家之精萃。并深心研究而得。幸無以淺近而忽之。

甲寅年原曆八月海虞張諤附識

重訂囊秘喉書目錄

囊秘喉書目錄

囊秘喉書卷上

新陽王景華士翹編訂
楊龍九著
常熟張諤汝偉評點增錄

診法

論喉症當辨內外二因

喉症切脈。須辨內外二因。內因係房勞傷腎。鬱怒傷肝。或喜啖煎炒炙煿。熱傷肺胃。熬損陰津。逐漸而起。脈宜細、數、有力。忌芤、濇。外因感六淫之氣。邪客肺胃。痰火上壅。驟然而發。脈宜浮、洪、滑、數。忌急、促、無神、結、代、沉、伏者不治。舌病脈當左寸、大於右手、牙病脈當右關、大於左手。正者為順。反者為逆。醫者須兩辨治之。診脈合症。萬無一失。

（諤按）舌為心苗。舌病脈左寸大於右手者。心火熾而肺氣鬱也。牙為骨餘。而齦屬脾胃。牙病脈右關大於左手者。脾胃之熱。戀而肝胆之氣不疎也。

論脈之部位及其現狀

夫脈有表裡定位右手寸口表手陽明大腸(傳道之官)裡手太陰肺(相傅之官)脈浮濇而短右手關部表足陽明胃(倉廩之官)裡足太陰脾(諫議之官)脈緩而散大右手尺部表手少陽三焦(決瀆之官)裡手厥陰心包絡命門(臣使之官)脈緩而悠洋左手寸口表手太陽小腸(受盛之官)裡手少陰心(君主之官)脉悠洋緩散左手關部表足少陽膽(中正之官)裡足厥陰肝(將軍之官)脈沉而弦長左手尺部表足太陽膀胱(州都之官)裡足少陰腎(作强之官)脈虛細(女尺宜大)三部之脉呼吸四至爲平反此則病遲寒數熱細緩虛寒細數虛熱脈位既定乃審苗竅

(謂按)此言診脉大端簡而賅要而明若欲窮源溯洄尤當博考羣書方臻完善

論舌之部位及其所屬

舌屬心舌之中屬心舌根亦屬心舌之四圍屬脾舌邊紅屬心火舌胎白寒黃熱焦

黃熱苔。黑者熱極。若黑而潤。爲假熱。喉之左右。通舌根屬肝。小舌名帝丁。屬胃。又屬腎。右喉屬肺。胃左咽屬肝。心右爲喉。左爲咽。口上腭屬胃。下腭屬脾。牙上齦屬胃。下齦屬脾。唇之屬與齦同。齒屬腎。上齒爲胃脉所經。下齒爲大腸脉所經。小腸三焦循心。上入於咽。腎之脈循喉嚨。挾舌本。外兩耳垂下。屬肝經。遶咽并耳後清空之地。亦屬肝經。喉花爲帝中（性命所關）舌下紫筋爲舌繫。下通於腎。

（謂按）挾舌本下二句疑有誤。攷內經腎之脈正者。至舌本而盡。汪蘊谷註謂絡於橫骨。終於會厭。未嘗走及兩耳。而肝之脉循喉嚨之後。上入頏顙。連目系。上出額。與督脈會於巔。腎肝二經。並非行於兩耳。惟足少陽胆正者。下耳後。其支者。從耳後入耳中。出走耳前。此是胆脈之誤。茲特訂正之。（是）

辨症

咽喉症有虛實寒熱之不同及其治法論

夫咽者水穀之道路。喉者呼吸之門戶。乃人身要害之地。症雖不一。大要總歸於火。

蓋少陰少陽君相二火其脈並絡於咽喉故往往爲症之所結敘經云一陽一陰結爲喉痺痺者閉也不通其閉則火鬱痰塞而死火乃痰之本痰乃火之標故言火則痰在其中言咽喉則牙舌亦包羅於內矣（謂按）（濕火熱而生痰火載氣而上逆痰隨氣湧化痰以降氣爲先氣因火逆降氣以清火爲要此爲治喉症之不二法門卽伏邪之已化熱而挾痰火者亦當宗之若表未清而挾飲邪熱未化而有食滯者不可輕試）火有虛實實火因過食煎炒炙煿蘊熱積毒其症煩渴二便閉塞風火牛痰上壅將發喉痺必先三日胸膈不利脈弦而數治宜先去風痰後解熱毒虛火或飲食太過或因忿怒或因色慾火痰上攻咽喉乾燥必二便如常少陰脈微虛治宜補虛降火（謂按）（此補字宜看得活）凡用藥不可純用寒凉取效目前（謂按）（早用寒凉爐焰之火雖熄灰中尙有餘火也）蓋上熱未除中寒復起毒氣乘虛入腹胸前高起上喘下泄手足指甲青黑色七日以後全不進食口如魚口者死治喉症最忌發汗誤人不淺如針出血卽汗之之義若寒傷於腎及帝中腫者尤不

（手腕骨折斷）治法與前同。夾定後。用絹帶絡之。仍能伸曲爲佳。

（兩手掌腕脫離或損傷）先以住痛散加痺藥服之。令患者仰臥。醫者坐於膝側。伸足踏於腋下。左手捏住其中間三指。用力拔伸。以左手揣定復原。外敷神聖散。又用杉木皮夾之。其夾。用杉木皮一大片。須如掌背骨闊。長自臂骨中間起。至掌背骨止。中間對於掌腕骨之處。宜剮一橫孔。俾夾後可使其伸曲也。又用杉木皮二片。闊四分。長二寸。先夾於臂傍。用桑皮紙索定。再用大片之杉木夾。托於掌背然後縛定。不必太緊。用絹帶絡於項下。三日後。宜時常伸曲。令其活動。

（手掌外傷骨肉潰爛者）用麻油調生肌散敷之。四圍用神聖散加白蜜調敷。敷後用絹片包護。

（指骨脫離）先整其骨。如皮破血出。用桃花散敷之。又用綿竹箬取柔軟者一大片。裹於傷處。用麻油調白金散敷箬外。四圍以桑皮紙包索。如乾。加麻油潤之。內服活血住痛散。或以神聖散用白蜜調敷。

(腰骨與背骨折斷)令患者覆臥凳上。用大砥木一塊。置於腹下。用絹帶縛其兩肩與足於兩凳頭。使鞠曲其腰。折骨自起而易入也。再用軟竹一片。從肩脊起。直壓其斷骨。徐徐按入復元。敷神聖散。外用桑皮紙裹杉木皮一大片包護。緊以軟帶。常服活血住痛散自愈。

(兩足環跳骨脫離)如患處短縮。拔伸即可復原。如患處伸長。頗不易治。宜用加減活血住痛散。

(脇骨折斷)頗難施治。先以住痛散加痺藥服之。敷神聖散。並常服加減活血住痛散。

(兩足腿骨折斷)先以住痛散加痺藥服之。外用天仙散煎湯溫洗患處。令患者仰臥橙上。搏住上身。如右腿折斷。直伸左腿。豎曲右腿。醫者側立於凳右。伸其左足。踏患者足上。又用一人。以絹帶繫足脛骨。正坐凳上。着力拔伸。醫者揣捻復原。以雙手按住。勿使稍動。再試其兩足有否長短。敷神聖散。用杉木皮夾定。內服活血住痛散自愈。

（膝蓋骨傷損或脫離）宜捻令復原。用絹裹定。敷神聖散於絹外四圍。再用油紙包護。不使活動。內服活血住痛散。

（足脛骨折斷或損傷與掌骨踝骨幹骨趾骨脫離者）先以住痛散加痺藥服之。外以溫湯洗滌。仍如前法。拔伸復原。用杉木皮二大片。其長自小腿起。至脚底至。踝骨之處。宜剜一圓孔。孔之大小。能露出踝骨爲度。又用杉木一大片。須較前略長。自足趾起至足踝摺轉。直上夾定。又用杉木皮三四小片。如指闊。作四傍補夾之用。（所用杉木片。須用桑皮紙包裹。蔴油浸透。）再用絹布兜於脚底。上繫於膝。令掌骨如常。內服活血住痛散。

（腸出）用絹縛其兩手。懸於梁上。以磚襯足。然後將所出之腸。輕輕送入。以細絲綫縫合。敷桃花散。如乾燥。用乳汁潤之。內服住痛散。如傷口不合。以青油調白金散敷之。夏日宜服香薷飲。冬日宜服正氣散。如傷口流出臭腐。可塗香油。如腸有復出之狀。仍以手送入。煎人參枸杞湯淋之。其口自合。再用川芎。當歸。黃耆。續斷。鹿茸。黃芩。細辛。乾薑。附子。白芍等分。研末。每服五錢。黃酒送下。如狂言亂語。神志昏迷。嘔吐臭穢。兩頰紅色。咳嗽。俱不易治。

（腰骨脫離）令其覆臥。以絹縛兩手於凳上。又縛兩足於凳下。踏之。自能復元。敷神聖散。以絹縛定。內服乳香尋痛散。

（膝蓋骨脫離）令其側臥凳上。以手揣摩復原。敷神聖散。用杉木皮夾定。內服住痛散。

（尾閭骨損傷）發腰腹脹滿。刺痛不止。瘀血上沖。病狀。用桃仁。歸尾。蘇木。大黃。煎服。通利後。服乳香尋痛飲。如發熱。氣喘。畏寒。惡熱。服消風散。腰痛。服必效散。

（筋肉破裂）宜先止其血。用生桑白皮。黃箕根。（去毛）杉木皮。（去外皮）同糯者萬舉萬當。。張長沙全部傷寒論。悉根於此。此即六經氣化之眞理也。爲治一切感證之首要。。學者先於此窮究其理。。又能廣求古訓。。博采衆法。。則臨證之際。自能應用無窮矣。。

廉勘人體臟腑經絡之標本。臟腑爲本。居裡。十二經爲標。居表。表裏相絡者爲中氣。居中。所謂絡者。乃表裡互相維絡。如足太陽膀胱經絡於腎。足少陰腎經亦絡於膀胱也。餘仿此。至於六經之氣。以風寒熱濕火燥爲本。三陰三陽爲標。本標之中見者爲中氣。中氣如少陽厥陰爲表裡。陽明太陰爲表裏。太陽少陰爲表裡。表裏相通。則彼此互爲中氣。義出內經六微旨大論。此皆吾國古醫論人生氣化之精要也。竊謂既明六經氣化。尤必明全體功用。庶於臨証時。增多一番悟機。即於選藥制方時。更多一番治法也。爰節述其大略云。全體各器管。各有功用。如骨主支持。筋肉主運動。皮膚主被覆保護。腦主意思記性。心主循環血液亦主悟性。肺主呼吸空氣。脾主生白血球。肝主生膽汁。膽主藏膽汁。膵主生膵液。（按膵即胰。此即吾國所謂脾也。東西醫所謂膵與胰。吾國但謂之總提。）胃主消化食物。小腸主吸收食物內之精液。大腸主吸收餘液而傳渣滓。腎主泌溺。男女生殖器主蕃殖。此其大略也。是以就其功用而類別之。其支柱全體。以爲運動之基者。曰骨骼系統。（有頭部骨骼。幹部骨骼。肢部骨骼三部。軟骨韌帶。皆附屬之。）附着於骨骼之上。以起運動者。曰筋肉系統。（其外部諸筋肉。能使之隨意運動者。曰隨意筋。一曰自主筋。其內臟諸筋肉。不能使之隨意運動者。曰不隨意筋。一曰不自主筋。）被覆於筋肉之前面。以保護之者。曰皮膚系統。（在外層而無神經及血管。不知痛亦不出血者。曰表皮。在內層而有神經及血管。知痛而有血者。曰眞皮。其他毛髮爪甲。汗腺。皮脂腺。黏膜。及結締織。皆屬之。）其他製造滋養物者。曰消化器。（自口腔咽頭食道胃小腸大腸以迄肛門。謂之消化管。附麗於消化管之唾腺。胃腺。腸腺。汗臟膵臟等。皆以分泌消化液者。謂之消化腺。）復輸運滋養物。以分布全身者。曰循環器。（此血液循環之器官也。其器官之主爲心臟。餘爲血管。自心臟歧出。狀如樹枝。分派全身。漸成極細之無數小管。其小管復由此相合。愈合愈大。再歸於心臟。其附屬者。淋巴系也。）更收取全身之廢料。以運輸之於體外者。曰排泄器。（肺臟。皮膚。及泌溺器是也。）其因運輸廢料。以致血液汚暗。而又能吸收養氣。以使變爲鮮紅者。曰呼吸器。（鼻腔。喉頭。氣管。肺臟。及呼吸筋。橫膈膜。及肋骨內外之膜是也。）至於蕃殖人類者。曰生殖器。（有男性生殖器。女性生殖器二種。其爲交接之作用者。謂之交接器。爲蕃殖之作用者。謂之蕃殖器。）能統一骨骼筋肉皮膚消化器循環器排泄器呼吸器生殖器。以使之各有作用者。曰神經系統。（有動物性神經系統。其神經分布於動物性機關。植物性神經系統。其神經分布於植物性機關之別。其發神經之基所。曰中樞。腦脊髓及交感神經節是也。亦曰神經中樞。其分布於各部之神經。色白而狀如細絲者。曰末稍。腦脊髓神經。及交感神經是也。亦曰神經。）因而生特別之感覺者。曰五官器。（耳。目。鼻。舌。皮膚是也。）篤志中醫學者。能明乎此。則以新醫學全體之功用。參合古醫學六經之氣化。庶乎虛實兼到。變化從心矣。惟人身百體。皮肉筋骨。合成軀殼。其中實以臟腑。貫以腦筋。一物有一物之體用。以新醫學爲精確。而講十二經標本氣化。及八脈奇經十五大絡。貫穿週身。聯絡內外。而爲血氣運行之道路。以使之融會於全體。精義入神。以古醫學占優勝。醫必融貫古今中外。一爐而陶鎔之。庶足爲當今之醫學大家也。

三〇六經關鍵

余應　召入都。詢問是疾。俗爲鬧喉子。凡遇此症。則舉室驚惶。指爲不治。後門旗官桂姓。係伴送官忠觀察心一之親。爲此。邀余診視。至已有老醫生在彼立方。隨至內室。見朝南平屋一間。窗前玻璃窗槅。臥炕靠窗。陽光透入。時値冬月。久未雨雪。天氣本燥。已是冬不藏精。臥榻前又設煤火兩爐。余即令撤去。觀其咽門。腫而色淡。痰護咽喉。舌苔後半白滑。邊尖淺絳。脈浮洪。右滑不甚數。已四日不食矣。余令先用鬱凡泡水噙之。後用秘藥吹入兩瓶。片時即飲茶水一杯。隨開方用清肺利膈之品。斯時前醫之藥已經送入內室。索方觀之。內用生地。附子。細辛。荆芥。苦參。麥冬等品。雜亂無章。與症背謬。囑其斷不可服。病者亦願服余藥。翌日復診。已愈其半。越日全愈矣。是症緣腎陰不足。冬溫之氣。伏匿於裡。再加煤火之毒熱。肺氣開張。又受外風。交相搏結而成。乃醫者復相習成風。用此辛溫猛烈之劑。是猶負薪救火。安得不速其斃。無怪病此者。遂羣諱爲敗症也。後余與同道諸君。辨論喉痧。並非敗症。特治乖其法。且不重吹藥所致。即有用吹藥者。亦非秘藥。凡亦不知秘藥之方之奇妙。因遂告其出自某書。並屬其配合。以便人焉。如果既有此藥。再能臨症細察病因。其亦不致大患矣。嗚呼。世之斃於此者。不知凡幾。豈皆命數當絕耶。前人論說未詳。致後世用藥舛誤耶。然竇氏之書。固無地無之。何業醫者之慢不加察耶。

秘藥方　黃連　黃芩　黃柏　山梔　黃耆　薄荷　防風　荆芥　連翹　細辛　白芷　元參　川芎　羌活　獨活　三奈　檳榔　川朴　苦參　甘草　木通　半夏　川烏　草烏　蒼朮　麻黃　赤芍　升麻　大黃　姜蠶　川牛膝　桔梗　射干　乾葛　皂刺　車前　桑皮　五加皮　牛蒡子　地骨皮　麥冬　杏仁　山豆根　生地　歸尾　花粉　生南星　銀花　參三七　川槿皮　以上各一兩。外加鮮車前子　紫背天葵草　骨牌草　金星草　五爪龍草　土牛膝　艸以上各四兩。用新缸一只。清水浸之。日晒夜露。四十九日。如遇風雨陰晦之日。用蓋蓋之。晒露須補足日期。取起濾去渣。銅鍋煎之。槐柳枝攪之。煎稠如糊。再加後藥。

明雄黄（五錢）青礞石（童便煆七次）乳香（去油）沒藥（炙）熊膽（焙）龍骨（煆）元明粉　血竭　石燕（醋煆七次）海螵蛸（紙包焙）蘆甘石（童便煆七次）青黛（以上各五分）枯礬　兒茶（各一錢）輕粉　黄丹（水飛各三分）月石（七分）桑枝灰（三錢）

右爲細末。入前藥膏内和匀。做成小餅。如指頭大。晒露七日夜。放地上。以瓦盆蓋之。一日翻一次。七日取起。置透風處陰乾。收藏瓦罐内。三個月方可用之。用之爲極細末。每餅二分。加後七味。

氷片　珍珠　珊瑚（研水飛各四分）麝香（二分）犀牛黄（二分）輕粉（一厘）月石（二分）爲細末和匀。密收小瓶。封口勿泄氣。每以銅吹筒取藥少許。吹患處。咽喉諸症。無不神效。

開關散 川芎(五錢研)牙皂(焙研末)沒藥(各一兩)麝香(一分)吹鼻取嚏。

附錄應用古方

冰硼散 治咽喉口齒作痛

元明粉(二錢)月石(二兩)冰片(四分)研極細末吹之

柳花散 治喉破及口舌生瘡牙疳等症

蒲黃粉(一兩)黃栢(二兩)人中白(一兩)青黛(一兩)月石(五錢)冰片(四分)

共爲細末吹之

金鎖匙 治喉風喉閉痰涎壅塞口噤不開

火硝(一兩五錢)月石(五錢)雄黃(二錢)姜蠶(一錢生晒研)冰片(三分)

以上丹散。均須加入秘藥吹之。用散二分。秘藥一分。病重者各用二分。和匀吹之。

喉風秘方

蝸牛（八兩）靑梅（四十個去核）同擣如泥。入磁瓶內。松香封口。埋土中半年。即化爲水。凡遇喉風喉閉。用水半酒杯。含於口內。頭仰令水入喉即開。極效。

痿

內經之論五痿。皆生於熱。而起於肺。以肺爲五臟華蓋。主氣。管攝一身。屬金。畏火。金受火邪。則肺陰耗散。氣不能週行於身。五臟皆因肺熱而病。致皮肉血脈筋骨。皆不能榮。而爲之痿也。至治痿獨取陽明。獨者。專重也。取者。須視陽明有餘不足而取之。非泥於補也。近時醫者。一見足膝軟弱。即以寒濕論治。或云腎虛。而投溫補。曾見有著爲論說者。其言亦以熱推而成五痿。然方中則用參朮補中。殊與經旨相背。夫痿症病因頗多。熱痿之外。又有濕熱。濕痰。氣虛。陰虛諸種。前賢已詳其說。若氣虛挾熱之症。原可用參。如濕熱濕痰陰虛之症。用補氣補陽之品。未免有實實虛虛之患。治痿之法。莫詳東垣。後張石頑重申其義。云痿症病因不一。大抵起於陽明濕熱內蘊不淸。肺受熱痿而日槁。脾受濕而日溢。或爲上枯下濕之候。肺與胃相關。脾與胃相連。熱濕蘊胃。熱必上蒸於肺。濕必下入於脾。火炎上而水就下。各遂其性。肺金本燥。熱則愈燥。而血不榮養百骸。脾土本濕。溼則愈濕。而氣不能榮運四末。痿躄之來。首由乎此。經旨獨取陽明。當先去陽明之溼熱。熱清。則肺陽自復。濕去。則脾氣自榮。至屬濕痰者。不過四肢軟弱無力。或腰脚麻木。未致不能站立。氣虛。陰虛。視人之本質。或虧於氣。或損於陰。氣虛者。必兼濕。陰虛者。必兼熱。再視濕熱之重輕而施治。方合經旨。余見今時之痿。腰如束帶。身半以下麻木。少腹作脹。便難。溺濇。兩足浮腫。此土氣壅遏。濕熱沈滯。下焦經隧不通。上焦氣化不行。甚至有肌肉瘍腐者。詢其何以致此。則皆由不知病因。誤用溫補而然。噫。以不死之症而死之。豈得委之於命耶。

辨肢體痛有痰飲

肢體痛證。靈樞謂之賊風。素問謂之痺。金匱謂之歷節。以濕爲主。而風寒兼之。昔賢著述。已詳其說。近時每以通套風藥混治。更有偏於補者。不問邪之有無。概謂之血不榮筋。而投黨參。黃耆。熟地。杞子。菟絲諸品。雜藥亂投。有損無益。余曾治安徽崔某。四肢腰背。强直作痛。指節伸而難曲。足跟吊起。行步如躍。魄門上縮寸餘。糞如貓屎。已七八年。閱所服方。有以痺症論治者。有以肝腎血虛論治者。溫散補虛。諸藥遍嘗。皆未獲效。其脈沉絃有力。夫弦爲血虛。爲氣滯。弦爲飲。沈爲飲癖。此蓋飲邪著於經隧。經氣不行。筋急而攣。肺主氣。管攝一身。與大腸相表裡。肺氣不能下輸。故魄門緊縮也。遂用化痰流氣通經之法。以二陳加枳殼。烏藥。當歸。秦艽。懷牛膝。獨活。竹茹。瓜蔞。桑枝。兼進指迷茯苓丸。一月而諸恙悉退。後進養血舒筋之劑。即前方去蔞仁。竹茹。枳殼。加川斷。鮮蓯蓉。參鬚。丹參。紅棗。調理月餘復元。

又臂痛除風寒濕外。流飲作痛。有生外瘍。每誤認風寒。或作虛治。三五月後。漸生漫腫。堅而不熱。始知瘍證。斯時毒已結聚。消之不及。潰則難愈。誤於此者不少。氣血澆薄之人。脾土不旺。飲液流入經絡。四肢屬脾。故發於臂。始時首中隱痛。漸腫漸堅。臂臑內外俱脹。肩節脫離。不能抬舉。此即方書螻蛄串證。斯時急進和血通絡化痰滌飲之劑。兼進指迷茯苓丸。體虛者。兼扶脾土。可冀消散。若至外皮紅熱。勢必穿潰。潰則內外前後串通。膿如白漿。腫硬不消。經年累月。成廢成勞。進參者內託。調理得宜。十中可全三四。然臂終廢矣。

和血通絡方　治螻蛄串初起首痛漸成腫脹。

川芎（一錢）當歸（二錢）半夏（一錢五）威靈仙（一錢）秦艽（一錢五）赤芍（一錢五）茯苓（二錢）羌活（一錢）白芥子（一錢）橘絡（一錢）桂枝（四分）桑皮（一三錢）竹茹（一錢姜汁炒）丹參（一錢五）　如體虛者加參鬚（一錢）白朮（一錢）如堅腫日久內不焮熱加肉桂（三分）製南星（一錢）

指迷茯苓丸

製半夏（二兩）陳皮（二兩）風化硝（四錢）枳殼（一兩）甘草（五錢）茯苓（一兩）爲末。水泛小丸。每服二錢。姜湯下。

腫脹論

腫脹之証。靈樞有水脹。與膚脹。鼓脹。腸覃。石水之旨。金匱以水病。分而爲五。曰風水。皮水。正水。石水。黄汗。寒熱虛實。靡不有之。迨至唐宋著述諸家。各申其義。宜溫。宜補。宜汗。宜導。無不備詳。奈近時之著述者。但以水與膚脹立論。立方。鑿之於寒。其風水正水石水黄汗諸種。略而不言。屬熱者不論。殊失經旨。如日窠微腫。腹中始有水氣。金匱云。有因於風者。水爲風激。因風而病水也。若不急早疏導。迨至遍行週身。如江河之水泛濫。必致決裂。夫水由漸而來。由漸而甚。初起之時。如越脾防已二湯。即內經開鬼門之則也。如舟車濬川。即潔淨府之則也。余未敢特創一方一解。以爲立異。惟宗前賢之法論治。東垣有天眞丹一方。以之治正水石水頗驗。正水。即少陰腎水之正病。石水。即裏水。水積膀胱內胞。而少腹堅滿。小水不利。囊腿腫而不硬。水之潛伏。屹然不動。即水泛於上而致喘咳。亦服之有效。故附錄之。

天眞丹　沉香　琥珀　巴戟天（酒浸去心）茴香（炒香）補骨脂（炒香）葫蘆巴（炒香）杜仲（炒去絲）肉桂　萆薢（酒浸炒香）牽牛子（炒香）以上各一兩。末浸炒時秤準。

右十味爲細末。用元浸藥酒打麪糊爲丸。如桐子大。每服五十丸至七八十丸。空心溫酒下。　治下焦陽虛。臍腹痼冷。腿腫如斗。囊腫如升。肌肉堅硬。按之不實。是皆形氣不及之病。非因寒而腫硬也。陽虛濕至。則腫。陽氣去。則堅如石。不因寒而腫硬者。則非理中眞武之通陽。舟車神祐之去濕矣。蓋陽去肉堅。當以辛香走氣。起陽破堅。陽虛濕至。當以辛熱利水。逐濕消腫。細繹是方。用沉香。入腎。消風水之腫毒。琥珀。達命門。利水道。破堅瘀。巴戟天。療脚氣寒濕。胡盧巴。搜下焦冷氣潛伏。茴香。解膀胱冷氣。除下焦氣分之濕。補骨脂。暖腰膝。逐寒濕。杜仲。健腰脊。除陰下溼。肉桂。除下焦沈寒痼冷。萆薢。味苦。療瘰痺。去下焦風溼。牽牛子。性大熱。除氣分之溼。三焦壅結。腳浮水腫。以上諸藥。辛香者居多。其苦辛無香。或藉酒浸。或令炒香。俾陽通溼去。其腫自消。其肉自柔。於以迎陽下返。積氣全形。名曰天眞。形不壞也。

癇厥

癇厥。俗名羊兒風。丹谿主以痰熱。河間謂熱甚生風。燥爲兼化。涎溢胸膈。而搐搦昏冒。皆以風火痰主論。因思癇病。屬虛者多。非若癲病之屬心而因於實也。癇由腎水不足。龍火上升。與肝家相火相從。化爲內風。故作搐搦。搐搦則遍身津液逼迫而上。隨氣逆而出於口。壅塞其聲音。迫之如畜鳴。五臟皆病也。後人遂有牛。馬。豬。羊。雞。五癇之名。分別五臟。然近時拘以攻風刼痰爲治。鮮能脫體。不知始得之時。宜清其痰熱。久之當滋腎以潛其龍雷。五臟安和。陰氣甯謐。於內陽不上升。火安其位。可轉重就輕。斯止矣。又有鬱悶之人。亦得此疾。蓋心鬱化火。脾鬱生涎。肝鬱則木不條達。氣道不利。屈無所伸。怒無由洩。經脈壅閉。痰滯臟腑。亦卒然昏仆。搐搦。口目牽掣。法當解鬱舒肝。久之亦宜調補。如小兒之癇。如因驚而得者。有得於母腹中者。驚屬風痰。驚作三次。則變成癇。此乃痰熱戀膈間。一時氣道壅塞。故昏冒肢搐。治當豁痰爲標。補腎爲本。其得於母腹中者。名曰胎癇。蓋子臍緊繫於胞蒂。隨母呼吸。母有所驚。隨呼吸得之。邪舍於腎。小兒初生。亦不即發。必待外邪觸感而交作。有數月發者。有三五年後發者。亦宜標本兼顧。庶可就痊。

海州某年三十餘。病癇兩年。月發兩次。體豐面黧。診其脈。沈而弦。云此症得之於鬱。心肝脾三經病也。發時氣閉肢搐。用解鬱舒氣湯。兼以針刺。一月後漸輕而止。後用歸脾加減作丸。

西壩一童。年十四。癇厥經年。脈亦沈細而紋。右部推之少力。乃土虛木鬱也。用扶脾舒肝湯。調治而痊。

大興某。左三十六歲。癇厥起於幼年。作時小水自遺。脈虛弦。腎氣已虧。用薛氏河車丸。服之而愈。

壚塘女。年十九。未出閣。病厥一月一作。在行經之前。肚腹作痛。前醫均用攻風刧痰。不應。脈虛絃帶濇。余曰。此氣鬱血滯也。用調氣通經湯。一月痊。

解鬱舒肝湯　當歸　丹參　鬱金　白蒺藜　天麻　烏藥　半夏　茯苓　炙艸　香附　栢子仁　石菖蒲

扶土舒肝湯　白朮　當歸　丹參　遠志　白蒺藜　半夏　烏藥　白芍　炙艸　茯苓　香附　潞黨

薛氏河車丸　河車　熟地　潞黨　當歸

調氣通經湯　川芎　當歸　丹參　延胡　烏藥　白蒺藜　半夏　陳皮　金橘葉

滋腎潛龍湯　生地　龍齒　北沙參　天冬　牡蠣　茯神　女貞子　陳皮　法半夏　丹皮

咳嗽辨論

咳嗽之証。內傷外感。病因頗多。昔賢必窮其理。方無貽悞。余見時醫未能詳究。往往偏於清潤。不辨病情。不求至理。見脉細數。輙謂肝火尅金。即投沙參。麥冬。瓜蔞。貝母。女貞。清滋之品。即有伏邪。亦施此法。傳流已久。初服尙無大礙。久則傷脾。迨至泄瀉減食。足腫肉消。而成癆瘵。余甚憫焉。夫內傷咳嗽。原屬下虛。脾腎不足。色慾傷。則腎水虧。木無所滋。相火不能潛納。肝爲心母。內胎君火。君相同氣。會移於上。肺受炎蒸。而嗆咳不甯。思勞傷脾。則脾弱而陽不升。水穀之精不能化津。變生痰涎。涎鬱於脾。子受母氣。痰入於肺而爲咳。故金匱以之叙於痰飲之下。戴人云。肺爲嗽咳之門戶。每爲六氣所乘。內經有五臟六腑之咳。是不得從事於肺也。內傷咳嗽。必須兼顧脾腎。脾土健。則金清肅。腎水足。則火潛藏。若一派清潤。脾陽日困。既不能遂肝之性。勢必化燥化火。上則喉疼咽破。下則泄瀉跗腫。雖取效當前。而實遺禍後來也。至上損過中之症。本屬不治。惟伏邪不清。燥火傷者。清潤相宜。如寒濕侵肺。鬱久化熱。投以清潤。熱雖暫清而咳減。然濕仍鬱伏而為癘。肺氣焉能清降。咳必復增。永無瘥期。余曾治某。左年未三十。體質素虧。冬時因寒而咳。春來加劇。漸至咯紅。咳則汗出。背惡寒冷。舌苔後半白膩。脈細數微。時醫已進沙參。麥冬。諸藥。咳嗽有增無減。余曰。伏寒未解。肺氣已虛。濕痰鬱於中宮。木不暢達。橫行衝擊。以致血動。勿以見血投涼。用桂枝合二陳。加黃蓍。冬花。杏仁。一劑減。二劑平復。後用橘半六君子。調理而愈。又有某左四十八歲。八年前。春時咳嗽半月。左胸背脇肋。覺氣板掣。緊貼不許動。動則作喘。日夜沖擋不安。臥床不起。幾及六載而咳斯愈。飲食略增。漸可起坐。惟胸背中依然。時覺沖擋。臥時。旁人觀其床帳俱動。就余診。令解衣視之。兩胸脇如常。不見聳動。行步則喘促不安。脉弦濇。右較沉。余斷以肺葉乾痿。腎肝之氣不收。以致衝陽上僭。閱近服方。則用清肺化痰。降氣開鬱之法。如沙參。鬱金。蘇子。貝母。桑皮。佛手。茜草。丹參等。病者曰。此方兩劑更劇。余用養肺攝納肝腎之品。當歸。白芍。生地。牡蠣。茯神。懷藥。南北沙參。法夏。陳皮。一劑病減。十劑痊瘳。又有水師王某。咳嗽喉痺。腫痛。語言不出。脈沉細如絲。勞象已著。始進養陰清肺。未效。見其神色不衰。改以清肺宣邪法。馬兜鈴。百部。升麻。蔞皮。貝母。橘紅。甘桔。兩劑痛減。又加麻黃四分。兩劑痛全愈。而咳亦稀。惟音尚未開。原方加皂角灰三分。沖入。四劑音亦開。去麻黃。又四劑。去皂角灰。前後服升麻十六劑。諸恙已退。改方輕清養肺。牛蒡。蟬衣。南沙參。川貝。竹葉。十餘劑。音清而愈。蓋臨症必細心體察。方能見效。有不能從脈之處。此類是也。苟始終清養。必致成勞。可知望聞問切四者。不能偏廢也。

龜背

龜背乃先天腎虧。冷風入脊。或痰飲攻注。或閃挫折傷。或腎肝虛熱。嬰兒脊骨柔脆強坐太早。皆能致之。背之中行屬督脈。旁開則屬足太陽膀胱。與腎爲表裡。腰爲腎之外廓。腎臟虧虛。膀胱之腑。焉能自足。督脈爲陽脈之海。其爲病也。脊強而腰厥。膀胱爲寒水之經。其爲病也。脊痛腰似折。髀不可曲。督與膀胱之經。皆取道於脊。一著風寒濕邪。則經氣不行。腰背板強。漸至脊駝。成爲龜背。駝於脊之第三椎者。臟腑受病。已詳於前。駝於第五椎以下者。厥陰肝經受病。十椎十一椎者。太陰脾經受病。十二椎以下者。足少陰腎經受病。其在肝者。脊骨強痛。牽引脇肋。肝布脉於兩脇也。治宜疏肝流氣飲。若兼咳嗽氣粗。必兼肺治。在脾者。始則悠悠腹痛。在所不覺。三日五日一作。三五日後。腰背漸強。脊亦漸凸。行則傴僂。宜以溫脾飲主之。亦有腹不痛者。當用和脾通經散。在腎者。腰脊強痛。引股腿。日久精血萎瘁。

筋骨不榮。兩足癱軟。宜獨活湯安腎丸主之。若痰飲攻注。留於經隧而脊凸者。久之必發流痰。脊之兩傍作腫。或竄及腰腿。漫腫不痛。脈象雙弦。或兼緩滑。宜二陳竹茹湯。虛羸食少發熱者。宜六君子合首烏鱉甲湯。若肝腎虛熱。陰精被耗。骨枯髓減。宜地黄湯合二至丸。至閃挫折傷。必有瘀血凝滯經絡。當活血通經。但此證治之於早。用藥得宜。猶可保全。若至成疾外潰。十無一愈。今之治者。見脊駝。腰背作痛。總認爲虛寒。不分何臟。不究所因。一概溫補。邪留不去。痰濕不行。變成殘廢枉亡者極多。不勝浩嘆。惟嗜慾傷腎之人。精衰血憊。腰痛脊駝。非溫補三陰不可。然亦宜辨腎中水虧火虧。蓋腎爲水臟。在卦爲坎。而眞陽寓焉。水虧者補元煎左歸丸之類。火虧者歸腎丸贊化血餘丹之類。填精養血。俾精來生氣。氣來生陰。精血充旺。庶無痿廢之虞。此証極難辨識。稍不經意。即失用藥之妙。貽誤非淺可不愼歟。

疎肝流氣飲　治風冷著於肝俞。五六椎兩旁作痛。牽引脇肋。

當歸（二錢）白芍（一錢五）桂枝（四分）白蒺藜（三錢）秦艽（一錢五）茯苓（二錢）丹參（二錢）烏藥（八分）川斷（一錢）紅花（五分）姜（一片）

清肺和肝湯　治肺俞脊駝。脇肋痛。兼咳嗽者。

杏仁（三錢）橘絡（八分）茯苓（二錢）當歸（一錢五）枳殼（八分）桑皮（二錢）丹參（一錢五）佛手（五分）白蒺藜（三錢）川楝子（錢五）秦艽（一錢五）竹茹（五分）

溫脾湯　治寒客太陰。或痰滯於脾。肚腹悠悠作痛。腰疼傴僂。

當歸（一錢五）延胡（一錢）白朮（一錢）烏藥（八分）炙草（四分）小茴香（八分炒）半夏（一錢）茯苓（二錢）白芍（一錢五）川斷（一錢五）川朴（八分）煨姜（一二片）喬餅（三錢）

和脾通經湯　治脾俞脊駝。兩旁作痛。行則傴僂。腰板强。

當歸(二錢)木香(四分)丹參(一錢五)懷牛膝(一錢五)秦艽(一錢)白朮(一錢五)川斷(一錢五)紅花(五分)獨活(八分)桑枝(三錢)姜(二片)

獨活湯　治寒客腎與膀胱之經。腰脊痛引肢體。

獨活(二錢)秦艽(一錢五)巴戟(一錢五)懷牛膝(一錢五)川斷(一錢五)當歸(一錢五)五加皮(一錢五)丹參(一錢五)沒藥(八分)木香(四分)狗脊(三錢)紅棗(三枚)桑枝(三錢)

安腎丸　治腎虛脊骯。足痿疼痛。

巴戟(一錢五)川斷(一錢五)當歸(二錢)鹿角霜(三錢)懷牛膝(一錢五)肉桂(三分)桑皮(三錢)紅棗(三個)

導痰湯　治濕痰攻注背俞。脊骯作痛。脈小滑者。

半夏(一錢五)陳皮(一錢)生朮(一錢五)當歸(二錢)懷牛膝(一錢五)木香(五分)獨活(一錢)五加皮(一錢五)川芎(五分)姜炒竹茹(八分)姜(一片)

首烏鱉甲湯　治龜背。虛羸食少發熱者。
牛首烏（三錢）炙鱉甲（四錢）東洋參（一錢）冬朮（一錢）半夏（一錢）陳皮（一錢）茯苓（二錢）甘草（四分）紅棗（三個）姜一片

活血通經湯　治閃挫折傷。腰痛脊駝者。
當歸（二錢）懷牛膝（錢半）延胡（錢半）生地（三錢）紅花（五分）獨活（一錢）沒藥（一錢）木香（四分）桃仁（一錢二）威靈仙（一錢）絲瓜絡（錢半）桑枝（三錢）

地黃二至湯　治肝腎陰虛生熱。背駝。足弱。小水不利者。
牛地（三錢）女貞（三錢）旱蓮（錢半）懷牛膝（二錢）丹皮（一錢）當歸（一錢五）懷藥（一錢五）川斷（一錢五）澤瀉（一錢）萸肉（一錢）桑枝（三錢）

加減左歸飲　治眞陰不足。不能滋養榮衛。腰腿癈軟。
熟地（四錢）懷藥（二錢）懷牛膝（一錢五）龜鹿膠（各一錢五）萸肉（一錢五）兎絲子（三錢）茯苓（二錢）

加減右歸飲 治三陽不足。腰腿冷痛。足弱。

地黃（四錢）杞子（一錢五）肉桂（三分）杜仲（三錢）當歸（二錢）萸肉（一錢五）鹿角膠（一錢五）兎絲子（三錢）懷牛膝（一錢五）

贊化血餘丹 此大補氣血。壯筋養骨。有培元贊育之功。

血餘（三錢）熟地（四錢）杞子（二錢）當歸（二錢）鹿角膠（三錢）兎絲子（三錢）杜仲（三錢）巴戟（錢五）小茴香（一錢炒香）茯苓（二錢）潞黨（三錢）首烏（三錢）蓯蓉（三錢）桃肉（二枚）

雞胸龜背

鷄胸龜背。古方書列於一門。未能條分縷晰。治法甚略。愚按雞胸發於肺。龜背則肝脾肺腎皆有之。肺位最高。處於胸中。爲五臟華蓋。一吮熱乳。或受外風。乳釀成痰。滯於胸膈。積而生熱。肺氣上浮。胸骨高起。是謂雞胸。必見氣粗。或見咳嗽。日久羸瘦發熱。毛焦唇紅面赤。即成氣疳之候。氣疳者。即肺疳也。宜清肺降氣。氣降痰消。胸首自平。又有雞胸龜背並發者。肺有熱痰。客風從風門而入肺俞。其背駝。駝於脊之第三椎。此肺氣壅遏。故胸背之骨。撐凸而起。亦有單脊凸而胸不高者。其候摠是氣短頭低。或兼咳嗽。腰背板强。久則兩足軟弱。甚至不能站立。肺爲腎母。腎爲肺子。清肅不降。腎水不生。肺虛不能榮運臟腑。灌溉經絡。上源竭而下元憊。即經之肺熱葉焦爲痿躄。是也。然下枯還當治上。肺氣清肅。金能生水。子受母蔭。自然腴潤矣。古方之龜胸丸內有硝磺。未免傷正。龜背之用六味八味鹿茸。非不中病。奈萸地之膩滯。鹿茸之助陽。必致增劇。且肺爲清虛之臟。病在上者。祇可輕清。特將平生經驗之方附後。以備參考。非敢云法。聊補前人之未備云。

枇杷葉膏(自製)治雞胸及龜背。肺俞脊駝。發熱欬嗽。氣粗喘促。呼吸有痰音者。其葉氣性俱薄。肺胃二經之藥。清肺降氣。開胃消痰。每服三錢。開水冲下。

鮮枇杷葉（去毛）五斤。煎濃汁。去渣濾清。熬至稠厚。冰糖十兩。溶化收膏。清肺飲（自製）治雞胸。內有痰熱。又受外風者。

杏仁（三錢）蘇梗（一錢）蔞皮（三錢）川貝（一錢）桑葉（一錢）枳殼（八分）橘紅（一錢）大力子（三錢）枇杷葉（去毛三錢）桔梗（一錢）

加味瀉白散　又治雞胸。氣粗身熱。

桑皮（三錢）蘇梗（一錢）杏仁（三錢）川貝（一錢）地骨皮（錢半）蔞皮（三錢）橘紅（一錢）茯苓（三錢）生甘（三錢）桔梗（八分）梨（三片）

加味白微湯　又治肺胃痰熱壅於膈上。身熱欬嗽。氣粗痰鳴。口乾作渴。

白微（三錢）瓜蔞仁（三錢）海石（三錢）橘紅（一錢）杏仁（三錢）象貝（三錢）丹皮（錢半）青蒿（一錢）桑皮（三錢）竹茹（六分）梨三片

麥門冬湯　又治肺虛有熱。胃有濕痰。

南沙參（三錢）麥冬（三錢）川貝（一錢）法半夏（一錢）橘紅（一錢）蔞皮（三錢）

茯苓（二錢）海蛤粉（二錢）苡仁（三錢）竹茹（六分）

補肺淸金散　又治雞胸龜背。脈虛數。身熱食少者。

懷藥（三錢）沙參（三錢）麥冬（二錢）甜杏仁（二錢）橘紅（一錢）川斛（三錢）蔞皮（三錢）象貝（二錢）茯苓（二錢）毛燕（二錢）蓮子十粒

金水平調散　又治雞胸龜背。內無痰熱。脚弱不能站立。

沙參（三錢）麥冬（二錢）懷藥（二錢）懷牛膝（一錢五）當歸（一錢五）女貞（三錢）旱蓮（一錢五）茯苓（二錢）黑料頭（三錢）玉竹（三錢）毛燕（三錢）紅棗（三枚）桑寄生（三錢）

痲風

痲風古稱癘風。癘者營氣熱腐。其氣不清。故使鼻柱壞而色敗。肌膚瘍腐。風寒客於脈而不去。名曰癘風。方書風藥例治。無先後之分。並用蘄蛇。虎骨。山甲。蜈蚣等味。夫蛇性走竄。虎骨搜風。山甲亦竄。蜈蚣溫而有毒。服之未有不焮發者。余閱歷已多。是証有風濕濕毒毒癘諸種。有肌表經絡之殊。肺司皮毛。胃主肌肉。肺氣虛則腠理不密。胃氣薄則肌肉疎豁。易於觸受。或暴陽濕晦霧。或坐臥濕地。氣血凝而不行。初起肌膚一點痲木。不知痛癢。毛竅閉塞。汗孔不透。漸次延及遍身。斑如雲片。微微扛起。或白或紅。其在上者多風。風爲陽邪從上。若白而紅者風兼熱也。在下者多濕。濕爲陰邪。陰從下受。紅而扛者。濕兼熱也。毒癘則由口鼻吸入。陽明獨受其邪。血壅熱蒸。初起身面疙瘩。成塊扛起。日久脚穿。手掌起泡。鼻柱崩壞。節脫。氣穢。肌膚瘍腐。其始均宜汗解。開通腠理。用萬靈丹汗之。風勝者消風散。蒺藜丸。濕勝者苦參丸。滲濕湯。毒勝者雙解散。通聖散。羚羊角散。解毒湯。俱可選用。以上皆發於肌表。肺胃受病俱多。若在經絡。則四肢指節作痲。拘攣肉削。日久足破掌穿。上部面頰痲木。口渴。目淚。眼翻。皆風濕入於經絡之見證。初起亦宜汗解。次以蒺藜丸。苦參丸。消風散。利濕通經湯。選用。忌辛辣炙煿酒醋等物。避風雨。

戒房幃。十中猶可保全六七。病者勿以初起而忽之。

萬靈丹 治癰疽諸發等瘡初起。憎寒惡熱。渾身拘急疼痛。並治癘風。麻木不仁。

茅朮(二兩)首烏(二兩)川烏(水泡去毛姜汁炒)炙全蝎 川斛 天麻 當歸 甘草 羌活 荊芥穗 防風 麻黃 細辛(各一兩)明雄黃 硃砂(各六錢)

右藥爲末。煉密爲丸重一錢。硃砂爲衣。用葱白頭兩個。豆豉(三錢)煎湯下。後服即進稀粥。助令汗出。避風寒。忌生冷。戒房事。孕婦忌服

防風通聖散 此足太陽陽明藥也。外爲六淫所傷。氣血怫鬱表裡。赤斑。癮疹。癘風。腫塊紅熱。服之。

防風 荊芥穗 連翹 麻黃 薄荷 歸尾 赤芍 白朮 山梔 大黃 川芎 芒硝(以上各二兩)黃芩 石羔 桔梗 甘草(各四兩)滑石(八兩)

右藥爲末。蜜水法丸。每服三錢。開水下。

雙解散　治陽明吸受毒癘。顴面四肢。腫起塊壘。唇翻。目紅多淚。用此發表攻裡。大便實者宜之。

大黃(三錢)銀花(三錢)防風(一錢)芥穗(一錢)連翹(二錢)赤芍(一錢五)甘草(一錢)元參(二錢)花粉(二錢)甘菊(三錢)熟石羔(四錢)黃芩(一錢五)淡竹葉廿片

羚羊角散　治肺胃吸受毒癘。斑紅斑腫。目赤淚多。四肢筋脈作痛。體虛者宜之。

羚羊角(一錢五)元參(二錢)浮萍草(三錢)蟬衣(一錢五)連翹(一錢五)知母(一錢五)川柏(一錢)荆芥穗(一錢)甘菊(一錢五)馬齒莧(三錢)蒺藜(三錢)赤芍(一錢)甘草(五分)

育陰化癘湯　治陰虛。濕熱毒癘。蒸於陽明。斑紅斑腫。脈虛數。不勝攻表者。

南沙參（三錢）歸身（一錢五）荊芥穗（一錢）大胡麻（三錢）赤芍（一錢）甘菊（一錢五）元參（一錢五）川斛（三錢）白蒺藜（三錢）苡仁（四錢）甘草（五分）馬齒莧（三錢）浮萍草（錢半）

苦參丸　治痲風。發於腿足。雲斑痲木。或紅或白。

苦參（一斤）川牛膝（四兩）大胡麻（一斤）蒼朮（四兩）荊芥穗（六兩）當歸（四兩）豨薟艸（四兩）甘草（二兩）浮萍草（四兩）楓子肉（二兩炒黑漿丸）

滲濕湯　治痲風下部發斑。或踝跗腫脹。指掌起泡。漏底等症。

蒼朮（一錢五）草薢（二錢）當歸（二錢）五加皮（一錢五）苡仁（四錢）苦參（三錢五）桑皮（三錢）川柏（一錢五）川牛膝（一錢五）甘草（八分）澤瀉（一錢五）大胡麻（三錢）

利濕通經湯　治四肢痲木。指節拘攣。

當歸（二錢）秦艽（一錢五）川斷（二錢五）苦參（一錢）蒼朮（一錢）苡仁（三錢）

五加皮（一錢五）胡麻（二錢）蠶沙（三錢）稀簽艸（一錢五）甘草（八分）威靈仙（二錢）川牛膝（二錢五）桑枝（三錢）

養血祛風湯　治癘風斑退。汗孔未透。服之和營順氣。以達肌表。

川芎（八分）當歸（二錢）蒼耳子（一錢五）丹參（一錢五）胡麻（三錢）烏藥（八分）川斷（一錢五）稀簽草（一錢五）秦艽（一錢五）白蒺藜（三錢）茯苓（二錢）甘草（八分）白朮（一錢）桑枝（三錢）

解毒湯　治癘風面腫。腥而出水。掌穿臭穢。足腐腫脹者。

川柏（一錢）丹皮（二錢）花粉（二錢）萆薢（二錢）茯苓（二錢）赤芍（一錢五）澤瀉（一錢五）川牛膝（一錢五）木通（一錢）甘艸（一錢）小生地（四錢）馬齒莧（三錢）桑枝（三錢）

消風散　治癘風。白斑麻木。汗孔不開。起於面者。乃肺經受病。

荊芥（一錢）防風（一錢）白蒺藜（三錢）大胡麻（三錢）苦參（一錢）川芎（五分）

當歸（一錢五）甘菊（一錢五）蔓荊子（一錢五）白芷（八分）浮萍（二錢）

蒺藜丸　治癘風。身面白斑或微紅扛起。肺胃受病。

白蒺藜（二斤）荆芥（四兩）防風（四兩）苦參（一斤）大胡麻（一斤）川牛膝（四兩）蒼朮（四兩）苡仁（四兩）當歸（四兩）浮萍（晒乾四兩）赤芍（四兩）楓子肉（四兩炒黑）甘菊（四兩）酒芩（四兩）右藥爲末。水法爲丸。每服三錢毛尖茶下。

調補丸方　治痲風已愈八九。服之養血潤燥淸火。即已成廢疾不可治者。服之亦可延年。

熟首烏（八兩）百部（五兩）大生地（五兩）當歸（三兩）秦艽（三兩）車前子（二兩）丹皮（二兩）白菊花（二兩）蜜丸空心服

搽藥方　馬齒莧（五錢）皂角（三錢）甲片（三錢）雄黃（四錢）硫黃（四錢）槿皮（五錢）白芷（四錢）白附子（四錢）川草烏（三錢）木鼈（四錢）苦參（六錢）共爲

末浮萍汁調搽

洗藥方　荆芥（八兩）防風（六兩）百部（六兩）浮萍（四兩陰乾）苦參（四兩）右藥煎水。於密室中。洗令出汗。

肥皂丸　百部（十兩晒干蒸爛）浮萍（四兩陰干微火焙）肥皂（四兩）（皮硝二兩）作丸洗後搽之

洪寶丹（即金黄散）治瘋風浮腫扛起。用馬齒莧汁調。天花粉（三兩）赤芍（二兩）姜黄（一兩）白芷（一兩）共爲末。

脇癰

脇癰一証。外科正宗謂怒動肝火所發。初起用梔子清肝湯。或柴胡清肝湯。已成。用托裡消毒散。潰後。用八珍湯。愚思脇癰即肝癰。病出肝臟。非止一端。潰後。膿水自脇縫而來。內膜傷者。極難收口。均以內消爲最。按素問。以肝癰兩胠滿。臥則驚。不得小便。又曰。期門隱隱痛者。肝疽。其上肉微起者。肝癰。未能詳言。後陳遠公曰。素多鬱怒。致兩脇脹滿。發寒熱。繼而脇痛。手不可按。火盛爍肝血。此肝葉生瘡。在左不在右。左脇之皮而必見紅紫色。以化肝消毒湯。丹谿治以復元通氣散。柴胡清肝湯。後以八珍六味滋腎補脾。法雖稍備。究未詳確。夫肝脈從股陰。入髦中。環陰器。抵少腹。貫肝膈。布脇肋。至期門而終。肝氣壅滯。故脹滿。不得小便。肝病發驚駭。魂不藏。故臥則多驚。肝氣盛。則兩脇痛。怒火動。則爍肝血。血凝氣壅。則肝脹生癰。手不可按。此時。癰雖聚而未成。若皮現紅紫色。則內膿已盛。發越於外之象矣。嗜酒之人。每多患此。蓋酒入於胃。則肝橫膽浮。肝既橫。則氣血不能順行。胃中濁痰。旁流於脇。痰與氣血交混。結而爲癰。又有閃氣之人。亦生此患。閃則氣滯。而血亦滯。久而不愈。亦發癰瘍。又時氣溫病後。亦有患此者。邪熱留於肝絡也。小兒亦間有之。小兒因痰熱聚於肝絡。先咳嗽。而後脇腫脹。但此症初起。病者。固不知爲癰。醫者。亦揔云肝氣。投藥一派辛香。耗氣傷血。迨至脇肋脹腫。始知生癰。斯時已成敗証。不知肝之生癰。必先呼吸不利。不能轉側。手不可按。至其脈象。肝火甚者。必弦數。挾瘀者。必弦濇。夾痰者。弦而兼滑。治法。與肝氣迥殊。若不詳察。概以肝氣例治。必致不救。余見傷於此者頗多。故辨論之。列方於後。並錄治驗數則。以備參觀。

脇癰由肝經所發則有之。若謂即肝癰。殊誤。蓋脇癰可以外治。而肝癰僅賴內消。及至既潰。不堪救療矣。後論卓識超羣。足爲後學津梁。

化肝消毒湯

當歸（三兩）白芍（三兩）銀花（五兩）黑山梔（五錢）甘草（三錢）

此以歸芍入肝滋血。甘草緩肝。梔子淸肝。銀花解毒。火平血生而痛自止。

柴胡淸肝湯（古方）　治怒火上升。憎寒惡熱。肝膽風熱瘡瘍。

柴胡（五分）黃芩（一錢）南沙參（三錢）甘草（一錢）黑梔（一錢）川芎（五分）桔梗（一錢）

復元通氣散（古方）治閃挫氣血凝滯。腰脇引痛。

小茴（一兩）山甲片（五錢）延胡（五錢）白丑（四錢）陳皮（五錢）生甘（五錢）木香（七錢）右爲末。每服二錢陳酒下。

此方太烈

六味地黄湯、八珍湯（古方不錄）治肝癰潰久。氣血俱虛。脈弱。

清肝活絡湯（自製）治閃挫脇痛。瘀凝於絡。肋骨腫脹者。

參三七（一錢）當歸（二錢）赤芍（一錢五）新絳（八分）青皮（一錢）桃仁（一錢五）蘇梗（一錢五）鬱金（一錢五）澤蘭（二錢）枳殼（一錢）瓦楞子（四錢）

疎肝流氣飲（自製）治肝癰初起。左脇肋痛。呼吸不利。

蘇梗（一錢五）枳殼（一錢）通草（一錢）鬱金（一錢五）延胡（一錢五）烏藥（八分）青皮（一錢）當歸（二錢）香附（錢半）佛手（五分）葱管五寸

舒鬱滌痰湯　治肝癰六七日後。脇肋微腫。或兼咳嗽。大便不利。

香附（錢半）當歸（二錢）萎仁（四錢）半夏（錢半）橘紅（一錢）枳殼（一錢）茯苓（二錢）參三七（一錢）蘇梗（錢半）鬱金（一錢五）赤芍（一錢）佛手（五分）竹茹（一錢）

加味金鈴子散　治怒動肝火。脇肋作痛。呼吸不利。手不可按者。

金鈴子（三錢）延胡（錢半）青皮（一錢）赤芍（一錢五）生甘（五分）黑梔（一錢五）枳殼（一錢）橘紅（一錢）通艸（一錢）

以上所列有點六方。皆有獨得之見。可謂良方。

肝癰初潰。不可驟用參耆。肝火甚。則傷陰。參耆補氣助熱。膿反難出。腫痛不減。惟宜養陰清肝。內膜傷者。呼吸出氣。用補膜之法。參耆內託之中。加白芨。象牙。百合。間亦有可愈者。再外治。斷不可用升提紙撚藥條。重傷其裡。內膜通者。其膿水臟如蟹沫。調治得當。十中可保一二。發古人所未備。千古之隻眼也。

痔漏

痔久不斂。膿水常流。多成漏證。若膿孔屈曲生岔者。最爲難治。方書有九漏之名。曰氣漏。血漏。風漏。冷漏。陰漏。鼠漏。痔漏。螻蛄漏。痿腮漏。九種。皆緣氣血虧損。內服託裏退管煎丸。管化肌生。方愈。余見有平肉上生孔。每遇飲食。則流清水。食畢即止。視其孔。祗可容髮。有在頰車。有在下頦。詢其所自。初時如豆大。浮於脈中。久之腫大。潰出微膿。旋即流水。數年不愈。竊思此漏。內通於胃。悞服虫鼠遺物之毒而生。胃爲水穀之海。飲食之精氣。輸於脾肺。宣播諸脈。今胃中之津液。被飲食之熱氣。蒸逼旁流。注於孔竅。頰車下頦。經屬陽明。均有動脈。牙關啓闔。而脈轉動。如水車之戽水。此之謂轉脈漏也。極難完固。體虛者服養營內託。體實者服養陰清胃。兼進補漏退管丸。久服可愈。

漏與管截然兩途。漏多生於背腹肋脇等處。管多生於腿膝肘臂等處。管可

馮氏辨論

拔可化。漏不堪化拔。此條理既不達。文义不暢。其所言者。一皆泥古不知變通之法。

補漏退管丸

舊琉璃（洗去油砂拌炒三錢）象牙屑（一錢）血珀（一錢）炙乳香（一錢六分去油）炙沒藥（一錢六分去油）硃砂（一錢）熟白明礬（一錢）黄占（三錢）黄蜜（三錢）蟬衣（錢半）人指甲砂拌炒（一錢）

右藥爲末。先將蜜煎至黄色。入黄占鎔化。再入上藥爲丸。如菉豆大。初服十丸。每日加一丸。至十六丸爲止。病在上身。用川芎四分。病在下身。用牛膝一錢。煎酒服。

此方近古諸書。雖載不勝載。然用之者。一無見效。

辨陳氏外科正宗之訛

癰疽不外乎內因外因。內因者。喜怒憂思悲恐驚。七情鬱結之火也。外因者。

風寒暑濕燥火。六淫之氣也。人之稟賦强弱不同。六淫傷外。七情動中。各隨臟腑之偏勝而中之。即內恙亦然。今之瘍醫。每執正中一書。攻託消補成法。然其論治。似偏於補。有禁用刀鍼。並用追蝕之藥。如乳巖。瘰癧。癭瘤。痔漏。近世每惑其說。而施治。至初潰已潰之證。毋論疔瘡。時毒。髮疽。肛癰等。均執舊方。一概託裡消毒。八珍。十全大補。補中益氣。而誤於補。此總緣覩症未明。脈理未究。經穴未詳。虛實未辨。以致胸無把握。依樣畫胡盧耳。夫證現於外。要知即微芒癬疥。無一非臟腑經絡所發。所謂有諸內。必形諸外也。凡瘡瘍破潰。補早。則留住毒邪。毒即火也。潰後膿多。及腐不脫。或由正氣之虛。或由毒火不盡。須觀膿之厚薄。薄者是虛。厚者火之不盡。腐脫之後。新肉不生。或有氣血本虛。或受風寒。襲於瘡口。氣血不能營運。補虛之中。又當夾用溫和之品。且疔瘡盡是火毒。黃耆斷不可投。至十二經絡。有多氣多火少血之經。如少陽一經。耳前後上下脇肋等處。是其部位。如生癰疽。參耆亦宜愼用。

總之瘍科必須先究內科。靈素不可不參。張劉李朱四大家。尤不可不研究。假如內外兩症夾雜。當如何下手。豈可捨內而治外乎。余見士宦之家。每重內科。而輕外科。謂瘍科不按脈理。即外患。亦延方脈家服藥。此風江浙爲最。是固因外科不諳脉理所致。究未知內外之並行不悖也。往往方脉家。視外患爲小恙。其用藥。則又徒執正宗成法。瘡之外潰。俱投補託。而寒熱虛實茫然。直至不起。委之於命。噫。古人之立言立方。乃當時之氣運。以施其治療。非拘於補託也。今人效古。而徒泥成方。不識通變。是猶膠柱鼓瑟。鮮能合其節奏者矣。

此條所論理由。金鑒已言之歷歷。不過改頭換面已耳。其慨施參耆。誤用溫補。徐靈胎嘗力辨其非。許辛木又加註其下。鄙人不揣固陋。亦嘗有所論列。

常州張氏婦。年四十餘。患脾肚發。已兩旬。族兄兆勳醫治。邀余同往。至時已有方脈家三位。在彼立方。至內診視。見癰形腫而不腐。膿稠而黄。四圍焮熱。色紅。根脚散漫。早晚兩次換膏。膿有三四杯。洗貼畢後。出觀所立方。參耆熟地歸芎銀花甘草。兆勳欲參酌而不得。余私謂族兄。如此治法。必敗。族兄以謂非死症。奚敗。余曰。膿出。而腫不消。火毒嘗熾。且脈數大。舌苔膩黄。一派膩補。助其火毒。勢必內攻。且此時服此種藥。若腐脫生肌時。又服何藥。急宜清凉散毒。主人知之。留余診。余因隻身。不便久稽於外。辭歸。後兆勳改用凉解而愈。

一味凉解。不足爲訓。

巢右四十餘。患正對口。兩旬餘。癰平肉紫。熱如火燒。日夜疼痛。連及頭顛。兩耳。舉家已爲備後事。邀余診視。乃陽症。　服參耆肉桂。詢之。果然。余曰。此乃風熱症。內動肝火。非敗症也。隨用猪眼膛肉。加冰片同擣貼之。立時止痛。用疎風清熱。加川連。一劑。痛減其半。腫熱亦退。又一劑。濃漸來。後用養陰化毒而愈。

本城毛抑之。年六十餘。患正對口五日。就余診。硬如白果。似有白頭。大木不知痛。余曰。此陰症也。其體素豐。當食炙煿。脈沈小。不見數象。用蟾酥餅貼之。服疏通腠理藥二劑。硬如錢大。尙不知痛。用陽和湯兩貼。略知痛癢。已大如酒杯。隨點刀。初下一分。繼之二分。猶不知痛。直下之四分。方纔知痛。插入蟾酥條。次日腫高。稍見微膿。仍插二日。膿漸來。痛日甚。托裡消毒。加肉桂二三貼。腐如酒杯口大。腫亦漸收。始終溫服。兩月愈。

生蠶做硬繭

北門外姚左。年近。五旬。夏月患正對口。十日。漸平。頂起蜂窠。如錢。四圍平板。如茶杯口大。微紅微熱。不甚知痛。胸痞。舌苔白膩。此乃暑濕熱交蒸於上。非陰疽也。始用疏散兩劑。腫仍不收。四圍大寸許。用蟾酥條插入蜂窠內。以紅膏貼之。四圍用鐵箍散。內服荊芥。防風。川朴。滑石。藿香。只殼。赤芍。當歸。陳皮。薄荷。兩劑。根脚守定。胸次漸舒。原方去荆防。加當歸。又兩劑。漸腐漸膿。改服養陰解暑化濕。又二勢。癰勢漸退。仍不甚痛。稍用黨參。則胸悶。直至腐脫生新。始以養陰養胃之品。沙參。懷藥。歸芍等。兩月收功。

非陰疽。是至言。用疎散。則太錯矣。此即未老先白頭之症。愈潰得早愈妙。

斷無發散之理。誤服升散。不死爲幸。

右附錄一陽。一陰。一風。一暑濕。四則。以臨證不可泥古方也。

癰疽之陰陽。已分內外。兩因亦辨。再參脉之虛實。應何湯散投之。自無差誤。至外用之藥。亦當詳審。看症辨症。全憑眼力。而內服外敷。又在藥力。若不究藥性。如何應手。如火毒癰瘍。用辛燥藥外治。立增其痛。立見腐爛。凡人痛苦最難忍。痛則傷脾。飲食頓減。形神頓消。故癰瘍以止痛爲要。而疔癰發背。又欲其知痛。如濕痰流注。附骨鶴膝。若能止痛。可冀內消。至瘰癧。馬刀。失營。石疽。乳巖又不可作痛。痛則焮熱。皮現紅紫。勢必穿潰。古方之消散膏丹用蟾酥。蜈蚣。全蝎。取其以毒攻毒。而瘰癧。馬刀。失營。乳巖等症。以蟾酥等外治。每每起泡皮腐。蓋七情火鬱於裡。不得以辛溫有毒之品外治。即如風熱火濕癰痍癩癬。古方有用輕粉。雄黃。硝礬。花椒等藥。用之反增癢痛。肌膚潰腐。總總皮色紅熱。及色白而皮膚燥裂者。均忌溫燥藥。數搽只可性涼之品。今時誤於此者。不知凡幾。病家每責瘍科無好心。無好藥。不知實辨症之未明。投藥之未當耳。

此條彙集先賢之格言。皆屬知理。但辨之欠詳耳。

癰疽辨論

癰疽二證。昔賢以癰生六府。疽發五藏。陰陽順逆。已反覆言之。而王氏全生書。以紅白二色分癰疽。疽服陽和湯丸。應驗非常。士宦奉爲金針。每遇相似症。即照方抄服。方非不善。然未辨外因。不究七情。貽誤非淺。夫疽之初生。形如粟米。或紅根白頭。內有根盤。癢痛有異。乃藏府積熱所致。其毒之淺者。發於腠理。毒之深者。發於肉理。初起知痛者輕。不知痛者重。陽症三五日間卽已焮腫。陰症必七日以後。始知痛癢。二七之期。雖平而根脚散者。乃正氣之虛。不能束毒。托之外出。當與溫托之品。庶幾不致內陷。又一種暑濕熱之症。始終不受補者。暑傷氣。熱傷陰。中夾濕邪。氣血不能榮運。亦不能高腫。要在臨症細察皮血。白者乃是痰證。由於氣滯而成。生頭頂者。風兼痰也。生胸背腹肋者。氣兼痰也。生腰以下者。濕兼痰也。當各因其施治。又有伏熱在內。而色白者。有七情火鬱。而色不變者。若不細心體會。一槪視爲陰症。投以姜桂。適足助其熱。涸其陰。速其膿耳。愚謂外症看法。皮白。按之烙手。愈按愈熱者。此是陽症。如初按則熱。久之反不甚熱。及初按不熱。久按反熱者。此陰陽參半也。必按之全不熱者。方是陰證。蓋見證。有陽中陰。陰中陽。眞熱假寒。眞寒假熱。知此四者。庶無外誤。又須旁參歲氣。如光緒四年。己卯。陽明燥金司天。少陰君火在泉。三之氣。小滿至小暑。少陽相火主事。客氣又屬燥金。夏秋所患皮白諸症。屬熱者多。如濕痰流注縮脚陰痰緩疽諸類。按之均熱。四之氣。大暑至白露。太陰濕土司令。客氣雖屬寒水。伏熱在裡。濕寒在外。三日後。寒亦化熱。始終均服凉藥而效。投溫藥者。十無一消。此歲運之熱證也。經云。必先歲氣。毋伐天和。此以知辨病因。究七情。察陰陽。參運氣。業是術者。固無一可忽也。

至難辨者似是而非之說。王洪緒金生集純拾馮魯瞻錦囊之唾餘。雜以臆說雜於其間。初學見之。無不奉爲至寶。受其枉者。不知凡幾。今是集發明其理。痛揭其非。誠指迷之捷徑。當頭之捧喝也。

論升降二丹不可誤用多用

諺云一升一降。神仙妙法。升丹降丹。爲外科要藥。然用之不慎。往往誤事。二丹以水銀用硝礬炭火煆煉而成。陳者固佳。但生成火性。不能盡脫。升能提毒外出。降能退蝕惡肉。性更烈於升丹。尤宜愼用。凡初起濕火諸癰。固不可用。

而對口發背癰疽等毒。火盛時。亦宜從緩。待腐轉白爲膿。方可用之。及至新生。雖有白腐夾雜。祇宜玉紅膏搽之。不可再用。余見有過用升提。致口舌糜爛。湯飲不進。成爲壞症。病者醫者。均爲癰毒內攻。詎知是藥毒入胃乎。脾主肌肉。長於陽明。口通於胃。藥毒由胃而出於口故也。又癰疽久漏。升降用多。亦能致損。頭額諸癰諸痛。久用。毒氣侵腦。頭目發昏者。宜以貫仲。人中白。菉豆。蘆根。銀花解之。可見二丹雖妙藥。用之不當。反能致病。可不愼歟。

用之失當。不特升降爲然也。

徽州汪左四十餘。患正對口五旬。腐已盡脫。口舌咽喉糜腐。十日不進米穀。祇飲薄湯。大便旬餘不解。就余。診其脈沉細軟數。神色尙强。思此症必誤服參耆肉桂。及外用升提藥散所致。蓋耆桂助火。升藥有毒。由癰口內攻胃腑。胃主肌肉。上應於口。故口破爛也。許其可治。用抽薪散敷湧泉穴。並用淸凉柳華散吹喉。投以甘寒淸熱解毒之品。兩劑已愈五六。後進育陰調理而痊。

滋陰降火。治虛熱之良規也。

叙橋蔣左六十餘。體豐。六月患發背四旬。形長八寸。闊三寸。腐已脫。肉浮而泊。兼有板處。證猶未敗。而喉舌破爛。唇口反腫。臭穢不堪。脈右寸關洪數。此係癰毒與升提藥毒交蒸於胃。以犀角地黃湯。加銀花。人中黃。貫仲。蘆根。二劑。肖退。後以養陰調理。外用綠棗丹。及玉紅膏搽貼。而愈。

綠棗丹。係綠礬與紅棗合煆而成。亦出全生集。豈可治久潰之瘡瘍耶。

泰興汪右念一歲。患附骨疽五年。未曾出室。潰於右腿外側。深有五寸。逐日用升提藥撚。已四年。口舌均破。就余診。余曰。此藥毒攻胃。肺金被爍。癰中有火。故不能生肌。當清陰清胃。用生地。石斛。麥冬。懷藥。女貞。玉竹。當歸。甘草。懷牛膝等。月餘而愈。

既屬危症。又是久病。月餘奏效。未免過速。

刀針當用不當用辨

針刺之原。出於黃帝。憫民之疾。勿使被毒藥。無用砭石。欲以微針通其經脈。調其氣血。營其順逆。出入之會。以傳於後世。岐伯設立九針。以拯民疾。其五曰。鈹針。可以取大膿。大膿者。寒與熱爭。兩氣相搏。合爲癰腫者也。癰疽之生。氣血經脈不通。寒熱交搏。初起刺之。可泄毒血。即汗解之義。至膿之已成。若不取之。聽其自潰。勢必腐爛不堪。不能收口。王氏全生集一書。內惟疔癰可刺。其餘一概不用刀針。譬之河堤之水。壅溢不爲引導。必致決裂潰敗。民物受苦。故凡患外腫而痛者。膿成至七分。即當開取。若至十分十二分。內空必大。甚至現紅紫。潰後。皮與肉難於長合。遷延時日。耗損氣血。是以既已成膿。即宜早開。若有皮白而膿深之症。膿在肉裡。筋骨之間。又不可早開。開之反泄其氣。膿亦難出。必待脹至肉之上。方可用針。其腫而急者。內必是血。愼不可刺。用針之時。全憑手法眼力。開取之法。宜順不宜逆。水性下流。逆則膿兜於下。取口不易。至瘻瘤。惡核。石疽。乳巖。及一切堅硬之症。禁用刀針。

針之立斃。其在頭項以上。尤當愼之。然乳巖一症。近時每照外科正宗施治。用針刺之。揷氷蟾條。此法。悞人非淺。曾見誤針。而反花出血者。不可枚舉。靈樞九針篇。形樂志樂。病生於內。治之以針石。形苦志苦。病生於咽嗌。治之以甘藥。故癰疽可刺。而咽中之症。不可輕刺。更有溺孔緊小之症。至莖外皮包裹馬口。而皮口張小。祇有一線可通。溺出。脹痛難忍。若非用針穿破外皮。則終身疾苦。且不能生育。此又不得不用針之處。故特歷叙。以見刀針之不能不用。而特不可亂用耳。

初起便刺。是謂誅伐無過。莫如準繩金鑑二書。辨之明悉。

湯火傷

湯火傷。忽然而來。爲害最烈。有人被火藥炸傷頭面。腫腐。咽腫氣粗。湯飲難咽。又一婦人。被回祿。遍身幾無完膚。兩臂發黑。呼號不已。醫治罔效。余用雷眞君逐火丹。投二劑俱痊。外治以麻油掃爛處。以陳小粉拍之。即止痛生肌。

雷眞君逐火丹

當歸（四兩）生耆（三兩）茯苓（三兩）大黃（五錢）甘草（五錢）黑荆芥（三錢）黃芩（三錢）防風（一錢）

此方出洞天奧旨。但黃耆固表壅氣。大非所宜。水煎服此方大有意義。當歸爲君。以利血。黃耆爲臣。托其正氣。使火邪不致內攻。茯苓泄肺金之熱。大黃。黃芩。瀉陽明之火。甘草避毒寒痛。荆防使火邪仍從外出。屢用屢驗。分兩不可絲毫增減。至外用之藥。莫過於小粉。且最簡便。較正宗之罌粟膏勝多矣。

湯火所傷。雖由外來。然有傷內不傷內之辨。已爛未爛之分。不傷內者。可免服藥餌。已爛者。宜入拙膿之藥。初傷起泡者。宜針通薄皮。以泄其水。古方所載灰水合麻油調搽。實爲良法。久潰者。宜抹黃連膏。內傷臟腑者。至好以牛萊菔搗汁飲之。蓋萊菔之味辛。其性凉而降。辛能散鬱。凉能清熱。降能使火毒不上升。廉而不潰。賤而易得。乃無出其右之良方也。叔循隨筆

馬氏醫論終

跋

我馬氏世以外科傳家自先叔祖東昇公以來活人頗衆余幼承庭訓鑽研古籍親施手術垂二十年因得窺見一二然未敢著爲專書焉姨夫高德僧先生深明醫理老不廢學雖以內科著名而各科諸症無不旁搜博採勤求不厭錄有江蘇名醫馬培之先生未刊之集因擬付諸醫藥學報囑爲評論翻閱數過知其所論全得之於經驗非世之空疎淺薄者所能窺測其間雖不無泥古之處然白壁微瑕未足爲全書病也研讀之餘略附臆說於後願當世君子賜之糾正則幸甚矣

乙卯長夏叔循馬進善謹跋

代售及印行書目

疫症集說	四册	八角
鼠疫扶微	一册	四角
傷寒表圖序附	一册	四角
傷寒論章節	一册	四角
傷寒方歌	一册	四角
叢桂草堂醫草	二册	三角
喉痧症治要略	一册	五分
雅片煙戒除法	二册	三角
痰症膏丸說明書	一册	一角
醫學會會員課藝	二册	四角
看護學問答初集	一册	一角
吳鞠通醫醫病書	一册	二角
重訂醫醫病書	二册	五角
濕溫時疫治療法	一册	二角
存存齋醫話稿	一册	一角
傷寒第一書	六册	六角
醫方簡義	四册	三角
王孟英四科簡效方	四册	八角
潛齋第一種	二册	二角
新醫宗必讀	一册	三角
重訂廣溫熱論	六册	八角
感証寶筏	八册	一元二
馬培之醫論	一册	二角
一至四十四期醫藥學報		一元六

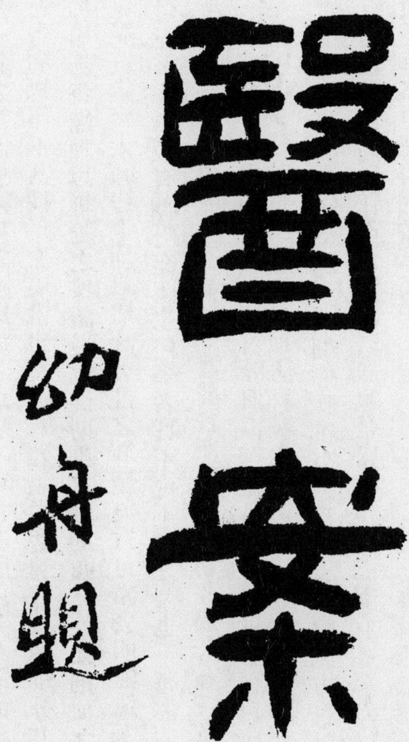
醫案
幼舟題

醫醫病書出版

以下各書紹興醫藥學報發行所均有寄售

醫所以醫病者也醫病者之醫而感醫病之病則病者之病不可言矣所以吳君鞠通將晚年經驗閱歷而有醫醫病書之作也原書向無印本其抄存原稿惜乎體例蕪雜讀者發目曹君炳章分其門類目為四編曰學醫曰病理曰證治曰用藥每條加以經驗之按語其說混則剔之繁則刪之漏則補之且按語比原書更倍其書仍不易一字復經黃[illegible]袁太師鑑定加以眉評其書之真髓與旨可謂發明無遺矣無論病家醫家讀之知醫識藥如入山得徑掘井溯源有志研究衛生醫學者實不可不讀之書也　每部兩厚冊售洋五角

總發行所紹興育新書局上海各埠各大書局均有出售

雅片癮戒除法出現

四明曹炳章著書分四編初編述鴉片流毒中國自唐代至前清末如開戰賠款割地等種種情種種失敗之痛史搜羅無遺二三編述鴉片產地及作用成癮原因害人體現狀作驗嗎啡法及現行戒烟藥嗎啡有無檢查表四編處方有林公至近今中西大名醫及新製戒烟驗方彙錄美備洵羣籍中之渡津寶筏也是書不但戒烟者宜讀欲知亡清致貧致弱致亡之歷史者亦不可不讀　每部兩厚冊定價三角

發賣處縣西橋南首和濟藥局及各書坊

家庭必讀　痰症膏丸說明書出版

曹炳章編述是書精選古今方書至二百餘種皆著名家治痰症試驗之方書分八類一外感痰二氣鬱痰三食積痰四燥療痰五痰塞咽喉六痰迷清竅七痰積胃腸八痰竄膜絡分門別類隨症檢方每一膏一丸先列出於何書及價目次詳效用如何症可用何症應忌三錄方藥知方識藥用有把握四說明以明立方之意用藥之法與病之理是書醫家得之雖遇疑難雜症識此特效之藥可免掣肘之虞即不知醫者得之按圖索驥亦可療治有志研究衛生醫學者不可不家置一編　每冊實洋一角

發行所紹城和濟藥局

社友治驗錄

壽右醫案兩則

支(幼)肺竅於鼻。肺氣不清。致生鼻恙。其名不一。今猝然鼻端紅赤。狀如海棠子。腫痛愈常。並無根脚。由血熱蘊於太陰之絡。兼外風而發也。用自製消瘤散。及前述之唐氏香貝散和勻。用葱用搗爛調敷。另立肺風方治之。酒炒川芎七分。大杏仁去尖打三錢。辛荑七分。九節石菖蒲一錢。玉桔梗一錢。廣鬱金錢半。香白芷五分。苦丁茶一錢。炙紫苑錢半。凈蟬衣去足七分。黑山梔三錢。炒丹皮三錢。引冬桑葉錢半。炒杭菊錢半。此方服一劑後。即腫消赤退而愈。

吳(幼)痰熱得滯而戀。正秋燥之際。即食大辛溫之羊肉。煽動肝風。致見痙厥險象。診脈浮弦數促。苔白質絳。喉中嘆吼。粘痰不出。用化痰疏氣柔肝開竅治之。製膽星七分。竹瀝半夏生枳實磨冲四分。川貝母天竹

社友治驗錄 二

黃一錢同打。炙紫苑一錢半。九節菖蒲七分。川鬱金烏藥片磨沖四分。硃赤苓三錢。紅黑山梔益元散包三錢。大杏仁去尖打三錢。引硃燈心三錢。冬桑葉錢半。姜竹茹錢半。此症素蘊痰熱。又食羊肉糯稻米團而起。爲飲食痙險症。服此方下嚥。即神清熱退身凉而瘳。

吳(幼二診)飲食痙險症。經化痰開竅後。神識大淸。痰逆亦平。言語了了。已能起床步履矣。乃不服藥調理而妄進穀食。雜投果餌。以致熱勢復熾。神糊瘈瘲又見。脈反濡鬱按之數促。苔白膩尖刺。症轉危急。仿食復例用梔子豉法。炒香豉二錢。姜山梔三錢。川貝母三錢。天竹黃一錢同打。蘇子梗各研錢半。焦枳實三錢。細菖蒲七分。姜汁括蔞仁打三錢。硃赤苓三錢。竹半夏二錢。大連翹三錢。川鬱金錢半。益元散荷葉包刺孔四錢。引姜竹茹錢半。白蔻仁後入五分。此症余思必有數日週折。孰知服藥後。寒熱即止。大便卽更。轉爲日瘧。又服一劑而愈。

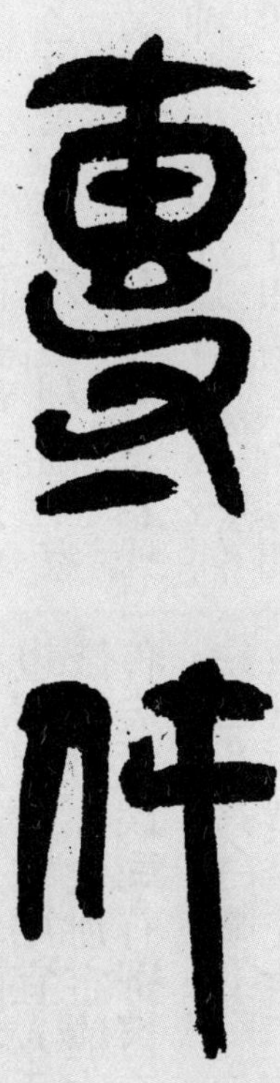

第七章　分會支會

第一節　分會支會之權利義務

第五十六條　各支會隸於各分會各分會有組織本部之權利

第五十七條　各支會隸於各分會各分會有監督本部之義務

第五十八條　各分支會會章得由各分支會參照各地情形自行規定各分會則咨送本會註册各支會則咨送各分會註册但不得與本會宗旨抵觸

第五十九條　分會支會會員與本會會員享有同等之權利

第六十條　各支會須將該支會會員名册抄送各分會各分會會員名册抄送本會備查每年一次

第六十一條　各分會隸於本會所有圖記由本會刊發各支會由各分會刊發

第六十二條　各分會對於本會有調查報告之責本會辦法及重大事件亦應隨時通告各分會由各分會轉告各支會以使聯絡一氣

第六十三條　各分會對於本會有隨時建議之責

第六十四條　各分會支會經費自行籌措惟有特別緊要事情本會得酌量協助

第六十五條　各分會支會須與本會守同一之宗旨及規則厲行本會會務

第六十六條　各分會應以常年捐十分之二繳交本會作爲本會公積之費

第六十七條　各分會應將會員證書費二角以一角繳交本會爲發給證書之工本入會費留存分會爲基本金

第八章　附則

第六十八條　本會會章倘有未盡之處得於大會時修正但得評議員三分以上同意亦可修正之

管理葯商章程

第一條 凡藥店賣藥行商製藥者均謂之藥商除遵守普通營業各項之規定外應遵本章程辦理

第二條 藥店指開設一定之店鋪售賣中藥或西藥者而言賣藥行商指販運中西藥品向中西藥店躉售及沿途零售者而言製藥者指以化學將中西各藥原料製成純粹之品或以中西藥品配成丸散膏丹及藥餅藥膠藥水等品者而言

第三條 凡為藥商者須開具姓名年齡住址及營業之牌號地點稟經官廳註册給予執照始准營業(執照式樣如左略)

第四條 官廳於註册後發給執照時得酌收二元以內之領照費 在本章程頒布之前業經領有執照者應將舊照繳驗另換新照繳納半費其未領執照限於本規則頒布後三十日內稟請補領

第五條 藥店之營中藥業者所用店夥須熟習藥性其營西藥業者則須聘有藥劑士 中藥店之店夥多寡隨宜雇用西藥店之藥劑士每店至少須有一人

第六條 西藥店之藥劑士須具有左列資格之一始能充當 一曾在本國或外國藥學校或醫學畢業領有文憑者 二有藥學經驗稟經官廳考試給以證明書者 三曾在官立公立私立醫院管理配藥事宜繼續三年以上者 四曾在藥店練習配藥事宜繼續五年以上者前列一二兩項資格經官廳查驗後給予及格證書其三四兩項資格官廳認為必要時得酌予考試再行核給證書(證書式樣略)

第七條 自本章程頒行之日起凡為藥商營業者除遵照本章程第三條之規定稟報外中藥店須開具店夥數目西藥店須將藥劑士姓名履歷及及格證書稟報官廳核准備案

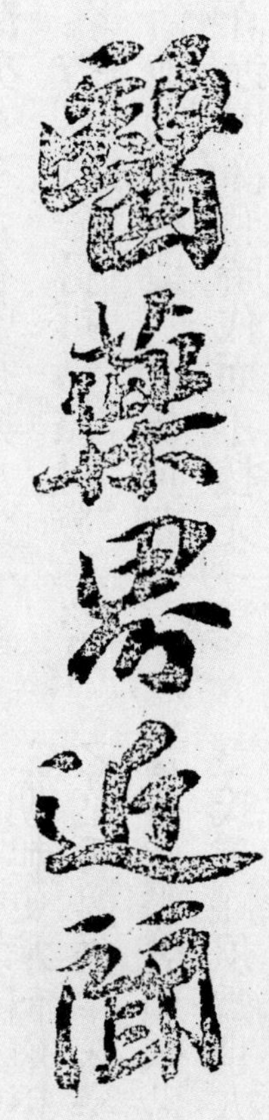
醫藥界近聞

請禁嗎啡之通電

萬國改良會致各省電云各省將軍巡按使暨各都統鑒鴉片毒害人人知之鴉片精曰嗎啡其毒更烈敝會迭接中外報告東三省鐵路極暢南方各省時有發現因嗎啡質白如粉易於私運獲利不啻倍蓰昨接英國禁烟會函稱哀典伯城年出嗎啡一萬數百兩多半運銷日本轉售中國此物一經上癮不能擺脫除死方休請貴省轉飭所屬嚴行搜查一面電達中央速訂此項嗎啡律法甯過於嚴不失於寬諸公痌瘝在懷視民如傷務速預防爲禱丁義華感

總統注重國學

政界消息大總統以教育人材之法固以日新爲要然於舊有國學亦不應遂以時勢所趨久而逐漸廢棄此意前雖屢次交由教育部設法辦理無如近來默察風氣之日下殊與保存固有之國粹精神有乖是以日前大總統特飭政事堂將各方面前後所上之維持舊學條陳一律檢呈親加披閱聞所採取者惟係關於正人心以

端學術之條陳共二十餘件採其內容爲康南海樊樊山黃開文等所上之國語國學讀經正音者十二件各省巡按使所上之維持國學意見凡五件耆紳丁澤周所上於敎育統系內宜立即倡興醫學之辦法一件各方面對於留學各生皆宜以國學爲根底之條陳四件日內卽統交敎育部擇要實行云

前敎育總長汪重西學廢棄國粹滬上總會請願維持學部尙無切實辦法而江西警廳取締之酷令已出今日大總統注重國學未知新任張一麐總長有厘定中醫國學之實行否

取締藥商章程之出現（見本報專件中）

內務部近以各國在海牙會訂禁煙公約凡屬生熟雅片及嗎啡高根安洛因等品之禁止限制辦法莫不訂有專條俾資共守又爲鼓勵緝私起見復訂有烟案罰金提成充賞及查獲罌粟種子給賞各辦法是則關於鴉片嗎啡等品之法律章程大致已臻周備惟於藥用鴉片嗎啡等品法律既不之禁不有章程以資限制藥商究

靡所遵循茲由內務部特訂管理藥商章程一種共三十條凡藥店賣藥行商及製藥者悉在取締之列其中於藥商之註册領照暨毒劇藥品之製造貯藏販賣靡不縷析條分詳爲規定又以鴉片嗎啡等物雖爲毒劇藥之一種若竟晐之於毒劇約中弗爲分別取締恐藥商不加注意煙禁或因之而弛因於管理藥商章程之外復訂限制藥用雅片嗎啡等品章程一種共十三條凡藥商之販賣此類藥品者除遵守管理藥商章程外並應遵守項章程之規定以期周妥云

怪胎誌異

諸曁楓橋鎮附近之石硎地方有鄉民黃某其妻懷孕一年腹部異常澎漲至前日始行分娩產出藍色皮胞三枚逐一剖視則三小嬰孩其身其面各作一色一紅一黑一白與尋常赤子逈不相同現僅留其白者豢養家中而其餘則寄乳鄰村均已夭亡然一胎三孩其色各別是亦怪胎之一種因誌之以供醫學家之研究焉

演說德國醫術之進步

寰球中國學生會江逢治君於前晚八時演說德國戰時醫事情形先由楊德鈞君推舉朱少屛君爲主席介紹後遂請江君登壇演講略謂德國醫術經德政府極力提倡進步甚速此次戰鬭各種專門醫學家皆從事戰場大抵於三萬人之中設醫院一醫生五看護者數十人院中容病人約五六百人惟近來每次交鋒砲彈交飛必三四日方止故誤觸者不少凡爲炮火所傷難治者爲頭腦與肚腹餘如脛斷骨折亦可得痊此醫術進步之實效云云詞畢復經朱少屛君道謝並報告下星期四晚八時本會有交誼大會願諸君屆時蒞臨同襄盛舉遂宣告散會

按摩醫術之傳授

揚州丁鳳山君夙精按摩術光復後到滬行道名噪一時杭州錢硯堂君見丁君迭次治愈親戚各病驚爲仙技遂委贄於丁君之門迄今三年已盡得丁君傳授錢君現設醫室於新醫前晉康里三弄聞已門庭若市按摩術爲吾國最古之學現錢君既得傳於丁君想更當有以傳於他人而廣大之

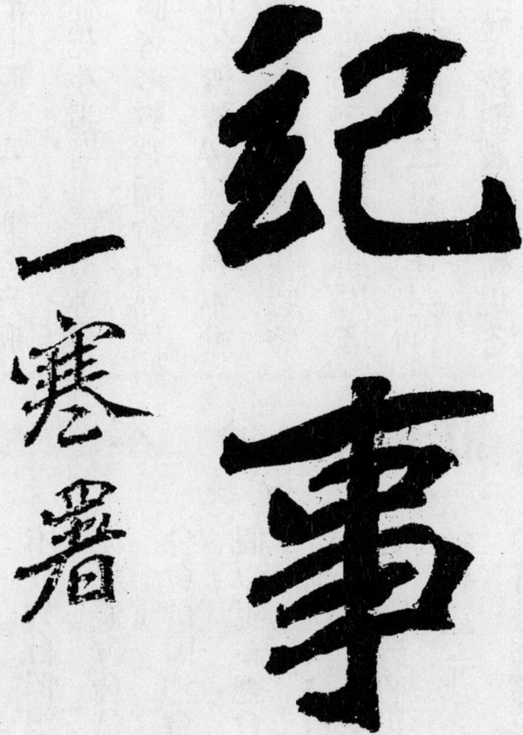
記事
一寒署

本社特告

自四十七四十八兩期合刊將吳鞠通先生遺著一次登畢後各處閱者多數來函命古籍選刊門中各遺著援例速刊本社徇其要求此次出版之報特將五十一五十二合刊兩期馬培之徵君醫論先已如數登完再將各遺著按期設法照辦以答閱者諸君之厚意維有未付報資者應請從速惠寄共相維持爲幸代派報資亦望耗爲收寄

本分會啟事

本分會自照總會章程改組凡從前醫會會員及新由介紹入會會員因總會証書未到均皆假定現在總會巳將會員證書寄到新舊會員除巳塡給外尚有未繳到證書費(二角)與常年費(一元)之會員　諸君請函寄香橋孫康候君會計員處當於次日即由會長胡瀛嶠君將証書寄上毋誤特此奉告

記總會囑派代表赴會之來函

陰歷十月十五日總會照章更選任事職員特開大會先於數日致函分會請派代表赴會分會接得來函錄下

敬啓者本會成立瞬屆兩週深賴四方同志熱忱奮發各地組織分支會次第克底於成簽名入會者日衆至深欣幸惟本會財力未充致進步孔緩學校醫院雖經規畫而此後建設之力還仗　衆擎之力現屆任事各員一年期滿自應照章更選茲訂於陰歷十月十五日特開大會選舉正副會長及職事各員務祈　貴會選派代表來申　蒞臨會場照章投票選舉事關職權請勿放棄另附議案徵求公意伏冀發抒　高見督促進行醫藥前途尤爲厚幸

議案

一籌募建築學堂醫院經費議案

一提議由各分會支會各舉辦事能員駐會辦事議案

本分會紀事 一三

一籌措總會常年經費議案

一籌辦編輯各種講義教科書議案

一提議厘定中醫醫藥專門學校課程呈請政府採擇准予立案開辦議案

一提議各分支會補助報社經費議案

一聯絡各分支會創辦模範製藥議案

一推廣各省各縣設立支會議案

本分會致總會推定代表函

陰歷十月一日評議部公推胡君瀛嶠代表赴申備函如左

(上略)茲奉召翰備悉種切委舉代表赴會分會遵已公推胡君瀛嶠趨前特此備函奉聞另附下議案八件經分會評議部決定贊成積極進行惟事關全部應俟大會時由各地分會再爲公决倘有他事應商均由胡君全權代表(下略)

紹興醫藥學報社

刊行

醫藥叢書二

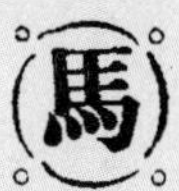

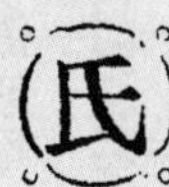

江蘇
馬培之徵君
遺著

會稽馬叔循君評閱
越醫高德僧君校勘

本報下期要目預告

論文●解決徐包二君所答之傷寒談・・・（常熟張汝偉）延胡不獨治心痛辨・・・（王以鈞）內傷外感驗舌異同中西會參說・・・（鴛湖徐石生）葉香巖先生之治暑濕用溫[illegible]辨・・・（王以鈞）創立醫校宜編纂教科論・・・（周小農）脾約證贅言・・・（周小農）醫說・・・（王壽芝）夏秋濕熱交蒸邪藉膜原寒熱起伏似瘧非瘧究竟膜原為何物諸書並無定論試論之・・・（周小農）論孕產之理由・・・（孫柏盦）知覺運動從何而生論・・・（祖蔭投稿）

學說●通俗婦科學・・・二（周越銘）三消症論治并方義・・・（香巖王普耀鑒定都敬齋許佩齋合參）問水腫鼓脹以何為別水腫亦有兼脹者脹亦有兼水腫者其中表裏陰陽如何分辨如何用方・・・（周小農）問傷寒證中有所謂赤膈傷寒黃耳傷寒者試詳究其見證治法・・・（周小農）無毒藥與有毒藥之研究・・・（高潔儒）

古籍選刊●囊秘喉書・・・二（楊龍九著王士翹編張汝偉評點增錄）通俗傷寒論・・・三（俞根初原著何廉臣校勘）

醫案●社友治驗錄▲驟吐狂血・・・（蘇東竹餘祥診）產後小便出糞・・・（蘇東竹芷熙診）

雜著●王孟英傳・・・（周小農）釋子嗣・・・（張汝偉）

凡有遠處寄稿再於臨印時增入

丙辰年一月一號出版
第五十三期

紹興醫藥學報

神州醫藥會紹興分會發行

本期之目錄

外埠代派處

山西○鐘樓底 閱報社
奉天○開原縣 濟生藥房
江蘇○常熟 張汝偉君
江西○九江 郭肖貽君
福建○連江縣 林又愚君
江蘇○松江 查貢甫君
浙江○處州 何夢君
安徽○歙縣 胡天中君
湖北○蘭陵街 圖書館閱報社
雲南○ 共和滇報社
廣西○桂林 黎蕭笙君
北京○北城 王文璞君
安徽○蕪湖 穆春甫君
江蘇○盛澤 王鏡泉君
廣東○汕頭 楊源孫君
江蘇○無錫 周小農君
浙江○台州 羅煒彤君
廣東○潮州 曾師仲君
福建○泉城 張鳴謙君

湖南○章德 沅湘日報社
江蘇○吳縣 陳膺先君
浙江○甯波 徐友丞君
福建○福州 蕭良女君
浙江○餘姚 康明齋
江蘇○揚州 吳傑三君
江蘇○上海 神州醫藥總會
廣東○廣州 余翰垣君
浙江○嘉興 春和堂
江蘇○上海 謝恩周君
浙江○杭州 李雲年君
浙江○百官 壽明齋
浙江○杭州 大原施醫局
四川○ 李國珍君
河南○前營門 閱報社
江蘇○鎮江 袁桂笙君
吉林○ 吉長日報社
黑龍江○南城 閱報社
陝西○西安 秦中公報社

本邑代派處

漓渚○張若霞君
馬山○高德僧君
安昌○嚴繼春君
斗安○壽明齋
昌安○嚴紹岐君
城中○和濟藥局
城中○教育館
西郭○陳柏麓君
馬安○朱和年君
東關○錢柏初君
靈鵝○魏芳齋君
城中○育新書局
城中○滋潤堂
城中○明達書莊
樊江○吳詠棠君
東浦○許東山君
城中○裘氏醫廬
嘯唫○陳定山君
平水○施滙康君
陽嘉隆王性之君

恭賀新禧

神州醫藥總會紹興分會

紹興醫藥學報社編輯發行部

同人鞠躬

本社特別誌感

本報因鑒於報資之不易收淸。及曾經受此影響。故定章不拘本外埠。必須先惠報資。至預定十二期減作一圓者。更應預付。方符預定之名義。嗣爲推廣起見。並荷來函委寄諸公。多爲負名熱心之同志。因之見函即寄之報。亦有多份。本社尤加極力圖進。十二期之報。行將出竣。正以欠資者因數甚區區。不在心意。致有未蒙見惠。而社中積少成多。頗礙進行爲慮。迺近荷閱者暨各地代派諸公。將報資絡繹惠寄。其共相扶持之心。令人欽佩不已。本社無以酬答。維有將諸公芳名彙編成帙。刊列於第五十六期（今年十二期）報端。以彰盛德而誌銘感。尚有一二未惠者。還祈速惠。寄帶以郵匯最便。郵票亦可代用。

醫醫病書出版

以下各書紹興醫藥學報發行所均有寄售

醫所以[illegible]病者也醫病者之醫而感醫病之病則病者之病不可言矣所以吳君鞠通將[illegible]醫醫病書之作也[illegible]向無印本其抄存原稿惜乎體例紛雜讀者瞀目曹君炳章分[illegible]病理曰論治曰用藥每條加以經驗之按語吳說泥則剔之微則顯之罅漏則補之且[illegible]書仍不易一字復經費養莊太師鑑定加以眉評吳書之旨趣與旨可謂發明無遺矣無論病家醫家[illegible]之知醫識藥如入山得徑掘井逢源有心研究衛生醫學者實不可不讀之書也　每部兩厚册售洋五角

總發行所紹興育新書局上海各埠各大書局均有出售

雅片癮戒除法出現

四明曹炳章著書分四編初編述鴉片流毒中國自唐代至前清末如開戰賠款割地與種種前清種種失敗之痛史搜羅無遺二三編述鴉片產地及作用成癮原因害人體現狀化驗嗎啡法及現行戒烟藥嗎啡有無檢查表四編處方自林公至近今中西大名醫及新製戒烟驗方彙錄美備滿載[illegible]中之渡津寶筏也是書不但戒烟者宜讀欲知亡種致貧致弱致亡之歷史者亦不可不讀　每部兩厚册定價三角

發賣處縣西橋南首和濟藥局及各書坊

家庭必讀痰症膏丸說明書出版

曹炳章編述其書搜[illegible]古今方書至二百餘種皆諸名家治痰症試驗之方書分[illegible]類一外感痰二氣鬱痰三食積痰四勞瘵痰五痰[illegible]咽喉六痰迷清竅七痰積胃腸八痰貫膜絡分門別類隨症檢方每一膏一丸先列出於何書及價目次詳效用如何症可用何症應忌二錄方藥知方識藥用有把握四說明以明立方之意用藥之法愈病之理是書醫家得之習疑難雜症識其特效之藥可資[illegible]附之版即不知醫者得之按圖索驥亦可採治自[illegible]研究衛生醫學者不可不家置一編　每册實洋一角

發行所紹城和濟藥局

3

廉價劵

陽歷一月終爲限

今寄上銀　元　角　分　繳連
郵費一成在內至希查收即祈照下開單中
發書郵寄　省　地　君收
計開

紹興醫藥學報社照　月　日託

本社爲流通醫藥書籍起見◎將紹興出版各書廣爲推銷◎次第又擬調查他處出版◎而未銷行者設法紹介◎俾一隅之書◎得以四處流通◎可保不致湮沒◎茲荷各地購者來函◎要求折扣◎特定廉價劵如右◎凡照下列各項之一者◎但請截下該劵◎塡明連銀（以五釐至三分郵票代用一百零五分作一元）寄下◎即當照奉◎

一投稿於本社曾經登載者　一擔任代派本報及書籍分售處者
一購閱本報全年已經付資者　一獨購一種上十份或各種全購一份者

本分會啟事

本分會自照總會章程改組凡從前醫會會員及新由介紹入會會員因總會証書未到均皆假定現在總會已將會員證書寄到新舊會員除巳塡給外尙有未繳到證書費(二角)與常年費(一元)之會員　諸君請徑寄香橋孫康候君會計員處當於次日即由會長胡瀛嶠君將証書寄上毋誤特此奉告

誌謝一

社友曹君炳章以吳鞠通先生醫醫病書重加訂正付諸石印得該局酬答五十部蒙曹君如數移贈社中表彰遺著扶助公團曹君一舉而兼備焉爰誌於此以鳴謝悃

誌謝二

寶山朱君阜山惠視察學務報告書一冊湖南沅湘日報社惠沅湘日報全　份合誌鳴謝

關氏精選集驗良方	二冊	四角
疫症集說	四冊	八角
鼠疫抉微	一冊	四角
傷寒表圖序附	一冊	四角
傷寒論章節	一冊	四角
傷寒方歌	一冊	四角
叢桂草堂醫草	二冊	三角
喉痧症治要略	一冊	五分
雅片煙戒除法	二冊	三角
痰症膏丸說明書	一冊	一角
醫學會會員課藝	二冊	四角
看護學問答初集	一冊	一角
吳鞠通醫醫病書	一冊	二角
理瀹駢文摘要	二冊	四角
重訂醫醫病書	二冊	五角
濕溫時疫治療法	一冊	二角
存存齋醫話稿	一冊	一角
傷寒第一書	六冊	六角
醫方簡義	四冊	三角
王孟英四科簡效方	四冊	八角
潛齋第一種	二冊	二角
新醫宗必讀	一冊	三角
重訂廣溫熱論	六冊	八角
感証寶筏	八冊	一元
馬培之醫論	一冊	二角
一至四十四期醫藥學報		一元六

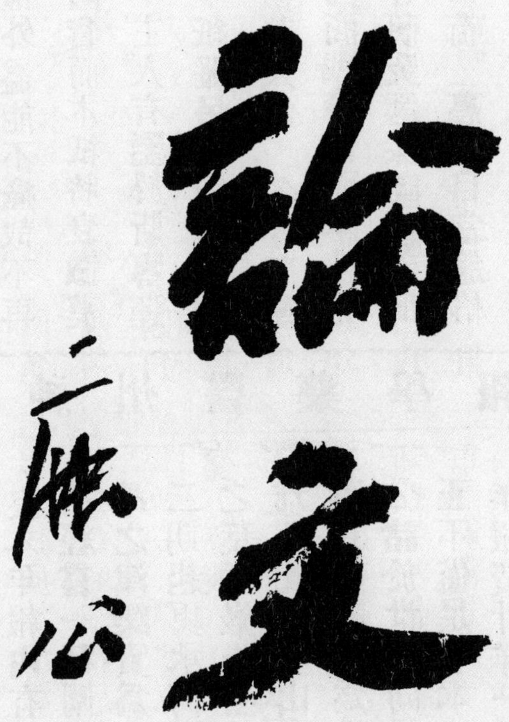
論文

解決徐包二君所答之傷寒談

常熟張汝偉

僕前在神州醫報質問傷寒脈浮滑。表有熱裏有寒。白虎湯主之一條。蒙徐君進塘包君識生。先後惠答。無任榮幸。但是二君所見略同。立論則異。仍不能使後人有所遵循。蒙誦讀之餘。撫肱深思。反覆研究。乃得恍然大悟。如醉初醒。如夢始覺。且喜仲景此條。得此一晰。庶幾可以闡明剖白。使天下萬世之研究傷寒者。可以無疑矣。蓋仲景先師漢人也。漢人之文義古奧。若以今時之文義解之。必不可得。若裡果有寒。白虎湯之決不可用。不必爲醫者知之矣。若此寒字果以叔和編次之誤歟。則歷魏晉唐宋元明以及前清數千年之久。豈無一人指其誤而歸於至當者乎。鄙見以爲暍字痰字寒熱倒置諸說。皆是糟粕之辭。固也。而徐君之謂熱字。是則是而未能窮其竟。包君之謂寒字。合則合而未能探其源。蓋漢之文義簡而賅。此寒字爲本受之寒邪也。及至寒邪化熱。透至於表。則表有熱固易明。解而裡有寒。是寒之質已化爲熱。是裡亦熱矣。不曰裡有熱而曰裏有寒。即漢文之簡賅處也。誠以裏之熱是寒之所化曰寒者言其本也況內經曰凡傷於寒者皆爲熱病卽指此也陳修園亦釋之此爲表有標熱裡有本寒本寒者言其本質是寒也今脈已見浮滑浮爲表熱滑爲裡熱可知本寒已爲熱而見脈滑也故用白虎湯金匱退熱內外肅清而愈矣薛生白亦云此表有熱裡有寒言表之熱寒之用裡之寒熱之體言熱病本於寒寒既病而爲熱矣則體用皆熱也其說精明透確可謂先得我心故蒙爲此寒字決無誤而解當作已化熱之寒解如是則於經文無疑誤之患而於論傷寒者亦有益也蒙故謂徐包二君立論雖異而所見則略同也未知二先生以爲何如未知海內外之精於傷寒者以爲何如若夫引經據典二先生已詳言之茲不復贅

內傷外感驗舌異同中西合參說

蕎湖徐石生

察病之要無踰望、聞、問、切審症之因不越內傷外感夫望爲首要切居殿後故內經明堂篇條分縷晰近考西書闡發解剖全體之功用目力所不逮者繼之以顯微鏡視其病原菌之所在然後施治投劑輒應較之中法敏捷而效速惟近世中醫僅知診脈而不究望色也特爲醫界增一最顯之模範取西哲之實驗復古聖之遺規要在驗舌苔之黃白燥潤察津液之有無乾澤以別內傷外感假如黃厚乾濁者爲實可用滔胸瀉心之法若黃白夾灰白者爲虛治以橘蔻杏桔之方黃厚燥烈者爲實宜急下之若黃薄而光滑者爲虛切勿攻下絳而乾者熱傳營也亟清潤之絳而鮮者熱入心胞也宜涼泄之若轉黑燥而多芒刺腸胃結有燥糞宜急下之或黑如煙煤而光滑者又爲寒凝於下也若白而薄者風寒初候也白而黃膩濕熱內蘊也又有舌前雖燥舌根厚白者乃痰飲夾濕也苔雖黃黑稍薄而無地質者腎陰虛也昔賢爲舌苔有地質與無地質乃內傷外感一大關鍵也然必明其部位部位者臟腑之苗竅也臟腑受病必呈露於苗竅驗舌苔所現之部位可以知病在何臟腑也若夫舌根屬腎命門大腸附焉舌心左屬胃右屬脾舌前面中央主乎肺舌尖屬心胞絡小腸附焉舌邊左屬肝右屬膽而舌尖統屬上焦舌中統屬中焦舌根統屬下焦若白薄而寒邪初感白而黃膩已漸入裏外感內傷辨在幾微豈容混淆而不細加

研究。以誤人哉。或謂舌苔白而浮滑且薄。刮之旋生者。太陽表症也。白而嫩滑。刮之明淨者。內傷虛寒也。白厚粉濕滑膩。刮之稍淨。而又積如鋪粉裹水狀者。內傷寒濕也。白苔粗澀。有朱點鮮紋者。其人陰液素虧。或誤服辛溫所致。若黃苔乾膠焦燥。全舌布滿。刮之不淨者。裏熱實結也。或苔黑如烟煤。乾而燥烈。乃火勢上炎。其人津液已涸極也。至於或黃或絳。或灰或藍者。皆黃白二苔之變化也。況舌無皮顯而易見脈有皮隱而難明驗舌辨證爲至捷之法也有詰者曰古書有杜清碧金鏡錄張誕先舌鑑可謂詳且晰矣子何不憚煩而重述之余應曰前醫雖有發明每拘執五色以配五行統而論之後學殊難領悟故不揣鄙陋特將家傳部位參以曆年臨證心得闡明生理之實驗以補古書之不逮焉

醫說

黟縣王壽芝未定草

中國醫術傳自黃農由理想而參以實驗歷數千年哲人碩士研究發明始有今日之錦觀雖其間不無缺點亦時世遷移空氣變更疾病雖出古無今有新方鮮效至

今人之不古若而崇尙西術者一概抹煞然以中較西學術上各有見長見短之處是賴溝通而融會之庶無偏執遺害如冬溫春溫治法與傷寒大別天士闡通分營衛三焦用藥有次序不能絲毫紊亂投之如桴鼓相應而西醫則目爲傳染腸窒扶斯發熱用冰袋淸熱單簡藥味不辨人體陰陽虛實一例用其方其法畫舟求劍膠柱鼓瑟呆方死法故西醫學校有年限畢業試觀吾仲聖傷寒金匱一字一句何等活潑皓首從經而不得其要領者比比皆是西醫則無人不可學醫畢業出校則可懸壺濟人矣最不可解者內傷外感血液枯涸之時西醫囑病家吃雞鴨汁牛乳病重胃弱病惡胃呆之時投以滋稠之補液堵塞胃膜滯其運化助其餘邪其不喪病人一綫之生機也幾希竟未問有人指摘其謬妄不亦可怪之甚耶若外科一切手術消毒生肌計日可痊徵菌空氣由外而襲中醫鮮知預防以致潰濃纏綿失人信仰藥品中醫以樹皮草荄金石各生質爲基本藥店庋藏不愼蟲蝕黴敗醫生用此爲起死回生亦猶緣木求魚之意加以炮製粗率較之西醫提液存精瓶盛標封便

醫利用相形之下其優勝劣敗無待著定而龜卜也西藥普通消毒藥品如石炭酸甘汞和以蒸水臨時可用較之吾國解毒品必用鑪煎水煑其工夫亦不可以道里計願醫界諸君子將西醫之病理生理及解剖注射各手術細心參考或設校傳授復將中藥之良方配成散劑液劑應社會之求不僅挽回利權之一端是賴醫藥界合力而進行焉

知覺運動從何而生論

祖蔭投稿

西醫爲知覺運動全主腦筋又謂腦髓筋分走臟腑周身知覺運動均出於腦氣筋惟是腦傳令至諸機體者曰運動腦線反至自各機體傳感覺至腦者曰知覺腦綫言其形質似亦詳晰然究其是何物生化猶未精當也夫腎主骨腎系貫脊通於脊髓腎精足使入脊而化髓上循入腦而爲腦髓蓋髓者精氣之所會也髓足能供五臟六腑之驅使故知覺運動無不爽健西醫言腦髓筋通達臟腑肢體而後能司知覺運動惟知腦線之作用而已又云腦髓與身體同長體强而腦力亦盛混含數語

蓋仍不知自何生化也所以習西醫者無治髓之藥也夫背脊一路髓筋即由髓入於腦之路也內經言腎藏精精生髓然究其生化則腎系貫脊而生脊髓由脊髓上而入腦而爲腦髓是腦斷非生髓之所乃聚髓之所耳譬如海多水海爲百川所會之水故腦有髓海之名西醫以腦主知覺運動心主生血藏血蓋未知腦爲心之所用也此西學之遜可知

論半產之理由

孫柏齋

夫妊娠日月未足胎氣未全而產者皆謂之半產也考其原因皆由元氣虛損不能榮養乎胎之害也或云半產多在三五七月而少在二四六八月者此何故哉臟陰而腑陽也三月屬心五月屬脾七月屬肺當在五臟之脉陰常易虧故多墮耳二月屬膽四月屬三焦六月屬胃八月屬大腸當在六腑之脉陽常較勝故少墮耳夫近世俗醫往往以體熱火重之故也每用涼濇之藥一味强止經雖止而胎不能長成爲害非小可不戒哉余曰治半產者必須先知何臟何腑之虧損而補其不足庶可

免半產之害矣。

釋子嗣

張汝偉

世人每以子嗣爲艱。往往徧嘗溫補寒凉壯火强陽之劑。而無效。又廣蓄姬妾秘精助戰。而仍無效。竟或以之而夭亡以之而絕祀甚可憫也偶閱案頭小說見袁簡齋述方望溪先生趣語一則。頗足以爲當世艱子嗣者鑒。爰節錄之男女搆精萬物化生。此處有人欲。而無天理。今人年過四十便有爲祖宗係血統意將天理攙入人欲中。不特慾心不熾難以成胎而且以人奪天遂爲造物所忌子不見牛羊犬豕乎其交也如發弩機之射一發一中百發百中是禽獸無生子之心爲陰陽所鼓盪行乎其所不得不行止乎其所不得不止遂生乎其所不得不生人能如是又何患子嗣之艱乎

脾約證贅言

周小農

脾氣燥澀。約束津液。不得四布。但輸膀胱。小便數、大便難者。名曰脾約仲聖以枳樸、

大黃瀉陽明之實滿杏芍麻仁益太陰之營液斯爲脾約正當治法其發會適在胃氣強三字也擴而言之實閟則有胃熱便堅濕鬱熱蘊氣滯腸痺火腑秘結等之分別虛秘則有脾虛不運胃虛而秘至陰枯潤血燥風火陽衰風秘陽枯陰凝等之異治病機不一毫厘千里觸類而引伸之慎思而明辨之虛實兩途在臨証者審治而已。

葉香巖先生之治暑濕用溫補解

王以鈞

至今日而議中暍之治即清暑益氣拘謹之輩猶重之畏之不敢下筆矧復萃溫熱擬峻補參朮烏附之儔競進之而不顧得毋倒行逆施師解醒以酒之故智歟不知亢則害承乃制因物付物有故無殞古之人固行之者蓋香巖之治某暑濕也鑒前醫之攻奪過劑致陽虛腫脹改予參朮烏附等七味後之學者以盛名之下未敢輕議然余匿所自出而徒舉此症之治之藥歷詢當世非唯唯否否即相顧色駭甚或拍案大呼而議此爲不根之誑語者余於是益信先生而爲前清一代之良工也夫

非常之原。黎民所懼。故賢者之吏。醴不肖者拘焉。羣言淆亂。衷於聖。請舉內經之遺訓明之。至眞要篇之論、六氣以熱化、於天寒反勝、治以甘溫佐以苦酸辛而陰陽應象言形不足者溫之以氣。標本病傳。又爲有其在標而求之於本。執古之道。馭今之有。斯疾也。雖傷於暑濕而誅伐太過。至陽虛腫脹。可謂寒反勝之矣。先生治之。予參朮並烏附。非甘溫歟。甘溫之不足。益以木瓜以厚朴以廣皮益智。非苦酸辛歟。若因肢冷溏泄之變而進峻熱。固溫之以氣之術。置青蒿鼈甲之滋陰。而用理中加減以扶陽。又在標而求之本之深意也。寢食既深。得心應手。由是觀之。昔人之謂先生根據內經。而成一代醫宗者。殆非虛語。昔高士宗舉暑、濕、入臟、之治。以爲腎氣既虧內脫而死。參耆桂附。庶可療之。而洄溪醫案。遇某之病此。亡陽。予以古霹靂散。患者恍惚之中。見一黑人。雷震遂蘇。異事流傳。膾炙人口。以先生之此方校之。抑何閉戶造車。出門合轍。英雄所見之。弗差累黍也。而孤陋寡聞之士。猶有談虎色變者。蓋乎日之畏首畏尾。鰓鰓過慮。藿香六一之成方。而涼水瓜衣之佐使。其幸也。貪天之功

以爲己力非然者藥味平平未甚爲人所注意自爲謀也固盡然矣庸詎知夫膽識兼備之先正拔本塞源出人意表有若此也哉

附記

旱當暑舟熱當思裘劉誠意爲儆戒無虞言之然醫之爲道何獨不然夫香巖之治尙矣而成人有德小子有造近經一事亦此案之反證也鄙人自十月一號起忽患伏暑遍體酸痛幾難轉側呻吟一二日下瘀數升四肢拘攣始覺稍瘥然尙未能動作也胡君寶臣至以爲熱入厥陰經脈壅滯因勢利導莫妙乎大黃桃仁如其言星期未屆疾已瘳矣當是時也苟泥老生之常談縱知瘀之當去而嫌此峻劑必棄置不服另用瓜絡荷梗之類以治之如水投石日積月久旦夕之間豈能自已因是而仰籲聖訓知熱入血室而主柴胡少腹結急而予桃核承氣大書特書詔示後世非謾筆也夫暑濕之苦夫難已者以症雖熱而氣多虛英雄無用武之地耳然一遇血瘀尙堪蕩滌之以爲治夫蕩滌之堪以爲治豈如內經之所云勞者溫之值此虛症

轉慮增病而致劇哉由此言之先生之方如矢之破的雖扁盧復起不能易也決矣

創立醫校宜慎編教科書論

周小農

習尙也者起於至微而終至於不可御也自教育部揭櫫專宗歐學蔑棄國粹之科中醫中藥遂處飄搖𩗗颻之秋一時崇西之髦不究中西氣體之異同倡爲中學繁雜無要之說聱書妄辨掊擊不遺餘力在上者過抑秘偃不令張王江西警廳遂承旨酷令取締推助有資積毀爍金一業異營幾成水火外藥遂利用之以相攙敓性之所徧有令天下之舌盡效彼所嗜之勢又以中藥未經化分煎煑需時遂有樂西藥之便利而間嘗試用者故天下事物相需殷者有時或相遇轉疏良有以也全國名彥悚然懼之共結團體入京請願元首雖批准不廢然各省學校未立基礎未定蒙謂成務雖均機速爲上創立醫校固刻不容緩而編定醫學教科等書尤宜愼重將事即以內難而論隱奧難明僞舛莫分之處甚多歷來前賢過於信古執舊沿襲承訛遂舜空穴來風之漸不免泥古者愚之識今宜以舊學爲主新學爲輔避勦說

蘄易行異議。各有依據。擇較長之說主之。通其所可通者。其不通者置之闕疑。庶定顯豁之書。舉要切用。人人可解。務令固有學理不與西說牴觸。東文膚淺支離不足恃。則以德美之學說輔之。別探奧窔。自關機械。期於會通。爲程金匱傷寒脈理藥學衛生各科講義。一循此例。蘄望將來各省醫校大興。人材輩出。一洗從前學說不一之弊。神州國學足以保存。即各省中藥亦推行盡利矣。

延胡不獨治心痛辨

王以鈞

心痛欲死。急覓延胡。雷氏炮製論之創爲此說。後之方家奉爲枕秘。且以爲該藥之能事止此矣。然余稽之古訓。參之目擊。知主治之實庶且多。而世醫不察。人云亦云。止痛以外。一切抹殺。爲可惜也。夫延胡之能治不獨心痛。瀕湖李氏已慨乎言之。惜其寥寥數言。引而不發。而晚近涉獵之輩。又復過目即忘。不加推擴。習俗相沿。殊難索解。然亦知騏驥馳騁。導吾先路。凡前修之含意未伸。均後起者之所當孜孜矻矻而拾遺補闕乎。管窺之見。以爲心痛所需。飫聞厭見。夫人知之。儘可付之不必深論。

其未能默爾而息者。則治痁治痢。治吐衂。世醫之未盡知也。治喘。治痺。治癃閉。又時俗之莫或注意也。譬空谷之幽蘭。誰聞風而欣賞。有千慮一得之智者。興言及此。詎能無辨。嘗見世之治癃閉者矣。予之六一而未效。益之二术而無功。一切利濕之藥。雖然並進。而水道之不通。固自若也。有識者哀之曰。此肝熱太甚。厥氣上升所致耳。以是藥爲君。而加苦楝。暨白微車前鼈甲及五淋湯之類而進之。覆杯而臥。若決江河。嗣是厥後。肺之熱兼瀉白。心之熱兼導赤。兩腎命門之熱兼通關。與知柏八味。均主此物。及前項之諸佐加減。其應手而效者。未遑殫述。若夫喘欬。則又今茲及巳酉之春。不佞所親見者也。陽明司天之際。厥陰肝木。往往受邪特甚。况風令脉浮。春溫一至。伏熱上衝。咳逆喘息之不已。則嘔吐繼之。識力兼到之士。飲以萎蕤越婢厚朴麻黃等湯。誠有轉瞬而即瘳者。然藜藿之宜。膏粱之忌。强人之所以旋起。老弱之所以不支也。而善後調理之劑。尤不容不另籌。於是君之以此味。而佐之以蘇杏前胡。益之以射干旋覆。又加貝半橘朴竹瀝菖蒲汁諸品而與之。氣順咳除。嘔亦尋止。痺症云云者。則周氏離亭。已先我而爲之。今日所傳當歸桂心之同用。而又加以酒服是也。前事不忘。後事之師。凡氣血之沈滯。肢體之痠痛。寄生獨活之損益。而虎骨木瓜之佐使。相機因應。動中肯綮。亦事之數見不鮮者。其治吐衂、更可知矣。外因耶。合加味之香蘇。內訌耶。同十灰之古劑。怒氣所傷、欬逆所致耶。丸以龍薈。湯以金沸而又濟之以此藥。則寖微寖滅。如湯沃雪。迴出人之意表。況痢疾之止。與痞膈之通乎。藉此而啓胸口之閉者。枳實半夏。固良佐也。不然。或以之開鬱而袪積。其青陳麥蔻。尤若醯醢鹽梅之相得。淺焉者若是耳。等而上之。生姜甘草之瀉心。越麴藿香之調氣。化裁變通。因物付物之得當。入咽之後。捷於桴鼓。至如積聚之未盡。感冒之洊至。裏急後重之猶在。而洞泄絞痛之不已。量而後入。予、是物也。而輔之以芍藥。以承氣。以眞人之養臟。以當歸之四逆。皆藥到病除。不俟終日。厥效之彰彰可紀者也。然而延胡之所以致此者。豈偶然哉。此其故先哲知之矣。曰通血中之氣。而行氣中之血。惟行氣中之血也。故遇痞、遇喘、遇瘕閉之治。歷試而有功。通血中之氣也。故除痢、除

延胡不獨治心痛辨

痺、除吐衄之生。每投而輒效。雙輪並進。相得益彰。此情理事勢之必至。非苟焉而已者。彼硜硜然僅執止痛之說而不復知有若是之明效大驗也。挂一漏萬。其謂之何。諒哉。蒙莊之言曰。井鼃不可以語於海者。拘於虛也。屈子曰。黃鐘毀棄。瓦釜雷鳴。知延胡之治心痛。而此外雜療。棄之如遺者。聞斯語也。能不渙然汗出。詫內熱之發於背哉。要而言之。有明以前之諸醫。類皆苦心孤詣。考校一切。故青出於藍。恒能發前人之所未發。葢其時本草雖行。合纂甚寡。即有一二坊本之連屬者。亦苦顧此失彼。其勢之不能不曲暢旁通力求心得者。風氣爲之也。洎夫瀕湖李氏之有作。集思廣益。著爲綱目。積土成山。千古一堂。於是方以類聚。一千八百七十一種之全體大用。粲然明備。然無平不陂。物盛而變。後之人以取給已足。遂畏難苟安。不求甚解。數百年來。如趙氏恕軒之鉤深致遠。補綴缺遺。固爲朝陽之鳴鳳。而其間若三家。若百種。抱殘守闕。精益求精。亦豈醫界中之所能多得者。蹈常習故。相率成風。徒拾炮製論之止心痛。當覺延胡而其餘各症。概置不道。流弊所至。亦又何怪。昔人觀冬蟲夏草之靈異而歎時醫不用。爲深惜。若以延胡之遺漏校之。恐所惜者當什伯而未已矣。

夏秋溼熱交蒸邪蘊膜原寒熱起伏似瘧非瘧究竟膜原爲何物諸書並無定論試論之　周小農

膜原一物。莫衷一是久矣。其所謂臟腑上橫連一膜空處。即膜原。水食痰濁停積於此而作寒熱。此一解也。膜原前近胸腹。後近腰脊。即上中下三焦之衝衢。人身半表半裏之中道。濕土鬱蒸粘膩之邪。由地而上。從口鼻傳入。直趨中道。流布三焦。故膜原爲藏邪之淵藪。伏邪多發於此。言其病機確切不易。而形質未明。惟陳氏解經尤精。曰募原者。橫連臟腑之膏膜。乃衛氣流行之腠理也。夏秋少陽陽明主氣。脾與胃以膜相連。而三焦實司樞機。治法於此可悟。矧西書內景尤精。當兼考之。是不必以理想而取隔膜已。

閱西報嗎啡盛行試論其利害　周小農

洋藥爲弱種之尤。貽國外々羞。害中取利。自埋自掩。死灰復燃。不可爬梳。夫人而知之矣。不知嗎啡乃雅片之靈魂。東西藥以此入之爲救急之餌。爲大多數所公認。製爲藥材永永利用者。人或未盡知也。查泰西化學家詳細化分雅片有十二種。質最猛烈者爲莫爾非尼。印度上等雅片每百分略含此質十分。其質無色無臭。在水內不消。有鹼性大毒能害人。代癮以少勝多。性能爛肺傷生。其速直是以暴易暴。故亡清人民因欲戒而以此傷殃。不可僂計。原夫歐東之藥救急之餌。可暫用。亦非體質蕉萃者所宜。矧有所爲久服者。臟腑柔脆。懼傷生也。衛生家勿以西藥魔力之大。酷信而入迷途焉。

論語言與醫學之關係

張汝偉投稿

余讀郁子慕俠叢纂。其首篇論統一言語爲保國保種之要素。一篇與西人之所謂欲移他人之國。必先移其語言二句相勘。郁子之言可謂至情至理。深中吾國之病者也。誠以語言不統一。民無團聚之心。愛國之念。且凡百事端。皆有莫大之阻力。不能全恃乎文章筆墨者也。列觀泰西諸國之所以强。所以弱。全視乎語言之統一與否。彼埃及波蘭之所以亡。皆由於言語之默移。遂致國未亡而人心已死。此可以為前車之鑑者也。郁子列引伊大利希臘諸古國之所以常存而不滅者。則由於言語之統一。此可以為前師之法者也。誠以言語為一粘性之美質。人類相聚而成羣。相羣而成國。國之團體力固結。則其國民有愛國之情。國民有愛國之情。則其國必強。然能國強而團體固結。人人俱有愛國之心者。舍言語其誰哉。吾國二十二省。省自為語。省有縣。縣自為語。縣有鎮。鎮自為語。音韻之錯雜。羣情之隔閡。莫此為甚。郁子之所以嘆息者也。余亦為言語之不統一。與醫學亦大有關係。試申言之。譬如南方之人。寓居於北地。北方之人。寓居南省。其體質之稟賦既異。一旦患疾。他鄉為醫者。若不問開細。至則其情愈隔。無如醫生之所問。及病者之所答。彼此皆不明了。以誤傳誤。殺人如麻。雖有苔可察。有脈可憑。若遇疑似之際。隱曲之情。又安可不問乎哉。間有上流社會之人。能為官話者。而足不出戶之醫生。但能聽得。而未能言得。此中仍不免誤。（故余於外埠來診之人。極留心其言語也。）即或醫與醫遇異地相逢。言語不通亦少便捷而感情遂以之疎況復團結力云乎哉交通萃集之區音韻愈難一致固也然尚無相詆相軋之病間有風氣不通之處偶至異地之人互相訕笑如呼蘇人爲空頭杭人爲鐵頭之類（此二句假俗語以明文義幸蘇杭人勿見怪諒余非杜撰也）以此戲語往往芥蒂胸中遂視同種同國之人爲秦越者甚夥竟有彼縣欺此縣之人此鎭欺彼鎭之人者而於東語西語則竭力效顰莫敢譏誚一般維新界崇信西醫有如不及竟有方必須書英字藥必購自藥房雖死亦以爲榮者夫如是欲求醫道之昌明醫學之統一不其難乎今神州旣提倡醫藥學聯合會矣雲南福建又相繼成立矣而浙之紹興又爲分會中之最發達者偉忝爲醫界之一分子目擊情形不勝悲悼而統一言語又非一二人之能力可成又非一二年之時間可效然偉之所以不能已於言者誠冀爲民上者得吾說而存之謀所以統一之法或提倡學校或統一字音日漸觀摩以收成效於一旦不惟吾醫界之大幸於生民之性命關係尤切也郁子稱爲保國保種之原素豈諷言哉豈諷言哉

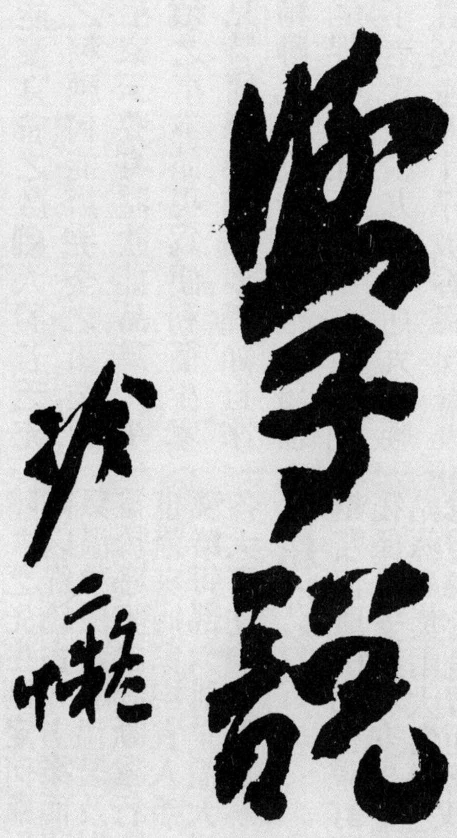
學說

補身要品

人之身體猶演劇之舞臺也精神猶演劇之角色也舞台若無角色何能演良善之戲劇人體若乏充足之精神何能辦完全之事業故衛生家云養身體飲補品爲人生必須之事本館現爲便利衛生家起見特備應時補品多種如自來血精神丸牛肉汁魚肝油麥液餅乾老牌牛奶魚肝油精丸燐磐補汁不老氏鐵精丸紅色補丸補腦汁樹皮補天汁呼吸香膠保腎丸等均係補身之良劑衛生之要素也倘蒙賜顧價目克己無任歡迎

紹興教育館謹啓

△紹介名著一

廣溫熱論一書爲戴北山先生原著經陸九芝先生刪定何廉臣先生重訂并附以經驗古今方案而印行者其辯伏氣溫熱與新感溫暑及傷寒之鑑別神益於感證之診斷猶行海而執有羅盤也醫家病家均宜人手一編獲益良匪淺鮮每部六册定價大洋八角本社及各大書坊均有寄售

△紹介名著二

越醫何廉臣先生重訂印行之感證寶筏係歸安吳坤安先生之原著先生爲姑蘇薛葉兩大名醫之高足其學問經驗胥集於是著而辨傷寒與類傷寒如劃鴻溝而立疆界洵不愧爲感証之寶筏故出版後風行一時每部八册定價大洋一元二角本社及各大書坊均代發行

右方水煎○候涼服○

脾胃虛痰濕盛　加味補中益氣湯

西黨參　一錢　江西朮　八分　茯苓　二錢　炙甘草　五分　歸身　一錢

五分　廣皮　一錢　清炙蓍　一錢　升麻　二分　柴胡　二分　製半夏

一錢　泡淡乾薑　三分

右方水煎、食遠服○

下焦虛寒臍腹痛　九霄丸

蘄艾酒浸焙乾　牡蠣煅　龍骨煅　當歸酒炒　各一兩　乾薑泡淡　胡茱萸

沸水泡炒　各五錢　白芍酒炒　淮藥薑汁炒　各一兩　白朮煅　七錢

右藥研細末酒和丸○每日白湯送下三四十丸○

慾事過多下元不固　秘元煎

西潞參　一錢五分　白朮　一錢　茯苓　二錢　炙甘草　五分　淮山藥

二錢 棗仁 一錢 遠志肉 一錢 北五味 三分 芡實 三錢 金櫻子 二錢

右方水煎。熱服。

帶久不止變爲白崩 既濟丹

鹿角霜 當歸 茯苓 各二兩 石菖蒲 遠志 各一兩五錢 龍骨煆 白石脂煆 各一兩 益智仁 五錢

右藥研細末用山藥粉糊丸。空心服。以補心腎。

又斷下丸

頭二蠶砂炒 三兩 黄荆子炒 二兩 海螵蛸磨去黑甲 一兩 樗根白皮 一兩

右藥研末。麫糊丸。午後服。以燥中宮之濕。

帶下過多液涸風動 阿膠生地黄湯

清阿膠　二錢　細生地　三錢　生牡蠣　四錢　淡蓯蓉　二錢　柏子霜　一錢　茯神　二錢　川斛　二錢

右方水煎。溫服。

久患帶下陰虛陽浮　加味固陰煎

西洋參　一錢五分　熟地炭　二錢　清阿膠　一錢　生龍骨　生牡蠣　各三錢　茯神　二錢　淮山藥　二錢　芡實　湖蓮　各三錢

右方水煎。候涼服。

衝任損傷　加味震靈丹

禹糧石煅　赤石脂煅　紫石英煅　代赭石煅　各四兩　乳香去油　沒藥去油　各二兩　硃砂水飛　一兩　五靈脂炒　二兩　熟地炭　六兩　甘杞子　四兩　龜膠　二兩　坎氣　四具

右藥共研細末。先將膠烊化。杵合爲丸。沉香汁湯化下。每一錢五分。

白淫

（原因）下元虛損。精不能攝。常隨小便淋瀝而出。清冷稠黏。與白帶相似而不同。

（症候）飲食起居如常。惟腹中常有冷氣。小腹有時而痛。

（治法）始用宣清降濁。繼宜固濇下元。

（方劑）

萆薢分清飲

川萆薢去蘆 一錢五分 益智仁鹽水炒 一錢 九節石菖蒲 八分 枳殼麸炒 一錢 炙甘草 五分

水煎。入鹽少許。熱服。

保元湯

補骨脂 三錢 清炙蓍 二錢 巴戟天 一錢 西潞黨 一錢五分 小茴香 四分 川石斛 一錢 淮山藥 二錢 茯苓 二錢 獨活 一錢 當

三消症論治并方義

香巖王普耀鑑定 都敬齋 許佩齋 合纂

夫人之一身水火二者而已水火不得其平經所以有亢則害承迺制之說若火盛太過勢必燔燎消爍而三消之症作焉至於三消之症皆緣燥火爍金良由胃熱亢盛以及嗜慾太過陰精虧耗之人而致此疾以上消主肺肺熱化燥渴飲無度是爲消渴經所謂心移熱於肺傳爲膈消也中消主胃胃熱善飢能食而瘦是爲消穀經所謂痺成爲消中也下消主腎虛陽爍陰引水自救溺濁如膏精髓枯竭是爲腎消經所謂腎熱病苦渴數飲而熱也其治上消大都皆滋肺金之燥仿人參白虎爲主治中消清胃熱之燔宜宗甘露飲爲法此治上消中消然也若下消則金匱有飲水一斗小便一斗腎氣丸主之一法而陰虧太過陽藥不受者喩氏尙有服六味地黃湯至百帖之治然則三消之症水虧火旺有明徵也今將上消中消下消之症分別言之列其見症於左贅其方論於後而有可曲引旁證以暢其說者不得不發明其義焉上消之病屬於肺也經曰心移熱於肺傳爲鬲消肺本燥金心復以熱移之消

三消症論治并方義　二〇

燥津液。飲不解。渴鬲上。焦煩。遂成上消。因渴而飲。飲而仍渴。愈渴愈消。愈消愈渴。此皆屬於熱也。又曰心移寒於肺。爲肺消。肺消者。飲一溲二。死不治。經訓煌煌。儼然示後人以消症亦有屬寒之理。噫嘻。何其症之難治若此歟。然其症雖難治。而經文則有可繹。蓋肺主氣。其能通調水道者。賴有心君火以溫煦之。則肺之津液得以散布而自潤其燥金。故肺之合皮。其主心也。若心火不足。而反移以寒。寒與金合。則金冷氣沉。降不得升。猶之下有溝瀆。上無雨露。飲一溲二。肺氣枯索。論肺金之枯。則當用濯。論心火之衰。則當助火扶陽。用藥相背。治多掣肘。死陰之屬。症成不治。所以自來論上消者。多以清煩熱。解鬱蒸。滋肺金之燥爲治。若中消則多屬胃。胃與脾相表裏。飲食入胃。脾氣散精。上輸於肺。今胃熱亢盛。消爍胃汁。脾氣無從輸布。肺即不能通調水道。於是胃熱極甚。大便燥結。已食如饑。形肉消瘦。經曰二陽結。謂之消。二陽者。足陽明胃。手陽明大腸也。大腸主津。胃經主液。多血。津與血俱結而不行。鬱而生熱。消穀善饑。中消之症成矣。又云癉成爲消中。此屬肥貴人膏粱之疾。平日醇酒厚味不節久之飲食醞釀成熱求濟於水始則水入尚能解渴繼則愈消愈乾便結不行能食不爲肌膚參之金匱曰趺陽脉浮而數浮即爲氣數即消穀而大堅氣盛則溲數溲數則堅堅數相搏即爲消渴夫氣者熱氣也何以知之下文曰氣盛則溲數夫氣有餘便是火太過之氣即爲火氣火氣無不藉資於水特以胃中乾燥太過全不受水之浸潤轉從火熱之氣急犇膀胱所以溲數溲愈數則便愈堅堅數相搏遂成消中以此類推中消一症其由胃熱亢盛胃液被奪可知也故腎消者實即上中消之傳變肺胃之熱入腎火勢大盛勢必刼奪眞陰或其人平日以藥石耗其眞女色竭其精陽强於外陰不內守腎水枯涸相火獨熾渴飲善溺小溲渾濁如膏經云腎者胃之關關門不利則水無輸泄而爲腫滿關門不閉則水無底止而爲消渴以是言下消似宜壯水之主以製陽亢而金匱之用腎氣丸者豈無深意哉經云君火之下陰精承之陰精有餘足以上承君火則其人壽陰精不足心火直下腎中陽精所隆則其人夭至腎氣丸一法乃爲陰精未耗者立方溫養腎中之眞陽蒸動精水上

以承君火而下以舉陷入之陽氣此非通天手眼不能輕施若陰精已耗桂附適助相火而燎原莫救所以喻氏獨闢谿徑以抑陽而救陰下消之症不能剛克而猶可柔調者此也綜核三消後學何敢妄參末議惟是引經據典遵古餙今參合適中之治有可枚舉其証引用其方如肺熱氣燥之可用黃芩湯方用芩梔麥歸芎地花粉葛根等味如鬲消之可用麥冬飲方用麥冬知母花粉人參茯神甘草竹葉等味中消胃熱之可用蘭香飲子方用石膏知母甘草人參連翹半夏等味潤燥養陰之用藕汁膏人乳生地汁黃連花粉白蜜等味下消之用元兎丸兎絲子五味子茯苓蓮肉山藥打丸等味攝精之用秘元煎方用遠志山藥芡實棗仁金櫻子白朮苓炙草人參五味等均可選用以待　有道之教正者如　上消渴欲引飲皮毛枯焦煩而不寐　西洋參　肥知母　麥冬　淡竹葉　生石膏　粳米　川石斛　括蔞皮

上消之症卽前所云心移熱於肺傳爲膈消膈居上故曰上消心既留熱勢必傳肺是侮其所不勝也蓋肺爲金藏外合皮毛心主君火火盛刑金肺液枯燥致引飲

不能解渴火勢燎原皮毛爲之焦枯甚至心煩懊憹晝夜不能安寐於是消渴之證顯然考古人之治法以人參白虎湯加減易人參爲西洋參以西洋參得西方庚金之氣能養肺而生津乃同氣相求之義石膏氣味甘寒手太陰氣分之藥瀉其大熱解其煩渴知母味苦氣寒上淸肺金之火下保腎水之陰俾得金水相生可免母子同病粳米氣味溫和稟容平之德作甘稼穡得天地中和之氣同造化生育之功善療煩熱益氣和中加以麥冬之甘平微寒補心氣而淸火養肺胃之陰而解燥熱之甚濟一身津液之衰使氣道散而不結津液生而不枯氣血利而不澀則病日已矣

中消已食如饑飲食不爲肌膚形肉消瘦大便燥結淡天冬　元參　黃牛乳　篔麥冬　川石斛　甘蔗汁　大生地　生甘艸　枇杷葉　中消之症即經所云二陽結謂之消二陽者陽明也陽明居太陽少陽之間兩陽合而爲明是多氣多血之經無論六淫之火五志之陽以及辛熱炙煿之氣都聚集於陽明聚久不散鬱而化火火結於胃銷爍其津液名曰中消故中消者因火熱之勢日盛火上升則消穀

已食如饑食得下則被爍致肌膚不能充長形神日見消瘦火下迫則腸中血液枯稿大便爲之燥結良由痺成爲消中胃經之熱極深胃經之火極熾胃經之液被火銷爍所以見症如斯也治之之法特倣甘露飲之意以天麥二冬爲君蓋天冬能治結燥以滋腎陰免受土來侮水麥冬養肺生津解煩清熱退火邪以保殘金生地元參氣薄味厚滋陰液而能降凉血清火之要藥川石斛乃清胃之妙品黃牛乳養血液補胃陰可謂佳味蔗汁有天生建中之稱利大腸而瀉熱生甘草頗有瀉火之能與枇杷葉同行得下氣之功更勝氣下則火降如饑之症若失食下不被火焚肌肉自漸充長血液得和則腸中之滋膏自潤大便何愁燥結夫地氣上而爲雲然後天氣下而爲雨是故雨出地氣地氣不上天能雨乎故亟升地氣以慰三農亟養胃液以溉三焦此皆事理之必然者乎 下消傷腎腎水枯涸相火獨熾渴飲善溺兼下膏淋。 大熟地 懷山藥 左牡蠣 女貞子 陳萸肉 筧麥冬 金石斛 白茯苓 五味子 炙龜版 粉丹皮 蓋下消者、腎消也夫腎爲藏精之臟主蟄封藏者也。若今人不知持滿。以酒爲漿。以妄爲常。醉以入房。以情慾而竭其精。或以石藥耗散其眞。腎陰日衰。相火偏熾。灼鑠津液。故渴而求水自救。然飲入於胃。遊溢精氣而上。則肺通調水道而下。今高源之水。爲暴虐所逼迫。建瓴而下注。至於飲一溲一、飲二溲二。愈消愈渴。愈渴愈消。則陽强無制。陰不內守。而小溲渾濁如膏。眞精遂洩。下消之證成矣。治之之法。仿錢氏六味。當以熟地爲之君。天一所生之源也。能生精血。滋養腎水。輔以萸肉五味之酸鹹。能斂滑脫之精。益髓强陰之用。山藥麥冬俱補脾肺之功。肺得補。金能生水。脾得健。輸運有權。龜版爲陰中至陰之物。同牡蠣以益腎塡精。而治膏淋。合之金石斛。救津液。並治小便之不禁。粉丹皮退營熱而淸血中之火。女貞子和血固精。白茯苓分利淸濁。故彙集諸般之靈品。誠爲消渴之良方。故古人雖以上焦屬肺。中焦屬胃。下焦屬腎。皆從火治。而不知三焦之火。多有病本乎腎。而無不由無命門者。夫命門爲水火之宅。水虧而爲消渴者。以水不濟火。則火不歸源。故有火遊於肺而爲上消。火遊於胃而爲中消。火鑠陰精而爲下消者。是皆

眞陰不足水虧於下之所致也

略述天花原起及禁忌治法

潘臺隱

溯維上古之時未聞有所謂天花者也蓋自漢武征虜之後毒始流入中國致世世嬰孩無不受此慘刼或遭脫皮換質變性易形之禍嗚呼可不深嘆憫哉然其起始原夫一元肇起二氣成祥慾火積爲痘稍胎毒發爲痘瘡倘不防患於未萌保安於未然觸遇天行之疫癘感受不正之氣其毒即發名曰天花勢若燃眉存亡反掌變幻多端朝暮不一有凶代吉者僅百中一二爲僥天之倖有輕變重者每十之五六乃禁忌所犯故見症之後貴乎調理適宜禁忌有方始能達到安全之目的否則正未知其可非禁忌之例如未見點之前須避風寒節飲食戒食生冷防跌撲驚嚇已見標之後忌聞房室淫液之氣月經產育之氣腥羶煙酒之氣諸香穢惡之氣韭蒜體臭之氣及痘兒衣被不宜火烘樓房床下須置土塊爐中常燒大黃棗子芫花荆芥之藥臥室須宜潔淨不可喧譁倘有所犯速行解治不得因循致變至於治法若

未發熱醫者宜以稀痘靈丹服之（眞山慈菰去毛洗淨三錢、西牛黃染指透甲者二分、大劈砂即朱砂醇酒研飛一錢、錦紋酒蒸九製二錢、以上四味不宜火烘日晒研末、配霜金二錢五分、貯以磁罐、每服一錢、以熟蜂蜜調和、清晨白湯送下、經驗妥確、神妙之至）、能令密者稀而逆者順然而諸症殊形六腑異樣醫者更不可不明肝主淚而水泡肺主涕而膿漿心主瘢紅艷脾疹赤黃惟腎經之症險者枯黑翊暮即亡觀其外症即可知其內臟呵欠煩悶惡心嘔吐者肝木之因咳嗽嚏噴面燥腮赤者肺金之象乍寒乍熱手足稍冷而昏睡者脾土困於中央面目帶赤而狂言者心火炎於膈上耳尻屬腎溫暖如常者何故若二處灼熱水枯火炎之症十中難以一生若四肢厥冷則中州土敗而必亡又須分部位如陽明布於面中太陽形乎頭上心神屬心膈之內肝膽主脇肋之傍手足司乎脾胃腰背統乎膀胱外症既明用心想像患泄瀉者邪趨於下嘔吐者毒逆於上腹痛隱隱者氣逆所致腰痛惶惶者毒勢必盛驚悸發搐者原乎心火太旺顛狂叫呼者係屬肝邪過盛肺受火邪則液脫而口燥咽乾脣因火旺則精亡而糞硬尿濇氣弱少食者難勝其毒神强能食者不失其常既知內理則按病而治方紅紫焮腫者凉血爲主灰白平陷者補氣最宜出不快者其表實可用發散之品便秘者其裏實可服疏利之劑三陰盛而多寒必投辛熱三陽盛而多熱毋過苦寒其諸藥品各有主治補氣者參耆白朮養血者歸芎地芐芩連枝子能解毒牛蒡荊防能快癍連翹係瘡中之要藥甘草乃藥中之君王咽痛則用甘桔頭痛取乎芎防利小便則用細木通救黑瘡則賴人中黃陳皮靑皮治氣逆丁香藿香治胃寒泄瀉者莫如訶蔻嘔吐者宜用乾薑麥冬乾葛以止渴厚朴腹皮以治脹傷風者五味杏仁以定喘傷食者山查枳實以消食至於藥之所忌春夏桂枝宜少服秋冬芩連切勿嘗瘡若乾枯白朮忌用色如紅豔黃耆莫嘗裏虛少食者勿投枳實表虛多毒者莫用乾姜汗自出者休用乾葛以虛其表水自利者莫加木通再虧其陽凡用芩連必須炒製如加丁桂必症在寒大熱未平餘邪須講按治之下全在權變毋墨守舊章如守株以待兎惑於方書似多岐之亡羊也可

無毒蕈與有毒蕈之研究

高潔儒

吾人所謂爲蕈者。皆屬於植物學上之眞正菌類。（或稱眞菌類）惟種類甚夥。或則可充藥餌蔬膳。俱氣香味佳。或則彩色斑爛。毒人致死。今就此等蕈類之重要者。別爲有毒無毒二類分述之。

無毒蕈

松蕈。松蕈秋末始生。赤松林之土地。輕燥落葉叢積而更經濕潤之地多生之。有一種可愛之香氣。味極佳美。故在食用蕈中。首屈一指。本植物爲無根莖區別之通長植物。屬於菌類中之眞正菌類擔子菌科。其體中無葉綠體。不能如他種綠色植物之同化無機物爲自體之養分。故常寄生於他種腐敗植物質上。其上部廣張如傘。謂之菌傘。菌傘下面有放綫狀之褶曲。謂之菌褶。支此菌傘之柄。謂之菌柄。菌柄之略上部。有繞之而成輪狀者。謂之菌輪。菌輪者。菌初發生時。菌傘外緣向內曲折。而附著於菌柄所留之痕跡也。

吾人取供食用之於松蕈。實爲生殖器官發生胞子之具。其作用與顯花植物之花相當。故松蕈之本體。並不在菌柄菌傘之中。而爲寄生土中有機物質之上之絲狀體。其形纖細已甚。殆不能以人眼辨別之。謂之菌絲。胞子形亦甚小。非藉顯微鏡之力。不能見之。存於菌褶之面。其數甚多。落地而得濕氣與養分。再成白色之菌絲。故松蕈之爲物。不過用以發生胞子。備菌絲之集成而已。

松蕈香味俱佳。可煑食或和他物作饌。或用油類及醬油等漬之。俱可。其分析表如左。

蛋白質	脂肪	含水炭質	灰分	水分
三·七三	〇·七六	一二·七八	一·〇〇	八一·七三

香蕈。

香蕈與松蕈同屬眞正菌類之擔子科。其柄與傘有明瞭之區別。胞子色微白。傘之上面生小鱗片。香味皆美。故常以人力栽植之。每年春秋二期。採集乾之。然後販運於各處。食物中常用作調味料。亦有炒食或用油等浸漬之者。

香蕈之人工養植法。先用椎櫧櫟楢榊等樹。截爲材木。長約四尺。棄置年餘。待木材盡燥而枯死。取出。入於較溫之園中。時以水等淋注之。如是者共計三年。香蕈即漸次現於材面。據培養家言。若將如上法準備之木材。用槌擊其一端。則其繁殖較速而盛。此法效否。不可知。其理由如何。亦未考知也。

香蕈之成分如左表。

蛋白質	脂肪	含水炭質	灰分	水分
一一•八五	一•六九	六七•五一	四•三七	一四•四九

麥蕈。麥蕈亦稱松露。屬於眞正菌類。自生於各地松林中五六年至十二三年之稚松之下。有落葉叢積者。產出最多。多因菌絲之蔓延而順次發生。如數珠狀。全形如小球。直徑約六七分。春秋二季發生。春自二月至四月。秋自八月至十一月。而秋產者之香與味。尤較春產爲優。用充蔬膳。風味絕勝。

麥蕈有黑白二種。白麥蕈色白。內部亦純呈白色。黑麥蕈外觀固黑。內部亦略帶黑灰色。味亦稍劣。今揭兩者之化學成分如左。

	白麥蕈	黑麥蕈
蛋白質	九•九六	八•七八
脂肪	〇•四四	〇•五六
含水炭質	一五•一六	一六•五九
灰分	二〇一〇	一•〇八

青頭菌。青頭菌亦屬於眞正菌類。每年春秋二季。自生於山林中濕氣略多之地。有特殊之香味。全形如傘。菌傘上面之中央微窪。窪之周圍有赤褐色之輪紋數條。傷之則出汁液。變綠黑色。煑食或炒食俱可。又或乾貯之。以供調理食物之用。

木耳。木耳亦屬於眞正菌類。每年秋期。生於濕地朽木之上。尤以生於木半夏或胡頽子之腐根者爲最多。其形圓缺不整。略似人耳。大達二三寸。內面呈暗褐色而平滑。外面黑褐色。密生柔軟之細毛。春期雖有發生。然以秋期生者爲多。常乾燥而貯藏之以供調理食品之用。

石耳。石耳當春秋二期山林中多濕之巖石上多生之而以秋期生者爲尤多。其形作扁平之葉狀體。略類木耳其質較剛而微有乾性。生者可用砂糖或鹽漬之然多乾貯之以供食用。

茅蕈。茅蕈亦眞正菌類。初秋生於山野樹下落葉叢積之處。作漏斗狀。高四五寸。初帶褐色。乾之則全成黑色。菌傘之下面有絲毛無算。乾燥而貯藏之以供調理食物之用。香氣强味亦佳。

可供食物之無毒菌種類甚多。此外如玉蕈。黑皮蕈。栗蕈等皆是也。

有毒蕈

紅蕈。紅蕈卽紅菌。形似青頭菌。表面呈鮮紅色。裏面淡紅白色。菌類中最美麗者也。發生之時。通常亦在秋末。與松蕈等同期。春期亦間有生者。

綠蕈。綠蕈當晚秋之際。生於林中陰濕之地。形色及大小皆似青頭菌。極易與青頭菌相混。然其有毒。不可誤食。

螢火芝。螢火芝生於平原之叢間。形似玉蕈。入夜有放光之性。生者有劇毒。惟用鹽漬之。則毒質漸消。故亦有取供食用者。

笑菌。笑菌爲寄生於槭樹之有毒菌。其形略似松蕈。秋末生於山林中。食之。則中毒而笑。狂舞不止。

僧帽蕈。僧帽蕈當秋末時。多生于樹下陰濕之地。菌傘之表面如綱。其傘下垂。深被菌柄。形如僧帽。故名。此菌上部有黃色之粉泥附著。放一種惡臭。與動物腐敗之臭相似。其形狀與常菌迥異。甚易識別。

杯影蕈。杯影蕈自夏令至冬初。常生於森林樹下陰濕之地。高三四寸。菌傘直徑二三寸。菌褶向外。菌傘表面向內。形如尖底之杯。與他蕈大異其趣。菌褶淡紅色。菌傘表面黃色。含一種稱爲模司卡林之有毒成分最多。食之有死者。

此外尚有有毒菌多種。不具述。

有毒蕈與無毒蕈之區別

蕈類之有毒無毒。頗難區別。左列各條。爲其較易區別之處。可大略依此判決之。惟蕈類味雖佳美者多。然皆消化不良。甚非衞生上適宜之食品。雖就各蕈類中强施有毒無毒之區別。然究危險殊甚。易招病魔。與其臨食而遲疑判決。無甯一槪不食之最爲安全也。茲將兩種蕈類之特徵。對舉如下。

有毒蕈之特徵	無毒蕈之特徵
濕氣頗多而有黏液	通常乾燥性而頗堅脆
有種種之色彩甚美麗	色彩不美常作茶褐色或白色
常多數羣生	羣生者少獨生者多
多生於陰濕之地	多生於較燥之地
蕈體之斷面漸次變色	斷面不變色
富於惡臭	有芳香氣

問水腫鼓脹以何爲別水腫亦有兼脹者脹亦有兼水腫者其中表裏陰陽如何分辨如何用方 三六

用舌舐之有異味 舐之無味

問水腫鼓脹以何爲別水腫亦有兼脹者脹亦有兼水腫者其中表裏陰陽如何分辨如何用方

周小農

夫腫脹之症狀各別要而言之水腫必目窠微腫肢腫腹大經云三陰結謂之水誠以肺氣不淸脾氣不實腎氣不宣結而不行乃有此症水氣在表咳喘惡風面跗龐然而脈浮者謂風水當發其汗宜越婢湯水在皮膚四肢聶聶動者皮水是也防己茯苓湯裡水陰多陽少腎經聚水膀胱氣壅腹滿不堅是謂石水越婢加朮湯甘草麻黃湯其有喘者爲正水脈沈者麻黃附子湯脈浮杏子湯黃汗者體腫汗黃乃水聚營鬱以耆芍桂酒湯金匱於水腫一門辨症謹嚴宗其法用得其當者效如桴鼓後人以洩利便溏溺赤便秘分陰陽以疏鑿實脾分治病深者不能愈也顧腫甚必脹者爲脾土薄弱肺金治節無權肝木失制縱橫侮脾輸運遲鈍遂成膨脹閉塞之

曰以大腹屬脾症即現於此一部分也鼓脹者中空無物腹皮繃急多屬於氣內經有脈脹膚脹以及五臟六腑各有脹症亦各有兼證金匱方佚後人以和中丸加減按之腹痛爲實脹宜去鬱陳莝不痛爲虛脹宜宣布五陽肥白人蘊濕爲多宜培土實脾因脾虛而不能禦水以五淋散兼治其濕瘦人多有蘊熱肢瘦腹鼓塊壘不平治宜清火潤木不忌鹽醬金鈴子散化肝煎增損之（近賢王孟英發明陰虛熱脹張伯龍發明肝受濕熱之腫脹與西醫剖驗腫脹有因肝質間炎者踵此圖治實驗不少）有畜血成蠱青紫筋現溲利便黑多屬血瘀婦人產後釀此尤多宜化其瘀（西醫有所謂血管不通者亦可參考）男子患此桃仁承氣湯婦女小調經散大調經散出入之腫脹二証之辨大略如是總之表分之邪易治裡蘊之邪難祛在陰者必傷陽尚在易治在陽者必傷陰不易治也是在臨證時悉心以參之耳

問傷寒證中有所爲赤膈傷寒黃耳傷寒者試詳究其見證治法

周小農

問水腫鼓脹以何爲別水腫亦有兼脹者脹亦有兼水腫者其中表裏陰陽如何分辨如何用方　三七

對病、列傷寒。而實非傷寒者。如赤膈黃耳是也。赤膈之狀。身熱、頭疼、體痛、胸膈赤而痛疼。或胸脇赤腫發疱。治以荊防敗毒。去參加芩連犀角紫荊皮清散風熱。兼解時毒。（近時疫每有某部紅腫。可以參考。）如表症已退。大便燥結。胃熱甚熾。凉膈散清陽明而通大腑。其有寒熱如瘧邪在少陽。用小柴胡去參加枳桔以和解之。或用三稜針刺腫處。以瀉其熱毒。此赤膈時症大略治法也。夫黃耳之狀。耳中策策痛而耳輪黃。爲風入於腎。猝然惡寒發熱。脊強背直如痓狀。係屬太陽類傷寒也。荊防敗毒去參以散之。甚則小續命湯去附加白附子蔓荊殭蠶天麻以祛其風。外用苦參或骨碎補水磨拭之。治法相傳。大略如是。此二症近世時行絕少。良以病有外證。偶患之而就治於瘍科歟。考赤膈傷寒。胸膈赤而疼痛。係屬陽明部分。儻脇不作痛而寒熱有時。則柴胡嫌其升。青蒿一味。清肝膽血分之伏熱。爲濕溫疫癘之妙藥。當商榷代之。黃耳症用荊防敗毒。以有惡風發熱。表而出之之法也。用小續命加減。爲脊強背直如痓狀。以驅深入之風也。謹對。

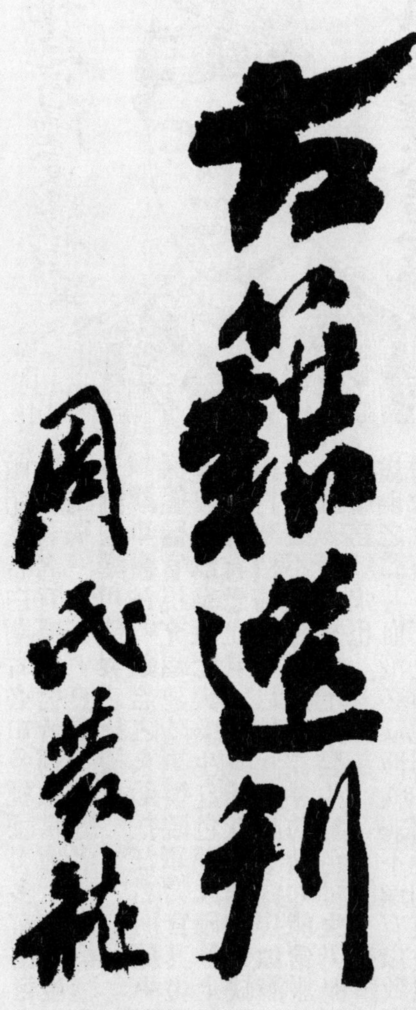
古籍選刊

西醫汪鏵欽云如何能使

福建省陸軍醫院軍

醫官汪鏵欽君玉照

虛弱無力者同登壽域焉

市上出售現成各藥醫生不贊成者居多故各報所刊之廣告絕無醫士之證書若輩除非親自試驗確有治病之功效方敢出具證書以表揚之俾得名馳四海以供世之抱恙者也

敝局之告白閱者必知各種証書多有出自各省名醫或著名官醫軍醫皆稱頌韋廉士大醫生紅色補丸為獨一無二之良藥天下馳名補血補腦之聖品並無他藥可能與之比擬也

請觀軍醫汪鏵欽君之來函按汪君前係中國海琛兵艦醫官現充福建陸軍醫院軍醫官其書曰余維鄙自化驗韋廉士大醫生紅色補丸確無上纔之質同人有患血氣不足身體軟弱精神欠缺諸虛百損胃時積滯頭暈目眩吐血咳嗽癆疾癰癖以及婦女經期不順等症無不立見功效如能常服必登壽域鄙人證明韋廉士大醫生紅色補丸乃是實驗並非虛言鋪張也

虛弱之體其血液必淡薄軟弱不潔有以致病也韋廉士大醫生紅色補丸乃是清血補血並能速生稠濃鮮紅有力之新血故可直達全體各部俾腦筋強健有力則反弱為強精力充足矣且係天下馳名婦科各症之聖品凡經售西藥者均有出售或直向上海四川路九十六號韋廉士醫生藥局每一瓶英洋一元五角每六瓶英洋八元郵力在內

宜針。至如內傷虛損。咽喉失音。無法可療。喉症初發。一日卽見寒戰。戰後身涼。口不碎。又無重舌。或二便俱利。不可認作熱症。此上盛下虛。其痰不可提盡。此痰卽津液所化。只宜消降。亦不可太降。其與熱症乳蛾、攩舌之痰毒腫一處。以消盡毒痰而愈者不同。若提盡則津竭神枯必死。須以吹藥。或用燈草取嚏。使喉一通。卽服煎劑。第一劑、發散、和解。第二劑、養陰、溫補。設三四日後。再發寒戰。或心痛、骨痛、腳痛、等症。皆屬難治。發時牙關緊閉。喉舌俱脹。口碎而臭。或有重舌。及舌有黃屑。發後。下午再發寒熱。二便閉塞。卽作熱症。(謌按)(天氣瀰漫。鬱蒸地道。必不能通。所以果屬熱症。大便必堅。)苓連敗毒散主之。此亦易愈之症。如漸至三四日後。而寒熱者。雖凶亦不爲患。惟牙關反不緊閉。唇不腫。口不臭。又無表熱者。難治。舌、以筯押之。其色雪白。起筋卽紫紅色。此血肉已死。(原註)(舌押之卽白。未必爲死也。)然口臭者。或有可生。(謌按)(胃氣尙存。故得上薰於喉。而爲臭。其毒有向外出之機也。)若口渴氣急。痰多而稠。如桃膠者。則死期已速。一頸俱紅腫者。亦危症也。面帶紫色。面青帶

囊秘喉書 六

白。神氣虛者。俱難救。不語者死。略能語者。尚有可生之機。面色無神。喜坐低處。難治。喉花。爲帝中性命所關。舌下紫筋。爲舌繫。下通於腎。白腫不治。傷之即死。凡治不可不審之。

論纏喉風不宜過用滌痰

凡纏喉風。及一切喉症。去痰太多。則內必虛。如陰症傷寒。一般必用人參。少加肉桂。導火歸元。方可。醫治唇白者。不治。頭面項腫者無妨。如紅腫至胸前。難治。因毒氣攻心也。(原註)(紅腫至胸前。余父曾治謝姓客。前劑中用護心散而愈。若不用此毒歸於心。笑不休而死。)無痰者不治。痰去太多。則精神已竭。病雖似好。飲食如常。不知者。以爲全愈。殊不知少傾。即發。脈細。即死。如未譫語。急用人參。可救。氣急不治。病久。寒戰。骨痛。不治。寒戰一日外。即死。唇如胡桃肉色。不治。醬色亦不治。使病人與好人同坐。衣冠若無病者。(謂按)(衣冠二字不妥。宜易氣色二字)見其唇上有如桃膠黏痰。不出一語者。即刻死矣。唇如朱紅漆色。不語者。醫至終日。即能語。(謂按)

（此與轉筋同意）先寒熱而後發症者。極重。如寒熱同喉症齊發者。亦重。然不致死。此驟發而言也。

（謬按）凡喉症之屬於陰虛者。皆由相火不潛。而眞陰漓散也。治宜用導龍歸海法。據其窟宅而招之。非尋常感受風熱之喉症可比。

又喉症有漸發驟發二端。漸發者多活。驟發者多死。漸發者輕。驟發者重。然驟發。即治。亦不致死。漸發失治。亦多致死。此是喉症總綱吃緊之論。

類證

乳蛾（一）

有單有雙有連珠。多因酒色過度。鬱結而生。初起一日疼。二日紅腫。三日有形。如有細白星者。若發寒熱。即飛蛾之兇症也。四日兇勢定。治之四五日可愈。其症生於喉傍。左屬心。右屬肺。又云在右者爲喉。肺病因氣而得。在左者爲咽。胃病因食熱毒而生。一邊者單。二邊者雙。二星上下相連。狀如纏袋。又如靈繭子樣者。爲連珠。單者輕雙者。重。連珠者。更重。發寒。熱者。兇。若傷寒。後患蛾及閉者。不治。又有急者。旦發暮死。又有慢蛾風四五日可治。又血蛾用銀針挑破血泡即愈。

(謌按)甲寅秋。張蘭章夫人。痰凝氣滯。木鬱不達。近感風邪。包裹裏熱。蘊而不化。咽喉偏右白腐。頭痛咳而無痰。單乳蛾之兇症也。脈細弦。苔白。用宣肺疏氣化痰。清熱法。炒荊芥。桑葉。杭菊。杏仁。連翹。象貝母。廣玉金。製香附。黑山梔。硃赤苓。生決明。蛤壳。白蒺藜。薄荷葉。玉桔梗。爲方。外吹用師授中白散。柳華散。合氷梅丹一劑霍然。(中白散諸方另載於增錄一束內。)

喉菌(二)

因憂鬱過思。血熱氣滯而生。婦人多患之。狀如浮萍。略高而厚。紫色。生於喉嚨兩傍。難求速愈。輕則半月。重則月餘。治者要得法。患者須守戒忌。口戒慾。并一切毒物。

(謌按)此症如四七烏沉二陳半貝旋覆花湯及逍遙丸之類均可選用。

蛾毒瘻(三)

太陽爲開。陽明爲闔。少陽爲樞。太陰爲開。厥陰爲闔。少陰爲樞。

秀按少陽是開闔之樞。太陽由胸而開。陽明由胸而闔也。少陰亦開闔之樞。太陰由腹而開。厥陰由腹而闔也。試即傷寒溫熱證治。取譬而喻之。傷寒以陽爲主。陽司開。故多治太陽太陰。表寒散太陽。裏寒溫太陰也。溫熱以陰爲主。陰司闔。故多治陽明厥陰。實熱清陽明。虛熱滋厥陰也。寒熱不齊。從乎中治。中爲樞也。故多治少陽少陰。或從樞而開。或從樞而闔。旋轉陰陽。環應不忒也。

廉勘唐氏容川曰。太陽膀胱。氣化上行外達。充於皮毛。以衛外爲固。故太陽主開。陽明胃經。主納水穀。化津液。洒行五臟六腑。化糟粕。傳入小陽大腸。其氣化主內行下達。故陽明主闔。少陽三焦。內主腸膜。外主腠理。內外出入之氣。均從腠理往來。上下往來之氣。均從腸膜行走。故少陽專司轉樞。太陰爲開者。手太陰肺主布散。足太陰脾主輸運。凡血脈之周流。津液之四達。皆太陰司之。故曰太陰爲開。厥陰爲闔者。足厥陰肝經。主藏下焦之陰氣。使血脉潛而精不洩。手厥陰心包絡。主藏上焦之陰氣。使陰血斂而火不作。故曰厥陰爲闔。少陰爲樞者。手少陰心經。內含包絡。下生脾土。能爲二經之轉樞。足少陰腎經。上濟肺經。下生肝木。亦能爲二經之轉樞也。此數者。爲審證施治之大關鍵。不可不詳究也。

四〇六經部分

太陽內部主胸中。少陽內部主膈中。陽明內部主脘中。太陰內部主大腹。少陰內部主少腹。厥陰內部主小腹。

秀按此即六經分主三焦之部分也。內經云。上焦心肺主之。中焦脾胃主之。下焦肝腎主之。乃略言三焦內臟之部分。合而觀之。六經爲感證傳變之路徑。三焦爲感證傳變之歸宿也。嘗讀張仲景傷寒論。一則曰胸中。再則曰心中。又次曰心下。曰胸脇下。曰胃中。曰腹中。曰少腹。雖未明言三焦。較講三焦者尤爲詳明。

廉勘張長沙治傷寒法。雖分六經。亦不外三焦。言六經者。明邪所從入之門。經行之徑。病之所由起所由傳也。不外三焦者。以有形之痰涎水飲瘀血渣滓。爲邪所搏結。病之所由成所由變也。竊謂病在軀殼。當分六經形層。病入內臟。當辨三焦部分。詳審其所夾何邪。分際淸析。庶免顢頇之弊。其分析法。首辨三焦部分。膈膜以上。淸氣主之。肺與心也。膈膜以下。濁氣主之。脾胃二腸內腎膀胱也。界乎淸濁之間者爲膈膜。乃肝膽部分也。從膈下而上。上至胸。旁至脇。皆淸氣與津液往來之所。其病不外痰涎水飲。爲邪所擊搏。與氣互結。由胃中脘。及腹中。下抵少腹。乃有渣滓瘀濁之物。邪氣得以依附之而成下證。此上中下三焦之大要也。

五⊙六經病證

太陽標證。頭痛身熱。惡寒怕風。項强腰痛。骨節煩疼。無汗者寒甚於風。自汗者風重於寒。

太陽本證。渴欲飲水。水入則吐。小便不利。甚或短數淋瀝。或反小便自利。蓄血如狂。

秀按太陽之爲病。寒水之氣爲病也。寒爲病。故宜溫散。水爲病。故宜利水。總以發汗爲出路。利水爲去路。若非水蓄而血蓄。則又以通瘀爲去路。

太陽中見證。凡見太陽標證。而大便不實。小便淸白。甚則男子遺精。女子帶多。腰脊墮痛。痛如被杖。甚或氣促而喘。角弓發痙。若目戴眼上視。尤爲危候。

秀按此即張景岳所謂太陽未解。少陰先潰是也。必其人腎氣先虛。則腎

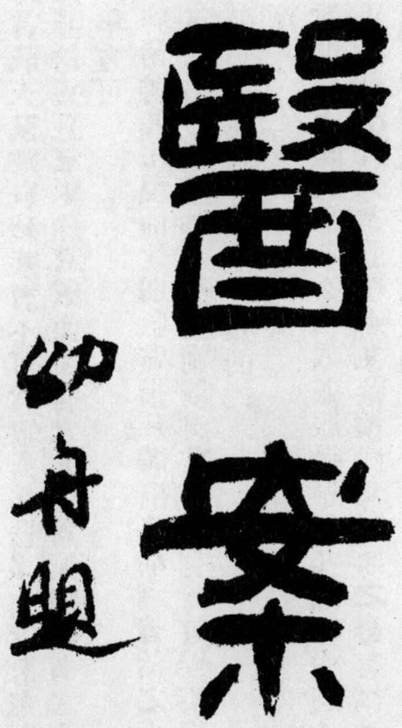
醫案
幼舟題

短篇小說 尚武精神

烏都都 蓬 蓬 蓬蓬蓬

開步走 立正

糾糾桓桓之士魚貫而蒞操場此非我中國軍國民之尚武精神乎假使中國四萬萬人人人有軍國民之體質無事編練勁旅有事効力疆場則中國可立見其强何難一躍而爲頭等國

雖然軍國民之體質豈易言哉天賦跛癃殘疾者不可爲軍人怯弱多病者暮氣深者旦氣一亡者亦不可爲軍人是故欲强中國國民非培養旦氣驅除暮氣使多病之人化爲無病怯弱之人轉而强壯跛癃殘疾者一變而爲彪形大漢虎賁少年方可

天佑漢族世界第一總統牌精神丸出現補怯弱救虛損凡體羸多病者皆治之而振已餒之精神復混然之元氣凡所謂暮氣深者旦氣牿亡者服精神丸而振刷精神其奮發有爲可操券以俟即跛癃殘疾之無可救藥者服之或亦可希冀於萬一以達壯身愈疾之目的

烏都都 蓬 蓬 蓬蓬蓬

國民軍來了國民軍來了雖世界上國民軍未必人人盡服過精神丸然欲中國人盡知兵使他日一躍而爲頭等國以期吐氣揚眉者正不可不人人盡服精神丸蓋精神爲辦事之母有精神乃能辦事乃能人人有軍國民之體質而皆得爲國民軍俾藉武力以强我祖國也

或曰婦女童子老人皆不可爲軍人豈皆不必服精神丸抑知有壯健之母乃能生壯健之兒則婦女宜服精神丸以生强健之子成他日之軍國民童子入校肄業即有體操一科尤宜服精神丸若老人如昔之廉頗黃漢升輩雖當時無精神丸而精神矍鑠千古播爲美談則今日既有精神丸凡有老當益壯之思想以期爲國宣猷者更安可不服精神丸故援筆作尚武精神短篇小說以警告當世男女老幼之有志强國者

上海三馬路中法大藥房識

驟吐狂血

嵊東竹餘祥診

盧年五旬餘。晨起。驟然嘔黑血斗餘。伊家即煎椶心湯。吞髮團燒灰一個。血已止而手足厥逆。冷汗不止。來邀余診。六脈微細。陰血已亡。陽氣將脫。生死存亡。一髮千鈞。急用別直少加附片。煎湯灌下。少選。神氣稍清。冷汗亦止。手足漸轉溫和。遂思亡血氣將脫。急用參以接其氣。氣稍接。即當用血藥以塡其陰。否則孤陽獨旺。陰血愈虧。用藥如用兵。既已克敵。即當靖邦。豈得常起干戈。以擾動乎。切不可專用參附。以助陽爍陰。亦不可多用滋膩。以助痰滯胃。要知治血之道。不過令其陰陽相和。元氣漸復而已。若云驟補。草木何靈。反受其害。況嘔血色黑。去血雖多。離精之血。驟然止之。未免無瘀。瘀不去。則新血不生。久則變成潮熱勞瘵者有諸。可不爲之顧及乎。方用全當歸。大生地。炒白芍。炒蒲黃。三七末。炙甘草。黑驢珠。薑汁製旱蓮草。牡丹皮。白茯苓。側柏炭。服五六劑。而諸恙向安。人亦能起。

社友治驗錄　四

產後小便出糞　嵊東竹芷熙診

產後小便出糞。名大小腸交。薛氏以爲氣血俱虛。失行常道。方用六君子與五苓散。究二腸之何以交。別無明訓。卽二方之用。亦非氣血俱虛者所宜。然薛氏明醫。諒有經驗。近世此症。亦不數覯。故業醫者。置諸不道。有一吳氏婦。患是症。吳本業農。兼渡小舟。若農事忙迫。伊婦亦爲之棹槳也。今年四月。農事亦甚忙。吳氏婦泛舟中流。渡行人者終日。忽腹中重墜。力不支。婦本受孕八月有餘。醫用保生無憂散。不一劑。而呱呱者鳴於室。遂得昏暈。壯熱口噤腹痛之症。來延余診。按其六脈洪數。汗不出而口渴舌燥。揣其受病之由。與胎之何以墮。知四月初夏。天氣炎熱。孕婦打槳終日。未免爲熱所灼。況中舟蕩漾。胎系不無觸損。醫用保生無憂。雖爲胎前要藥。而熱邪終無出路。內逼胎元。因之而下。下後胎宮空虛。熱邪從此而入。此張長沙所謂最虛之處。便是容邪之處也。種種現症。不無陰血將虧。陽氣獨發之慮。卽用蘇丹參。川芎。

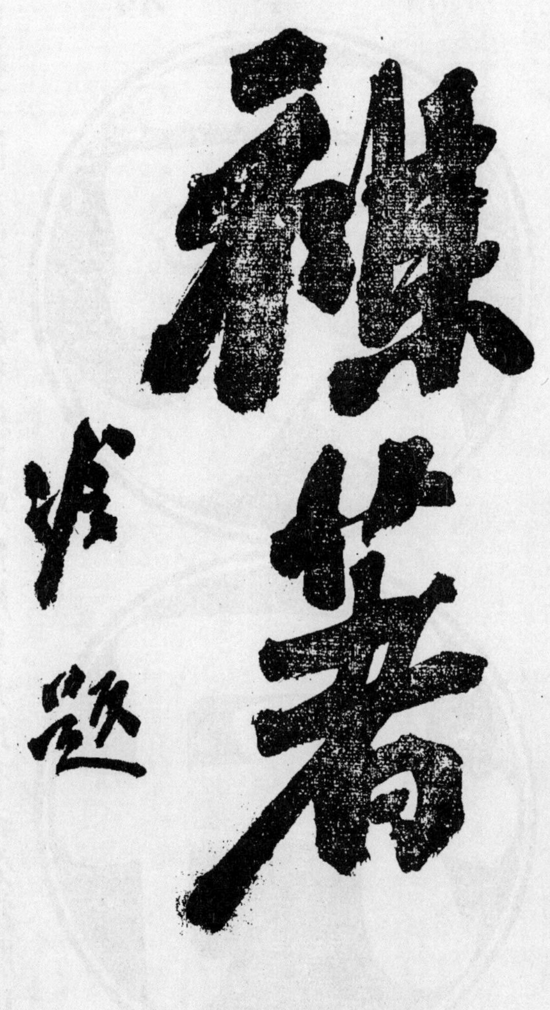

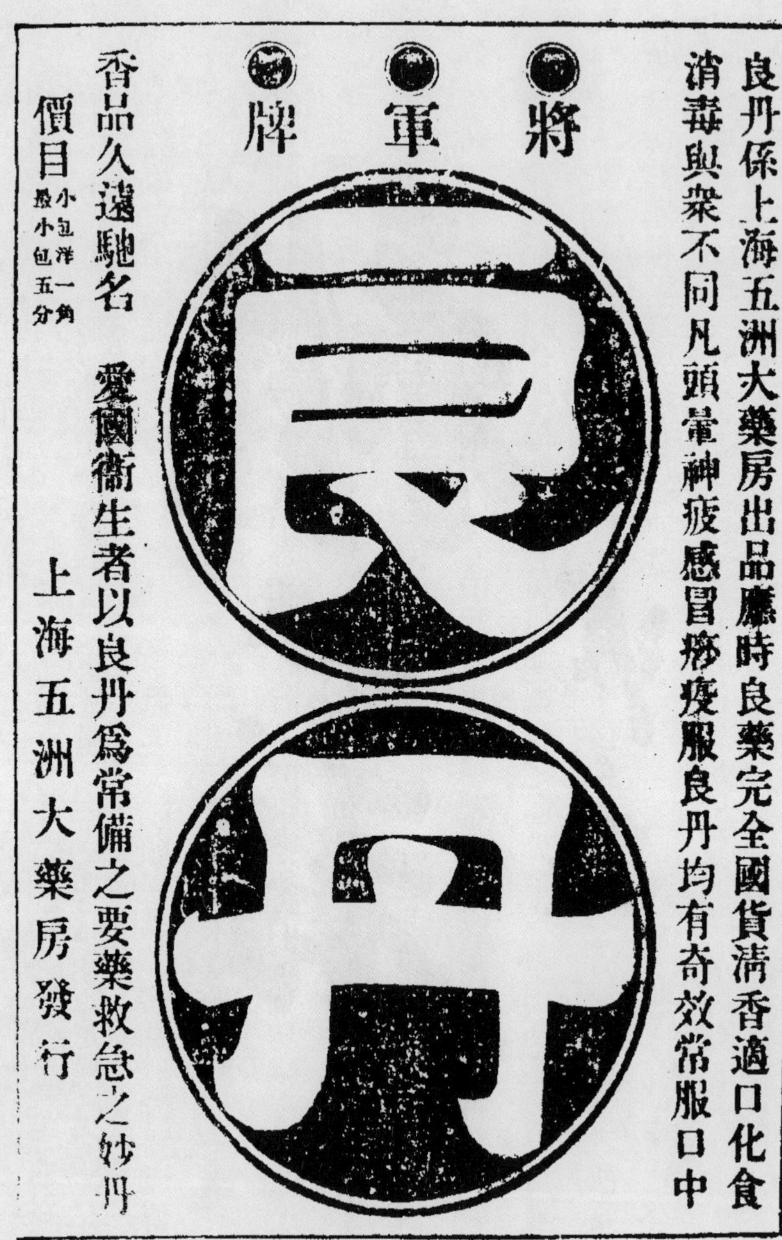

良丹係上海五洲大藥房出品應時良藥完全國貨清香適口化食
消毒與衆不同凡頭暈神疲感冒痧瘦服良丹均有奇效常服口中
將
軍
牌
良
丹
香品久遠馳名　愛國衛生者以良丹爲常備之要藥救急之妙丹
價目　小包洋一角　發小包五分
上海五洲大藥房發行

王孟英傳

周小農

王士雄字孟英。一號夢隱。先世爲鹽官望族。曾祖秉衡公身通百藝。尤邃於醫。著有醫學隨筆。定州楊素園明府評爲醇儒之學。孟英天姿穎異。幼即超羣。既深得家傳。復賴其舅俞桂庭力任家事。以潛名其齋。於醫學囊括百氏。深造乎喻薛葉徐諸家之室。於時症霍亂證候。分晰寒溫。言之綦詳。所著潛齋醫學叢書。有功醫學。爲時所宗。身丁咸同兵燹之播越。名譽翕然。諸候傳食。同治初。曾居上海。生平治愈劇症不可勝數。山陰陳載安仁和徐亞枝海豐張柳吟輩。均一時之彥。顧皆深服其才。所輯醫案。辨析毫芒。實驗明確。洵足昌大治術。嘉惠後學者矣。是以證情變遷。古今各異。歷來言治時感者。以仲聖傷寒論爲鼻祖。遞嬗變化。迄於葉氏。畫清寒溫界限。風氣爲之一變。向之守陶氏六書爲矩矱者。又瞠乎後矣。而王氏之著述。以仲聖之訓爲經。葉薛諸家爲緯。實爲集大成者也。

喉症

黃眉孫

喉症

甲寅秋月在星州客寓。午睡初醒。忽聞門外馬車聲。汽車聲。人馬喧騰聲。金鼓開道聲。僧人念經聲。男女悲泣聲。紛震耳鼓。急開門視之。見抬靈輀者。扛香亭者。執銘旌者。戴雉尾者。雜衆而過。俄而洋鼓鼕鼕。笙樂飄飄。則靈柩來矣。一時送葬者執紼者前呼後擁。忽有一人從送葬車中跳下。與余握手。乃李友也。同歸寓所。言死者爲某富翁。患喉症而亡。其病之如何發生。經過時期。不得而知。但聞將死之時。請一洋醫及甲乙丙三中醫。互相斟酌。洋醫議用刀割。病家反對。即乘馬車去矣。甲醫主用針刺。并服大承氣湯。爲乙醫所阻。謂年近花甲。不宜攻下。且病者又畏針刺。甲醫見其說不行。無聊而去。唯乙丙二醫。尚留不去。相與擬議藥方。病家命備點心。并取大缸阿芙蓉。助二先生高興。二醫一面吞雲吐霧。一面商訂方法。斯時也。論症聲。吸烟聲。與病者呻吟聲。互相答也。忽而病者大叫一聲。親屬趨視。不能出聲矣。於是病者無聲。侍病之人。泣聲震天。斯時二醫之驚怪聲。駭謂聲。又與哭聲相應答。頃之始狼狽而去。予不覺爲之失笑云。

報價

新報	册數	報價	舊報	價目	郵費
全年	十二册	一元	一至十三期	五角	中國加一成日本台灣加二成南洋各埠加三成
半年	六册	五角五分	十四至十七期	三角	
零售	一册	一角	十八至四十四期	八角	

代派或一人獨定十份者八折五十份者七折郵票抵洋九扣計算空函恕復

廣告價

	一期		三期	六期	一年
地位	一行	一面	八折	七折	六折
價金	二角	二元			

本社徵求流通醫藥學書籍之辦法

吾國醫藥學之失傳其大原因在醫藥學書籍之不流通醫藥學書籍之不流通在印行醫藥學書籍無專屬機關普通書舖以營利爲範圍故除通行本轉相販運外雖有善本不願備爲一二先賢之遺著多未刻印即已刻印者往往此處有版而他處未知日久亦歸湮沒前聞袁桂笙先生云現年少見之醫書其價猶如古董此言誠然近日得上海總會函日本店有聖濟總錄一部索價三百元又得揚州徐石丰君函上海書店有羅謙甫衛生寶鑑一部價二十四元憶此皆足綑藏中國醫學之傳敝社日夜籌思異有以補救之而終鮮善法還求海內外熱心提倡之同志各抒意見善籌辦法俾敝社有所遵循焉幸甚感甚

本報下期要目預告

論文●心理與醫道之關繫說……（黃眉孫）癥瘕論……（孫栢龕）桂枝與諸藥同煎戒……（王以鈞）論提倡中醫中藥首宜流通書籍……（裘吉生）

學說●通俗內科學……六（張若霞）通俗婦科學……三（周越銘）應驗良方……四（胡瀛嶠）懷姙七載案醫學上之研究……（曹炳章）答蘇君雨田診驗質疑……（黃眉孫）

問答●問九……（林屋黃蔭庭）問十……（張汝偉）答九附白淫方……（曹炳章）

古籍選刊●傷科捷徑……三（俞鼎階先生遺著張若霞校勘）重訂囊秘喉書……三（楊龍九著王士翹偶張汝偉增錄）通俗傷寒論……四（俞根初原著何廉臣校勘）

醫案●社友治驗錄▲產後小便出糞……續（竹芷熙診）壽石醫案二則……（張汝偉診）退廬醫案……三（陳心田）

雜著●伯華醫譚……三（周伯華）醫界新智囊……四（曹炳章）說鬼……（黃眉孫）

紀事●上海總會新選職員姓名錄

凡有遠處寄稿再於臨印時增入

丙辰年二月一號出版
第五十四期

紹興醫藥學報

神州醫藥會紹興分會發行

本期之目錄

外埠代派處

南洋○新加坡　黃眉孫君
奉天○開原縣　濟生藥房
江蘇○常熟　張汝偉君
江西○九江　郭省貽君
福建○連江縣　林又愚君
江蘇○松江　查貢甫君
浙江○處州　何夢君
安徽○歙縣　胡天中君
湖北○蘭陵街　圖書館閱報社
江蘇○因果巷　張叔鵬君
廣西○桂林　黎甫笙君
北京○北城　王文璞君
安徽○蕪湖　穆春甫君
江蘇○盛澤　王鏡泉君
廣東○汕頭　楊源蓀君
江蘇○無錫　周小農君
浙江○台州　羅燮彤君
廣東○潮州　曾師仲君
福建○泉城　張鳴謙君

湖南○常德　沅湘日報社
江蘇○吳縣　陳膺先君
浙江○甯波　徐友丞君
福建○福州　黃良安君
浙江○餘姚　壽明齋
江蘇○揚州　吳燮三君
江蘇○上海　神州醫藥總會
廣東○廣州　余翰垣君
浙江○嘉興　春和堂
江蘇○上海　謝惠周君
浙江○杭州　李雲年君
浙江○百官　壽明齋
浙江○杭州　大原施醫局
四川○江津縣　李國珍君
河南○南營門　閱報社
江蘇○鎮江　袁桂笙君
吉林○葉赫鎮　何偉武君
黑龍江○南城　閱報社
陝西○西安　秦中公報社

本邑代派處

瀝渚○張若霞君
馬山○高鶴儕君
安昌○嚴繼春君
昌安○壽明齋
昌安○嚴紹岐君
城中○和濟藥局
城中○教育館
匯潭○陳柏麓君
馬安○朱柏年君
城中○育新書局
城中○聚潤堂
城中○明達書莊
楚江○吳詠棠君
東浦○許東山君
城中○裘氏醫廬
嘯金○陳廷山君
平水○施滙康君
陽嘉隆○王彬之君

流通書籍辦法

◎神州醫藥學會紹興分會紹興醫葯學報社徵求流通醫葯學書籍招股合辦醫藥學書有限公司之章程

常熟張汝偉代擬草稿

（一）本章程定名曰醫藥學書有限公司

（一）本公司專收海內外不流通之醫藥學書籍及孤本鮮見用以轉相翻印以冀流通而廣學士之識爲宗旨

（一）本公司所招股資除購辦原本書籍及刷印費一切零用開支外概於本股東無涉

（一）本公司暫定額一千股每股五元以五千元爲限各股東認股之後自繳費日起每年即付於八釐之股息

（一）本公司附設於紹興醫藥學報社爲總事務所分設於各地代派紹興報處爲分事務所

（一）本公司自購印刷機器延請編輯專刋醫藥書籍出售除醫藥書外可寄售各種書籍但不自印

（一）本公司每年開常會一次如有特別事故得開臨時特別會

2

(一)本公司每至陰歷年終(或陽曆)各股東處報告清單如有盈餘照股均分

(一)本公司稟請教育部批准立案後施行如有中外人等藉端滋鬧者送官究治

(一)本公司所購各種舊版書籍苟能保存者必當維持不可貪利求售查出者倍罰

(一)本章程自公司成立時施行

(一)本章程如有未盡處得於開會時宣布各股東有十人以上之同見者可以隨時修改

發起人裘吉生增擬稿

(一)凡各地同志無論古遺新著之書籍寄到本公司付刊或借抄者得以函中定明應得之權利

(一)凡各地同志如將書籍作股得以先行商定書價

(一)股本自一股或數股任人認附惟一人不得獨認至五百股以上

(一)代招股本自一股至數股不定限制

(一)本公司定額一千股外另加紅股二百股凡一人代招十股或自認十股者得贈紅股一股上百股者得贈紅股二十股百股以上則照百股推算

（一）本公司除正股一千股官息外每年盈餘即作一千二百股分派正股紅股一律應得

（一）股東有五股以上至二十股股分者得購書時以再廉之價折扣有二十股以上至百股股分者得在各埠設立分公司經售出版書籍

（一）本公司由紹興醫藥學報社於報首特設廣告機關凡收到股分及購得書籍均隨時布告以期週知

（一）本公司股分未足之前擬由發起人墊欵辦理

（一）本公司收到股本即掣收照存執俟招足定額呈請立案後憑收照換給正式股票

（一）本公司俟股分足額即將此章程草稿由股東公同修正

醫藥學書有限公司徵求醫藥學書目

各地同志務求擔任調查各本地書店刻字店及藏書家與圖書館鈔錄醫藥學書目且不必限定其書普通與否總以所有者盡錄之俾知各地流通醫藥學書之概略幷得將他處所有者而濟其所無他處所無者購其所有各書目下尤須注明册數板樣及定實價目寄到本公司必當重以酬答惟來函宜寫明詳細地址

投資本社諸君題名

謝嶽心君 五元

孫寅初君 十元

陳儀臣君 五元

本期付印後投到者下期補錄

本社啓

●誌謝

朱阜山君惠贈自著拳藝學初步一册張汝偉君惠贈五尺堂對一副沅湘日報社惠贈沅湘日報逐日一份合誌此以鳴謝悃

本社啓

●道歉

本期之報因臘尾年頭印局不及趕工致遲旬日又因短篇文稿過多成帙專書不得排入兩勞閱者盼望特此道歉

●新年游戲事

謎一 去年本報銷數以何省最多請以猜定省名郵寄本社中者贈書十元

謎二 此次醫藥學書有限公司股分至何月可招得足額請以猜定月份郵寄本社中者贈書十元

右均於大增刊揭曉

闕氏精選集驗良方	二册	四角
疫症集說	四册	八角
鼠疫抉微	一册	四角
傷寒表圖序附	一册	四角
傷寒論章節	一册	四角
傷寒方歌	一册	四角
叢桂草堂醫草	二册	三角
喉痧症治要略	一册	五分
雅片煙戒除法	二册	三角
痰症膏丸說明書	一册	一角
醫學會會員課藝	二册	四角
看護學問答初集	一册	一角
吳鞠通醫醫病書	一册	二角
理瀹駢文摘要	二册	四角
重訂醫醫病書	二册	五角
濕溫時疫治療法	一册	二角
存存齋醫話稿初二集	二册	三角
傷寒第一書	六册	六角
醫方簡義	四册	三角
王孟英四科簡效方	四册	八角
潛齋第一種	二册	二角
新醫宗必讀	一册	三角
重訂廣溫熱論	六册	八角
感証寶筏	八册	一元二
馬培之醫論	一册	二角
一至四十四期醫藥學報		一元六

6

大增刊預告

本報自四十五期繼續出版後轉瞬即至五十六期而全年十二期之數將齊則未竣之專書如通俗內科學通俗婦科學規定藥品之商榷應驗良方伯雍醫譚醫士道退廬醫案傷科捷徑醫學妙諦及驗案通俗傷寒論爨秘喉書等約尚有數十餘萬言之多擬同五十六期報出版時另出大增刊一厚册將以上各書設法擇尤刊完並附各書面頁仍以便閱者之分訂零售定價大洋一元凡巳購閱四十五期至五十六期全年報者減收半價郵費一角惟須限本期報到一個月內預將價銀及郵費每册共銀六角寄至本社即當將書寄上空函不復過限須照零售收價不折不扣書巳付印購者從速

紹興醫藥學報社發行部啓

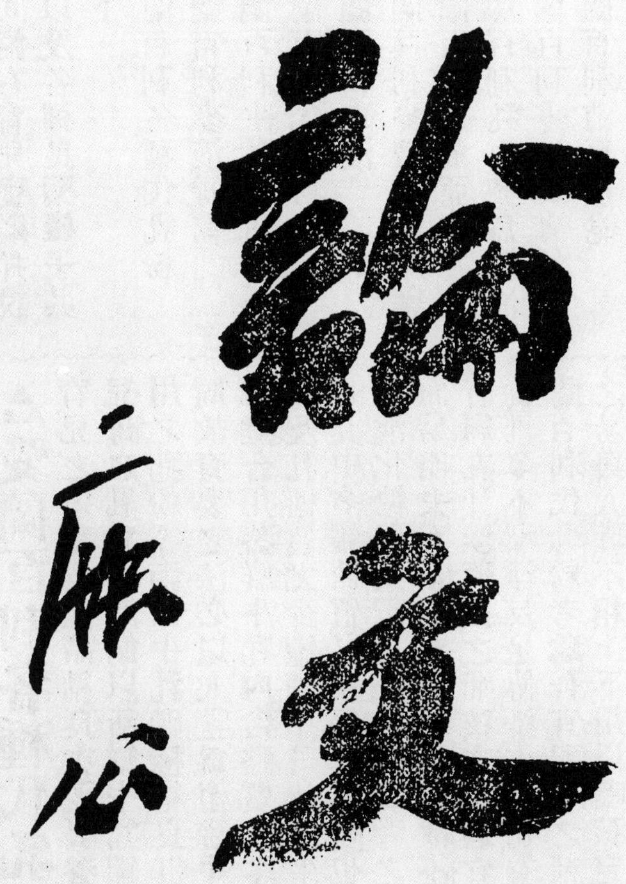
論文
一雁心

8

本公司備有育兒寶鑑并說明書以及各種良藥樣子其名如下

愛蘭百利各種代乳粉
愛蘭百利麥液餅乾
愛蘭百利牛乳嗬咕粉
愛蘭百利代食粉
愛蘭百利麥液
愛蘭百利麥液甘油燐礬汁
愛蘭百利麥液亞燐礬汁
愛蘭百利乳白鰵魚肝油
愛蘭百利麥液燐礬汁
愛蘭百利消毒皮皂

以上各樣如誠心試驗分文不取請函致可耳

△愛蘭百利各種代乳粉

育兒之道首要食品精良次要喂養得法常見世俗兒母之乳稀少屢飼以新鮮牛乳罐頭牛乳及不適用之乳粉等詎知牛乳雖極精良其原質與人乳不同故育嬰之法必以人乳爲至寶牛乳非製煉得宜殊難合用蓋鮮牛乳內含酪質太多油質略少蛋白質及乳糖質尤少罐頭牛乳比鮮牛乳其油質更少且其中多雜糖質又難保其不變也矧酪質過重不克消化糖質過重易於受病二者之不適用其理顯而易明夫人乳爲育兒之至寶故不待言適或乳母有病乳汁淡薄以之哺孩亦不適宜間有用乳母撫養惟多不潔淨反足傳染本公司有鑒於此特製愛蘭百利代乳粉考驗合宜配製之精滋養之富消化之易與人乳不相上下用以喂孩定必日臻强健

英京愛蘭漢百利 西藥公司分設上海廣東路四十號便是

心理與醫道之關繫說

黃眉孫

西人言知覺運動出於腦中國則言出於心今即西醫之學說大明證據確吾人可無庸言心理矣究之心與腦之作用其中緻妙非短篇所能盡然吾中國人也對中國人言之則不如仍言心理則婦孺皆曉耳醫家與病家各有特別之感情非盡關於治療之功者不可不辨余有族人奉一甲醫若神仙因前患寒喘請醫用藥無效後請甲醫用附桂干羌豆蔻砂仁等一切燥烈藥每藥皆兩許始奏成功及後凡有疾病甲醫用前藥隨症加兩三種藥應手而愈一日出門得暑痧腹痛症甲醫仍用前藥余爭之不聽復苦爭之族人曰我病爲甲醫治愈已十餘次故一見甲醫來診雖未服藥病若十成中已減三成者雖爲彼治死亦所甘心也余以爲口氣臭穢小便濃赤必非桂附症出與其妻子謀欲以他藥易之其妻子疑不決服該藥後不見愈亦不見重豈藥性未發歟次日復請甲醫仍用前藥服後三點鐘久心如火燒汗出焦燥病者自謂前常言爲甲醫治死死亦甘心今果死矣此語成讖矣言訖即亡

嗣後二月甲醫亦死此迷信之心過甚至死而始悟也又有病人指名請醫無如該醫不在只得另請他醫服藥雖有功効病家不相信以致誤事者有之又有病伏未發服藥解散始陸續出現宜論功而反獲罪者有之復有病已垂危死在旦夕服藥之後會逢其適無知之人怨醫斃命者有之又有愚夫愚婦日更數醫前醫方去後醫復來此愈病而彼得名者有之此誤殺而彼任咎者又有之且有頑疾久疾藥雖對症非一二十劑斷難見效病家不知緣由每日更醫寒熱各施攻補異用藥與藥相攻因此斃命者有之又有病家自作聰明加減藥品君臣佐使已失眞而服之無效轉咎醫生者有之又有鄉僻村市藥品不齊他藥更代存貨日久朽蛀無味服之無效妄詆醫生者有之凡此數端皆病家之心理而大障礙於我醫界者也若心理上所發生之病與心理上所治愈之病此中有絕大作用又不可以不辨余友人之母年踰耳順怔忡不寐已經數月余開一寧心安神之劑與之令彼常服月餘來報云服藥二劑未有效驗服第三劑時其母令彼念明聖經念至九點其母安睡至曉

以後連夜念經服藥其病遂除神之功耶藥之力耶余曰爾毋見子有孝心心中安快夜眠枕上細聽經聲其心又靜已安且靜有不安睡者哉嗣後遇一夜臥不寧如見鬼神之女人久病余師其意令服安神鎮心之劑兼使其家用小刀刮關廟周將軍刀上之泥少許和藥服之一劑即愈因吾梅士俗有取神用兵器之泥以治怯病者蓋利用其迷信之心也凡此皆心理上發生之病即從心理上治愈之其中理由因久病之人心寒膽怯以神壯膽則有所恃而無恐用藥有效實由於此推之符呪祈禱師巫邪術往往奇驗實此原因也古有祝由科西人有催眠術俱可以治心理上之病者其於此夫昔者武王病而周公禱於金縢夫死生豈可禱者周公至聖豈不知此不過欲治武王心理上之病耳魯論子疾病子路請禱而夫子斥之者因夫子智從天授於心理上之病能知其原始無俟乎祈禱耳一古聖一大賢皆行此術當時未明言之後世故未知之其心理之作用有如此者更推而言之喜怒哀樂、愛惡欲人之七情也七情爲病有非藥餌可治者昔賢仍以七情治之如思可以治怒也以愴惻苦楚之言感之喜可以治悲也以謔浪狎褻之言娛之恐可以治喜也以迫遏死亡之言怖之怒可以治思也以汚辱欺妄之言觸之思可以治恐也以慮彼忘此之言奪之醫者苟能平心研究細意推求自可得無上之光榮爲醫界生色耳憶余前診一友之妻因經閉熱結鼻流血不止余診後僞爲看舌口含冰水出其不意以噴其面婦打一寒噤鼻血即止再服通經藥而愈厥後數月復患是症夫依前法含水噴之血出如故來問於余余以爲前此獲效因出不意心中震驚腦筋奮動故將出之血可復退入後之不效因婦已先知心不震驚腦筋亦不奮動也昔賢治產婦胞衣不下潛放火炮於房中婦受驚嚇胞衣即下同此理也黃帝內經有移精變氣之說足見心理上之病從心理上治之方有效驗耳故爲醫者宜先知病家之心理然後可以治奇難之症尤必知心理上所發生之病然後可以收診治之功安可忽而不講哉

癥瘕論

陽川孫伯盦

夫癥者徵也血食凝滯有形可徵一定而不移瘕者假也臟氣積聚無形成假推之而可動昔有七癥八瘕之說終屬强分名目不若有形無形之辨爲明的也試詳言之癥有血食之分瘕有黃靑燥血脂狐蛇鼈之別然血食者何也由臟腑氣虛風冷相侵與血氣相搏或適値月水往來經絡痞塞惡血不除結聚所生者血癥是也若月水往來食生冷之物而臟腑虛弱不能消化與臟氣相搏結聚而成者食癥是也而黃靑燥血脂狐蛇鼈者何也若產後血氣未定臟腑空虛或當風便利中於風濕邪從下入於陰中而積留不去所成者黃瘕是也若新產起行浣洗太早產門未閉子宮未安而中風濕所成者靑瘕是也由月水初來或以夏暑汗出卒以恚怒致月水與氣相搏入於他臟而成者燥瘕是也若飲食過度、五穀氣盛溢於他臟以致呼吸未調血下未定入於腸胃與寒濕會合而成者血瘕是也若月水未盡或產未滿月而交陰陽以致胞門受傷子宮失禁則子精與血氣相遇不成胎而成瘕者脂瘕是也若月來悲憂或受風雨雷電驚恐邪入陰分而成者狐瘕是也若月來新止陰陽未平飲汚穢之水食不潔之物誤呑蛇鼠之精留藏不去而成者蛇瘕是也若月水新至其人作勞適受風濕或沐浴不以時出而神不守水氣與邪氣俱入三焦中幕以致玉門先閉津液妄行而成者鼈瘕是也然究其原由皆屬肝脾而胃及八脈亦與有責治之之法用攻宜緩宜曲用補忌濇忌呆上逆則想肝臟衝病之源頭下墜則究中氣陰邪之衰旺再辨脈象之神力形色之枯澤而治之則自然無誤矣

桂枝與諸藥同煎戒

王以鈞

徐靈胎之論飲藥以謂方雖中病而烹飪失法仍難取效斯說也見之愼疾芻言及洄溪各種而晉三王氏之釋一百十二道於其㕮咀用水均留法字此非特良工心苦不遺微小誠以朽藥之累名方煎調之不能無愼也而奈何長沙之方知用而長沙之法轉茫乎若迷焉者里之人苦陽虛而自汗也服補中益氣玉屏風等而不效乃取桂枝湯而飲之一劑知二劑已矣繼而其族之有同病者因利乘便予以此方累進數服寂然無應也神色倉皇詫該症之治同效異及詢之侍疾之人乃知桂枝

與甘芍等同煎入咽之時芳香盡散其誤爲不小也夫此物之與肉桂同功一體特標本之略殊耳而肉桂忌火盡人皆知此物之後入竟無覺悟知二五而不知一十殊不可解或曰如子之言仲景於此方後何以不大書特書如徐王二君之致戒不知先聖之於後人豈能事事諄囑治痞之人參湯自注納桂更煑及上下文云云所以略示端倪欲讀者之因此而識彼也且以後世之誦法言之私淑經方者孰如千金千金之用桂除茯苓圓之已惡阻外其餘諸治均不用熬命意立法灼然可知夫木香薄荷之類明理之人尚戒之以勿與他藥同入獨於桂枝轉闕而不講者用聖人之方而不守聖人之法數典忘祖抑何昧哉

答流通醫藥書籍之辦法

周小農

揚之欲其明疏之欲其通古今作者未嘗不同具此心但醫且着作大抵不自收拾者爲多至書之刋否更不復厝意即有一二裔與徒輩以錄本什襲轉輾流衍久而勢或散佚以愚所見此類甚多是刋行於世者至少也至已刋之本不知廣告更難

答流通醫藥書籍之辦法

播達遠者（光緒二十三年方耕霞校刊王旭高醫案、已無售本）要知書不數版難於普及書籍既不流通則中學進步難期速效以保存言固應由總分會爲之設法刊行廣其銷路即所以保存更復明定贈書之例如訪得有聲於時著作未刊勸其以書歸社修飾潤色聽其部署羣策羣力付刊難易較自刻不翅倍蓰刻成酬答百部或五十部以酬其勇於公益其版權則歸之學社爲流通起見或分寄各省書報社醫之至已刊之本商令著者將書寄社代售藉爲流通起色自然樂從此對於已未刊之本設法刊行流通之法也至書肆營業以得財爲上烈不通行者不備並不審察書之佳否純爲貿利起見則少見之古籍饕索重價爲市儈之惡習審其必須通行之書由會社量力購之（此等幹力非恒人所能任）、如經費不足或以什之若干與書業商榷假閱數日限令鈔手的日工畢歸還原主如是則一方而宋本仍在而得意外之羨當可允洽此對於舊籍孤本設法刊行流通之法也謹陳一二以備裁敓

跋史記太倉公傳後

王以鈞

取玉札丹砂之美以示人而曰此朽藥也伊古及今其與幾何然雜之以錫石而間之以溲勃則三尺豎子亦唾之棄之矣蓋紫之奪朱載胥及溺如是故近代之名家無論矣而飲水思源即中古之神醫其審端致力亦未始不兢兢於此當倉公未遇公乘陽慶之前其講求醫學也亦可謂孜孜矻矻既歷年所矣乃一聞元里之高賢即拜下風惟恐或後及其受黃帝扁鵲之脉經藥論諸秘籍又如獲至寶舍舊謀新盡棄平日之所學而學者此而出於恒人必病其見異思遷朝三暮四之甚由君子觀之所謂見善能徙不俟終日行年五十而知四十九年之非與其隨行逐隊之無功曷若苦心孤詣力造聖域之爲得計乎吾於此不能無感焉以倉公之資而得黃帝扁鵲諸遺編其浸潤磨礱尚非三年之久不能精良雖其書之在今日不可復考然以意推之要亦靈素難經之流耳今世之習三書者何如哉期年焉匝月焉涉獵之以爲能依託之以自詡焉狗名失實一暴十寒此豈其人之聰明睿智什伯於前

賢抑優孟衣冠自欺欺人而假古訓經術之名以衒世也噫

附問答

或曰如君之言但取古聖賢之遺訓而習之其餘一切均可東之高閣然則杜陵讀破萬卷下筆有神之說非乎曰閱者宜多習者宜寡此湘鄉之所以教惠敏而瑜不掩瑕瑕不掩瑜用人之智去其詐交友之與讀書無異道也彼洄溪之品第百家由內難而迄金鑑亦可謂精且嚴矣然其論宋元以後之諸書以爲頗有巧思妙術補前人之所不及惜無積學之士刪其無當而集其大成修園陳氏、宗靈素法仲景至以長沙之後身自負而醫學從衆、時方妙用二書中無論朱、張、劉、李、立齋、景岳即近人有驗之方悉皆擇尤採錄以二先生之去取上視倉公異乎不異而況今日中西之交譎新舊之紛爭暨夫各家各派之雜出欲一以貫之非舍短取長曷克有濟鄙見以爲方之有效者固不妨兼收並蓄如李氏之著綱目而說之不合者則刪煩除複概從割愛若黃氏之力排衆議而謹守四聖心傳蓋孟子有言博學而詳說之將以反適約也隨園曰讀書不手記過目卽忘耳正此之謂否則如左氏之所識一薰一猶十年尙猶有臭卽或不然亦犯內經之不知其要流散無窮吾生也有涯而知也無涯彼昌黎之提要鉤元而武侯讀書但觀大略得魚忘筌吾又推之爲絕世偉人矣

論提倡中醫中藥首宜流通書籍

裘吉生

癸丑甲寅間海上同志對於教育部之主張廢棄中醫中藥謀挽救之策號召四方公推代表請願保存得邀　允准於是勗勵各地次第設立分支會以期連絡並擬設中醫學校、中醫醫院及中藥陳列所、以提倡之振墜緒以續絕學法至良、意至美矣雖然言之匪艱行之維艱凡建立醫院必先創設學校創設學校必先編輯教科編輯教科尤須自蒐集羣書以爲材料、始此次序之所在而事理之當然者也夫吾國之醫藥學發明最早其時雖無科學之解釋不分生理學、解剖學、診斷學、病理學、治療學、藥物學、等科之名稱而各科之精神含蓄於簡編者皆是也可惜片金碎玉散在各書鈎其元而提其要要非廣搜博採不爲功然中國之醫藥書籍素有汗牛充棟之譽其實能購得者幾何周秦以前之書籍無論矣宋金元明之作已無多種滿清一代名賢輩出著述等身未刊者、秘於私家已刊者、困於一隅先人手澤盡湮沒於無形後學者、徒記誦其名詞也良可慨已商務書館出版界有言曰「學術之進化隨出版物而並行學術愈進化出版物愈多出版物愈多學術愈易發明出版物亦愈易推廣反之學術不進化出版物亦因之而少蓋消行亦未易也」吾國醫藥書籍之出版者近二十年中幾無所聞蓋即學術不進化之明證推原其故即無人研究中醫中藥之學術致有善本出版購者亦無人焉滬上書肆林立架上獨少醫書全國醫生約二十萬人醫報消數不滿二千著作者、絞腦耗心脫稿即防覆瓿發行者、糾金集本出版旋須束閣是故中醫中藥雖無教育部之主張廢棄亦將爲之自然淘汰也必矣洪荒之世書契未明學術相傳以口受授自今觀之覺文野之判已若天淵然而吾儕所提倡之醫藥學針灸術惟口授也推拿術惟口授也藥物之產地、種類口授也草藥、單方無不口授也噫文歟野歟進化歟退化歟懸推當日豈無專書要皆其學術之乏人提倡則其書籍自然消滅相傳秦火不焚醫書然則一學術提倡之乏人而其書之不傳已甚於秦火也試問吾中醫中藥界之言提倡中醫中藥者將已刊之古籍覓得而供諸會中或介紹會中備資購得以印行之未刊新著及遺稿收集以謀刊行之各在本地之存版調查報告之以盡其流通之法者幾何人哉一已私藏秘如拱璧他人印品吝不願購是豈提倡之道也耶吾讀總會發行之第三年第二期社報論文中陳君裕業之言不禁竊嘆其意見之當有先得我心者其言曰「保存國粹之道無他卽爲之設法流通而已愈流通而保存之途愈廣蓋流通者實保存之極端也」吾故贊成其說而爲提倡中醫中藥首宜流通書籍蓋書籍本爲傳播學術之器具無論古經新著要皆各有心得各有發明欲謀一學術之存立於世界而其傳播學術之書籍豈可不謀流通也哉李東壁之本草綱目一二醉心歐化之輩無不斥其無據不爲去夏香港友人報告其書已爲美人盡譯西文流行他國因之英美有推廣採用中藥之議（去臘據愛蘭漢百利西藥行某君面言）流通書籍之效如是其大東西各國凡有一藝一術之發明無不藉其印刷品之刊布流通者職是故也今中醫中藥爲固有之學術也中醫中藥之書籍爲固有之書籍也無待新發明新刊佈而但求設法將固有者流通之事半功倍之舉猶不能實踐行之則吾中醫藥界之能力可不再言提倡矣僕任社報編輯特闢古籍選刊一門俾未刊之先賢遺著漸次發刊又於社中附設發行醫藥書籍機關將本地存版書籍先謀流行於他處次第調查他處之書籍而發行之又對於報告之新著刊竣後即印單行本並酬著者以五十部或百部之書前者本陳君裕業創議之二法後者與周君小農此次所擬之辦法同然恐力有未逮之處擬照張君汝偉代擬章程酌加數條（見本報特別廣告中）即日實行並願提倡中醫中藥發起請願保存之同志曁謀編輯教科以設學校醫院諸公咸注意焉爰泚筆伸論及此

代論

重刻存存齋醫話稿序

唐王勃撰醫話序一卷卽醫話之鼻祖也宋張杲著醫說十卷明俞弁著續醫說十卷卽醫話之導師也迨前清作者如林史典著願體醫話黃凱鈞著友漁齋醫話王士雄編柳洲醫話著潛齋醫話毛祥麟著對山醫話陸以湉著冷廬醫話計楠著客塵醫話柳寳詒著惜餘醫話丁福保著醫話叢存先祖秀山公纂古醫格言皆本各個人之閱歷或話所聞或話所見或話所心得或轉述師友之見聞或指摘醫家之利弊或憲章先聖之名言雖各話當年陳跡而言多精鑿較之瀏覽醫書尤有趣味且足長見識而益智慧昔老名醫趙晴初先生得醫中三昧年七十餘猶著書不倦親自手錄作蠅頭行楷在中年時最喜訪道申江與淩嘉六先生交相善江蘇與馬培之先生誼尤深曾爲之跋紀恩錄晚年在紹與余爲忘年交頗莫逆與之談醫知無不言言無不盡夜雖深無倦意嘗謂余曰醫非博不能通非通不能精非精不能

重刻存存齋醫話稿序

專必精而專始能由博而約吾紹前輩金士哦陳念義以景岳全書爲枕中秘任瀏波案頭只一册臨證指南俞根初案上只一册仲景傷寒論可見心得處不在多也然無心得者不得以此藉口欲求心得正非多讀古今醫書不可蓋不博亦斷不能約也其言如此可謂醫林佳話矣與余會診時亦不尠見其臨診辨證反覆推詳選藥製方心思周到往往一味佐藥亦費幾許時刻思想而得一得卽全方靈透歷驗如神嘗著奇偶方選約千餘方方解亦甚簡明醫案一册斷證確切方案明通皆足爲後學師範惜無刋本卽存存齋醫話稿五集祇有初二兩集由孫瀛階、陳晝卿、兩先生爲之序姚靜庵先生代爲刋行不久其版散失迄於今各書肆已無從購覓本地如此他省可知同社友裘君吉生恐其書湮沒不傳徧覓原版雖幸而購到已缺多頁亟亟然爲之重刻付印茲於其將出版焉囑余略敘其巔末於簡端斯亦裘君表彰前哲之苦心也夫

中華民國四年陰曆十一月望日何廉臣印巖識於蠡城臥龍山麓之宣化坊

審症用藥當去偏見論

黃眉孫

不佞有一言告普天下同志其言唯何曰審症用藥而已夫審症用藥醫家孰不知之何消不佞言也無如自是心執拗心忙遽心交戰於胸中則似是而非似虛而實似熱而寒似寒而熱之分往往差之毫釐失之千里悲夫不佞非敢輕論同志也第以此失不佞少年時往往有之以迄於今已四千餘旦夕時以此失痛下工夫故直言不諱爲同於不佞者現身說法非對於學識優長高於不佞者言之庶不致誤會不佞之苦心也乎

曷言乎當去其自是之心也天下唯無學無識且并無品之人始敢信口雌黃以愚庸俗自以爲華佗再世者有之自以爲仲景復生者有之自以爲祖傳秘方百發百中者有之其始也志在營業尙存內咎之心其繼也久假不歸竟少自知之見不知古來名醫斷不自譽醫而自譽雖未察其審症如何用藥如何亦可斷爲有限公司也吾恐執其偏見充其自是之心一病當前謬執方法汗吐攻補自信不疑誇誕之

心盛謹愼之心衰矣豈知症候萬殊治法千變審症用藥其愼其難戰戰兢兢死生呼吸中心之危懼當有若詩所云臨其穴惴惴其慄也而謬妄自誇者未足與語此也

曷言乎當去其執拗之心也醫家用藥有偏於寒有偏於熱有偏於補非不持之有故言之成理迨經驗已多則偏執之心日益堅固更加以危重之疾爲彼治愈者多偏於大寒大熱大補他人不敢用而彼毅然用之以回生起死復堅其自信之心而天時風土之不同强弱體質之各判有未遑細察者且病家之心理有因虛寒而請好用熱藥之醫有因熱燥而請好用涼藥之醫有因虧損而請好用補藥之醫因平昔偏執之名與自己病症相合卽心理亦相同也醫者處此再加深信不疑而外寒內熱表熱裡寒實實虛虛不及詳察舉其經驗之往事魯莽行之能勿誤哉

至於忙遽之心人人不免醫者薄有名譽遇疾病叢生之會此迎彼請奔走不遑時刻匆匆望聞問切四診不無輕忽此出門診之難也更若身居醫寓求治多此後彼

先爭言病狀先診者携方而去後診者焦待難堪而無識之病人又羣相催迫醫於斯時心煩意亂不免輕率而定方豈能沉心而察症將舉其平日之偏見率意而行何能盡合哉不知輪班挨次使之稍待而無妨診察匆忙辭去病家而亦可斷不宜貪有限之紅儀造無窮之惡業此等事情醫家常有更當精細切勿慌張功德自無量耳

嗟乎指下寫方安危立判心中無主生死難言故苦口直陳告普天下同志無論習中醫習西醫同此忠告雖其中之上上人物臨症治病確有把握不必爲之緦緦過慮而中上人才得予一言作當頭棒喝不敢輕忽將審症用藥當去偏見八字迴旋於腦海中未始非救人濟世之一術也

審查醫學名詞感言（見一月二十日新聞報）

周小農

醫學名詞德美與東日各殊海上教育家及各西醫有審查醫學名詞之議文函四布謂所列僅係博醫會舊譯及日本沿用者兩種究竟何去何從或中國別有確當

審查醫學名詞感言

之名詞請各具意見等語凡此犖犖大端誠一勞永逸之謀我中醫編教科書者閱此不知感想何如蒙見醫學名詞卽東籍所用如腺如膵、爲日本所製字中國不欲保存國粹則已如其然也尙宜留意焉（中江某報所編生理學、應當注意、）例如甜肉卽胰子在田所謂總提血脈管卽脈迴血管卽絡微絲血管卽孫絡腦氣筋卽督脈之類字異體合憶去年李笑瀛在某報提議記載病症不宜沿用西醫名字未爲無見西籍嘗議舊學如不知脺臟等與我國學理多所抵觸抑且頭緒繁多如市肆簿籍使覽者不能終篇或東或西、及漢醫名詞各異則初學誦之有十讀三復嘗所適從之慨既有所見未便默而不宣夫本國名詞自爲國粹如萬不獲已外人名詞不宜沿襲或設簡易之法糾繆之如東西名詞對照表會通解紛兩俱附列亦符布置取舍化裁通變之道良以事務實則名不混剖析毫釐抉摘正謬皆編書家應審之要旨是中國別有確當之名詞一句實爲鄙人莫大之希望也願海內著作家鑒諸

論洋藥嗎啡之入藥大礙衛生

周小農

洋藥之魔力大矣舉富貴貧賤盡口腹有毒之物不嫌自埋自揹既禁復運印土印花聲明入藥輾轉蔓延不可爬梳從此明目張胆更無所顧忌矣嗚呼嗎啡入藥歐洲用之洋藥入藥中國更推廣之死灰復燃伊與胡底長國家而務財用者於害中取利曷不一考其性耶西人之言曰洋藥醉性有癮敗腦縮筋變壞血質令人懶惰中醫之言曰助火傷氣凝血枯精髓耗胃液猾賈參以雜料粵地又參以雜藥燥熱毒烈不下於砒久吸令人枯槁俗傳洋藥治腕痛瀉泄頗驗今諮訪因病吸烟者僉稱初吸似效其病屢發則煙必加吸則至癮日大而病仍在倘患者於此悟僅能暫止之不足奇有懼終身之困累大曷若服藥無癮自由之爲愈彼在上者如知洋藥有毒則不宜以此揭櫫入藥也明矣進而考之嗎啡鴉片之精也泰西化學家詳細化分雅片有十二種質最猛烈者爲莫爾非尼印度上等鴉片每百分略含此質十分其質無色無臭在水內不消有鹼性大毒能害人中醫嘗見以此抵癮者性能麻

肺傷生尤速直是以暴易暴今嗎啡入藥勢如燎原旁觀者淸美儒丁義華又通電矣（見十一月六日新聞）我華自處之道將若何如仍飲鴆止渴不知警戒徒令西人盡力於勸導中國倘令其毋質入藥利國福民之本旨詎若是耶吾儕蚩蚩者氓不知其性有乖衛生故爲此論

讀章廬谷治痘篇書後

張汝偉

讀章虛谷先生治痘辨一篇。信其謂痘出於五臟之論。其高見與仲景之論傷寒傳六經河間之治溫熱主三焦孟英天士之治溫邪分內營外衛均爲千古不易之確論蓋痘毒者譬之賊也五臟如五門何臟不固賊即從何門出而痘爲先天之毒最近肝腎一有不虞賊即從之而出以其近而捷也時醫治痘用涼理固宜然若肝腎素固痘從脾肺而發者則其路遠矣卽不可槪用涼藥而時醫一見姜附丁香肉桂升葛之屬詫爲怪異誠如虛谷先生之嘆也而不知士濕非溫不化路遠非升不達乎。

經研

袁秋題

說醫學

錄神州日報

中西醫學術異而理同乃一般崇尚西醫者每詆中醫爲陳腐又一般習慣中醫者直視西醫爲新奇實則各有專長不可磨滅誠有人焉一旦融會貫通之當能爲醫界中一新紀元也因紀中華醫會開會事故牽筆及之

中華醫學會

激聲

顧中華人民衛生程度之低下因之而謀醫學教育宗旨之純正願力之慈悲吾何間言獨是在會諸公中華人也其所以愛中華深救中華切圖進福利者爲中華也爲中華人民也然而此次開會之程序中未見及中華之固有醫學應如何表彰之俾中華人民之習慣咸合宜於治療中華之固有藥品應如何研究之俾中華人民之經濟不致困於漏巵竊怪其舍本而逐末也

難者曰彼等爲政府有鑒於人民之習慣與經濟的關係頗有提倡中醫中藥之意而西醫派恐不能圖存立於中華境界於是發起此會至旅華西醫士以中華醫學

短評　六

會之名義正大故無不惠然肯來實則此次之醫會少數之醫會也此次之主張片面之主張也不特不能福國利民推波助瀾適足以禍國而害民子疑吾言乎但於此次開會柬請各界及於閫秀則滬上極有經驗、極有名譽之某徵醫、某名醫反未見邀是即彼等宗旨之所在可想見焉曰是言也未免厚誣在會諸公矣姑存之以覘究竟

形而上者爲之道

中醫之學形上之道也

形而下者爲之器

西醫之學形下之器也

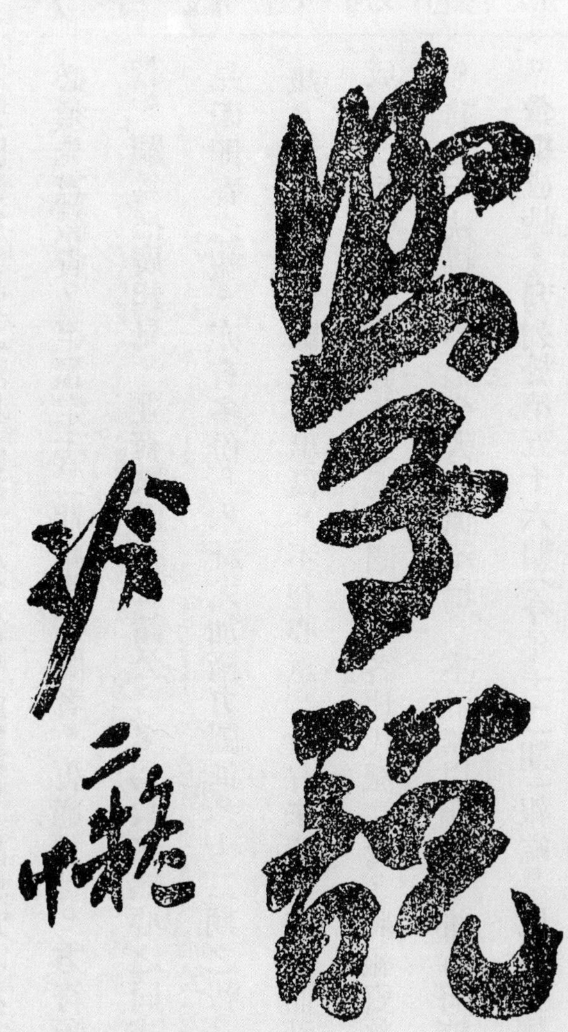
醫學說

本社特別誌感

本報因鑒於報資之不易收淸。及曾經受此影響。故定章不拘本外埠。必須先惠報資。至預定十二期減作一圓者。更應預付。方符預定之名義。嗣爲推廣起見。並荷來函委寄諸公。多爲負名熱心之同志。因之見函即寄之報。亦有多份。本社尤加極力圖進。十二期之報。行將出竣。正以欠資者因數甚區區。不在心意。致有未蒙見惠。而社中積少成多。頗礙進行爲慮。迺近荷閱者暨各地代派諸公。將報資絡繹惠寄。其共相扶持之心。令人欽佩不已。本社無以酬答。維有將諸公芳名彙編成帙。刊列於第五十六期（今年十二期）報端。以彰盛德而誌銘感。尚有一二未惠者。還祈速惠。寄帶以郵匯最便。郵票亦可代用。

懷姙七載案醫學上之研究

曹炳章

讀十二月七號越鐸日報越州要聞下有懷孕七載之奇聞一則據云紹屬東關鄉左近塘角地方孀婦楊俞氏藁砧去世迄已七載遺產頗豐苦無嗣續乃憑族衆公議承繼族姪某爲後(中略)惟當立繼之初該氏亦已有遺腹以故立繼議據中曾有將來生子財產均分之說不意十月滿足消息杳然遲之又久直至上年冬間始行誕生一子計距其夫永决之期已遙遙六年另二月矣該氏見已有子即欲執行前議與該繼子均分財產該子不肯該氏不得已向縣起訴當於前月(三號)由何承審員開庭審理謂夫遺財產盡歸繼子而爲母反無管理之權是無此理懷胎六年有零始行產生事出怪誕不經卽法律上亦無此種條文規定實屬無從根據該承審員乃諭以姑候詳細研究宣示庭諭云云據此論是必先研究懷孕七載問題以解决是案然此係屬於醫學範圍考之東西各國凡關於姦淫胎生服毒急病而致死傷者必經法醫生檢查醫生因何致死傷之學理而證明之法官將醫士簽定

懷姙七歲案醫學上之研究　四〇

之診斷書更據法律科以應得之罪此東西各國醫生之所以重也吾國向來則無之近今法律改良亦有採取先進國之遺法然醫生亦少此資格炳章向以醫藥爲常業凡關於醫藥之疑點無不悉心研究之如楊俞氏之案前余輯生殖奇談一書類似者採述甚多惜是書民國元年寓店遭火以前著述各書付之一炬及今記之猶有可考茲就與是案類似之奇胎約錄數則以質諸法律家一商榷之按冷廬雜識云烏程嚴鐵橋爲建德教諭時義烏有高才生某爲忌者所誣見棄於其父事聞之官大吏欲爲超度萬難措辭嚴聞之乃爲甲癸議一篇致其房師閩撫韓芸舫克均督部見之大爲稱賞其說謂甲在外二十八年擁厚資歸而其妻先死其子年二十六既舉秀才儀表出羣丙與乙素有隙丁睨甲資黨丙而擠乙稱乙姦生子甲恥之逐乙而事聞令長令長以律無文不能決上之大吏大吏入奏下百官博議癸議曰竊謂一事尋常耳可以片言昭雪人姙十月九月而生者常也姙七月而生生而壽考者世間多有俗說姙八月而生難育蓋不確闞澤在母胞八月叱聲震外見會

稽先賢傳其不及七月者。黄牛羌種姙六月生見魏略其逾十餘月者苟氏孕十二月生苻堅呼延氏十三月生劉淵張夫人十五月生劉聰見晉書載記慶都孕十四月生堯見帝王世紀鉤弋夫人懷昭帝十四月乃生見漢書附寶孕二十月生黄帝見搜神記陽翟有婦人姙身三十月乃生子見嵩高山記太康溫磐母懷身三年然後生見異苑長人國姙六年而生生而白首見外國圖大人國其民孕三十六年而生見括地圖老子託於李母胞中七十二年見瀨鄉記老子母懷之七十而生生而白首見神仙傳載籍極博姙逾十月者悉數難終中在外二十八年而歸而乙年二十六蓋其孕二年無足爲異宜片語昭雪丙丁宜不論大吏曰癸議以謂姙二年尤哉據以覆奏於是甲乙復爲父子如常云云余按李有懷姿高氏懷姙二十七月舉子後亦長大見雲間雜誌王大昌語云老醫輔沛霖治朋縫人妻經停腹脹而硬服藥不效兩年餘忽生一子而腹病若失其子余常見之見重慶堂隨筆黄淯傳云母童氏夢大星墜於懷乃有姙歷二十月始生淯見元史朱菩之之妻懷孕二十五月不產王士雄批云余見許培之茂才暨其一妹一弟皆年餘或二年而生昇續名醫類案海虞祝生者妻嚴氏懷孕十五月不產醫診之或曰畜血或曰蟲疾投以藥俱不効又逾月產一男見尊聞贅筆六安朱鵬死無子妻有遺腹過期不產鵬弟利兒所有以訴之官鵬母上言婦實孕久之不產以爲蠱也共歷五十六月同姑視獲產田中見者駭異譁謂必昌後名之曰應昌編入州志見周櫟園鑑記鎮江三江營張姓妻五十歲時忽然有娠今該婦已七十有一矣歷二十年尚未生產尤奇者胎在腹中能自言語須再經二三年方可出此云見醫學世界杏林拾遺卷二此尤近而可徵者此即素問云天壽過度氣脈常通腎氣有餘也醫學入門云、平人懷孕十月而產者言其常也其有延月而產者富貴多壽又云延月而產必生貴子若月不足者多貧賤而夭薛慎齋女科經綸云姙娠十月而生是其常也其有逾期而生者是其變也虞天民云凡姙娠胞中失血所養胎雖不墜氣血多虧致逾月不產、嘗見十二三月十七八月或二十四五月甚至五六年生者往往有之俱是氣血不足胚胎難長故耳凡十月之後不產者當大補氣血以培養之庶無分娩之患也王士雄云亦有因懷孕時屢有漏血之病氣血耗傷有遲至五六十月而生者總觀諸家所說如楊俞氏懷孕七年而產者亦事之所或有未可概以爲不經也況立繼時已有遺腹之說其所以遲遲不產者大抵如虞天民王士雄所云懷孕時氣血多虧胎失所養無以暗長或屢患漏血之病以致無血養胎或因男子已成癆瘵諸虛傷精之病肝火更旺陽物易舉若行交媾適遇婦人五至之時亦能受孕然其精已敗出則甚薄以此精成胎亦難長大此余屢見之矣如上數端犯其一者、多致逾月不產此皆論娠之變也餘如二陰相交亦能生子亦見杏林拾遺明正德間上元縣錢臣醉與妻李氏交媾爲妹所窺次早臣出姑詰嫂夜來事淫性遽發嫂戲與姑效交歡狀兩陰相合將夫遺精流入小姑陰後經閉腹高遂成胎(下略)按姑之受孕殆謂西人所謂注射法無異考注射法創自法國名醫魯明生者是法求男則生男求女則生女可如吾人之意言若注射灑馨(藥名)卽撲滅陽性之元質而爲女注射亞陀赫那林（藥名）即撲滅陰性之元質而爲男其一既撲滅其一遂異常發育據此理論已按諸實驗此論受孕之奇也且不獨胎生受孕有奇異之變而且行經亦有異常李時珍曰月事一月一行其常也或先或後或通或塞其病也有行期祗吐血衂血或眼耳出血是謂倒經有三月一行是謂居經有一年一行是謂避年有一生不行而受胎者是謂暗經有受胎後月月行經而產子者是謂胎盛俗名胎垢有受胎數月血忽大下而胎不殞者是謂漏胎士士雄云又有未及二七之年而經水已行者有年逾花甲而月事不絕者有無病而偶停數月者有壯年而汛即斷者有帶下過甚而經不行者有數年而一行者有產後自乳而仍按月行經者有一產而停經一二年者此雖以氣血有餘不足言然亦有稟賦不齊不可以常理概也此皆洗冤錄法醫學之所未詳執民法者亦不可不知也

種痘消毒法

裘吉生

引種牛痘爲極安善之法然消毒不十分完全仍有害處茲特將必不可略者說明

於下俾種痘者與施種者咸知消毒爲必要

(一)身體之消毒　嬰孩皮膚潔淨無垢污者我國中人絕無僅有也若令全身洗濯要亦爲難故必須局部消毒當在嬰孩臂上種痘部分用鹼水濕布擦去垢污次用消毒棉濡透火酒抹擦淨盡再以乾棉抹乾然後下種

(二)器具之消毒　所用痘刀宜在酒燈上滅却毒質或於消毒水浸過方可且每種一人須消毒一回萬不可此孩種過之刀即再種他孩

(三)衣服之消毒　普通引痘法中多不及此然余於實驗所得凡種痘嬰孩之衣服乾淨者極少甚至其裏衣汚濁蘊成臭穢之氣者有之此種嬰孩下種後其發生之痘決不完全且防衣服之毒引入痘中誘起他病故必備有小塊消毒皂每遇此種不潔之嬰孩給與消毒皂一小塊令其回家洗淨衣服再來受種方爲妥善否則種後於痘點上必加以痘罩一枚

右各法本爲種痘之必要吾紹種痘者多不注意及此爲害實匪淺鮮

答蘇君雨田診驗質疑

黃眉孫

閱醫藥學報蘇君診驗質疑二則一從樓口跌下身未落地兩足倒掛經人放下唯門牙碰微痛外餘無所苦但頭自髮際以上周圍腫起按之綿軟如癰將潰又一李姓子與羣兒戲被稍長者揪其髮按之地上聳臂久立經人解開頭亦綿軟蘇君皆以化氣活血消痰通絡之法外治而愈方用桂皮木香當歸赤芍紅花桃仁半夏前胡蔞皮枳實桔絡絲瓜絡等味煎濃汁塗髮際腫處兩俱見愈足見蘇君獨具眼孔爲醫界開一法門其中要竅不可不一一研究蓋人身之氣血流行遍身循環不息中醫學說謂氣率血液而行所出爲井所溜爲榮所注爲俞所過爲原所行爲經所入爲合分布十二經三百六十五絡有子午流注之時刻此血液二字非連合而言各有分屬血則人人知之液則合汗唾涕痰各種行於皮膚腠理之間口鼻氣管之內也西人學說有迴血管微絲血管凡汗質液質各有流行之道路蘇君所治二症因身體倒掛氣血逆行聚而不散受病之地皆爲血質液質所屯據而不復流行蘇

君治之以化氣活血消痰通絡之品具有確見尤妙在以藥汁塗患處使氣與血液之根據地方無形解散蓋藥性從毛管入皮膚皮膚中之血管汗管皆有吸收之能力故應效如響若徒服藥餌入口即至胃部俟藥氣上衝及於巔頂方能愈疾其功力微緩難收速效已可想見不若直塗患處較爲親切憶壬子冬十月余在汕頭客寓適客寓有小夥計年十二歲從三樓跌下不省人事良久始醒其左手并頭面近左處腫疼異常余用蘇木紅花防風白芷香附當歸赤芍乳香沒藥等味煎酒一半搽痛處一半和童便服之次日腫痛即消行走如常此雖屬跌打一門亦與蘇君直攻患處之意不謀而合故愚以爲病從外受不妨單以外治之法治之若氣血壅逆病已入內則外敷藥物內服湯劑爲不易之法質之蘇君以爲何如

純碱易罹喉症說

楊燧熙

喉如門戶日用有時夜息有定主乎呼吸而司收納無一息之停停則病矣然有內因外因之別不內因不外因之分內外二因輕重懸殊飲食衞生失講而致病者亦

純鹼易損喉症說　四八

復不少更有黴菌傳播在所不免左爲咽屬肺右有喉屬胃中爲會丁屬厥少二陰胃主沖和下降之令升則爲病又爲水穀之海肺主治節淸肅之府一物不容毫毛必病厥少者腎肝也腎脈挾舌本啓水上潮肝脈循喉嚨連舌本生風莫制賴陰以平之胃病至肺肺病傳腸肺與大腸相表裡胃腸有密切之關係胃猶竈喉爲囪胃受火灼則喉部受其刺戟薰蒸久則囪壞熱度高則囪損此自然之理無俟細譯者也近今麪食雖稍減於穀食而麪食亦人生日日所不可少業此者貪利不用口鹼專用純鹼因口鹼質優而價昂純鹼質劣而價廉率皆用之純鹼原料外洋石灰也其製法以夏枯草及茶汁性最猛烈食多則傷胃消爍眞陰損喉部實因純鹼中含有炭素每麵粉百斤祗用六兩於衛生上大有妨礙吾鎭西門外於光緒念八九年間經理純鹼者徐君(姑隱其名)倡始而居民患喉症者十居四五不及數年而徐君卽患背疽潰爛至心而死此天網恢恢疎而不漏之明徵也現口鹼淘汰提倡國貨團者急起直追旣興實業又保衛生當勿河漢斯言

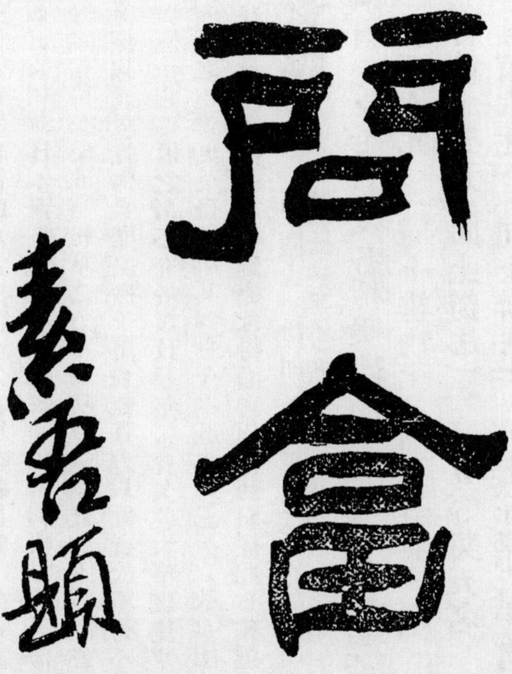
問會

神州醫藥學報第二十六期起大改良

閱報諸君請注意 一千二百元之獎品

閱報者有獎品　投稿者有獎品　代派者有獎品

本報自開辦以來於茲三載蒙各同志贊助之力出版至念五期銷數達數千份可謂創吾醫藥界未有之盛舉也然本報之普及雖遍行海內外如雲貴川陝日本南洋皆有本報之蹤跡但吾醫藥界同人海內外何止數十百萬平勻計之巳閱報者猶不及萬份之一今欲振興醫藥非藉報章之力不爲功無如本社能力綿弱經濟孔艱不能以數十百萬之報章灌輸吾醫藥界同人之腦海深以爲歉且即此區區數千份尚無實力以維持故不得不藉收報費以資彌補而閱報者又多不諒本報維持醫藥之苦衷恒以區區之數不介於懷致歷年報費欠收大半幾幾乎不能繼續出版然此雖爲閱報者一時之疏忽而本社同人辦理之不善更莫得而辭其咎也今本社再爲三次之改良樹強固之基礎整頓內容加增册頁以期引起購閱者之興味在諸君所費無多可望錦標奪得而神州醫納將從此日益進步豈不懿歟

閱報者之獎品

購閱一份即有一份之得獎權二份者二權餘類推

頭等獎一名值一百元之書籍及各種美術品（路遠難以郵寄及不欲該物者可以物折銀寄奉）

二等獎一名　值五十元（同上辦法）　三等獎一名　值三十元（同上辦法）

四等獎二名　各值十五元（同上辦法）　五等獎五名　各值八元（同上辦法）

六等獎二十名　各值六元（同上辦法）　七等獎二十名　各值四元（同上辦法）

八等獎五十名　各值三元（同上辦法）　九等獎一百名各贈值一元之書籍不折銀

十等獎二百名　各贈值五角之書籍不折銀

詳細章程請向上海本社及紹興醫藥學報社函索即寄

答八　周小農

致病之原。今古不同。以亞洲上古之學說。與歐西之病理相較。嗜好異情。暄凉異候。詎可顓守一學說自域而不化哉。內經以痎瘧皆生於風。超古則曰。物露風則生蟲。誠以地有汚濕。蒸生微虫。隨風飛揚。由空氣以吸入。而病竈卽基於是。以瘧之證狀繁賾。條理分明。始揭營氣之所舍。病機偏在血液。繼明衛氣之所集。病理卽轉氣分。終謂邪入於陰。感深道遠。內薄五臟。橫連募原。其精密如此。卽西醫之說考之。初謂霉濕。繼稱瘴癘。近推瘧蟲。學說無止境。再閱數十年。其說或更無際乎。謂瘧蟲寄生蚊身。西曆四月至八月。發達最盛。病菌旣入血液。敗壞血輪。故人顏青白。與發氣化爲寒熱。舊者滅則熱止。新者生則熱作。至於治療以桂拿爲主。不聽以信石水三四滴而已。西醫治瘧。簡捷若是。無怪後生小子。厭棄國粹。偏嚮西學者多。曷知治瘧萬非一二三品所能愈。且桂拿雖新法。以信治瘧。

中國古方甚多。是中華先發明也。抑瘧有屢服桂拿等。纏綿至數年不愈者。自非推闡中學。不足以窮其變。經曰虛實不同。邪中異所。蒙最服膺此言。是中學以六氣研究治術。其理最精。且病不拘乎夏秋瘧蟲。內經之言曰。瘧在太陽則寒重。寒從背起。先寒後熱。有先傷於暑。繼浴水氣之寒瘧。亦有因風而夏暑汗不出。秋成之風瘧。治法以表而出之爲宜。或冬傷於風而後傷於寒。伏氣在內。發見先熱後寒之溫瘧。（注冬春無蚊。瘧非一端。西醫未知。）喻嘉言謂治溫瘧。宜知壯水護陰是也。若夫肺素有熱。邪入分肉。消鑠肌肉爲癉瘧。即金匱所謂陰氣孤絕。陽氣獨發之症。（羅謙甫以白虎加梔子治愈宜參）肺瘧令人心寒。熱間善驚。如有所見。心瘧令人煩心。欲得清水。反象寒。多不甚熱。病狀難繁。如趙藜村治袁子才暑瘧。已進呂某升麻羌活。嘔逆頭眩。血氣自胸僨起。趙用白虎湯。如以千鈞之石。將逆氣壓下。霍然而愈。（設泥西說。石膏爲無用之物。妄引桂拿信石。亦必僨事。）又如王海寧治石芷卿案。陰分素虛。邪即入營。與白虎加犀角銀花石斛竹葉之案。實宗此例治。）至邪在半表半裡。寒熱不甚。見人心惕。病機偏在足少陽膽。古時習用之小柴胡。溫膽湯。確爲對症。惟灑淅寒甚。久乃熱。喜見日月光火氣。是屬胃虛。今以胃瘧證之。令人善饑而不能食。腹大等症。即後世飲食不節之食瘧是。雷少逸查麯平胃法也。又如脾濕重之濕瘧。病在足太陰。令人不樂。好太息。不嗜食。病至善嘔則雷氏宣透膜原法。又曰脾瘧令人寒。腹中痛。熱則腹中鳴。正爲濕滯之據。苟爲足少陰瘧令人嘔吐。熱多寒少。欲閉戶牖而處。其病難已。豈非邪愈深遠愈難治耶。抑且腰脊痛。宛轉大便難。目眴眴然。手足寒。（案如王孟英治張春橋。瘧發子夜間二日而作。口乾嗜飲。脉弦細尺數。爲足少陰熱瘧。及何永昌妻。脉症相同。口渴目不欲張。兩腰收痛。宛如錐刺。心慌不能把握。均以壯水清腎熱。而效如桴鼓。）若病機偏於厥陰。令人腰疼。少腹滿。小便不利。如瘧數便意恐懼。參以肝瘧。色蒼蒼然。太息。其狀若死。(馮楚瞻治張子芳案。魏氏評註。於此症實具至理。)內經又曰諸瘧而脈不見。有刺十指間出血法。昔張子和治陳下一人。三年羸瘧。既不能溫燥。一經遵刺。血止寒熱頓已。以久瘧而有此奇勛。何其神也。抑西醫有解剖。因瘧而死。察其肝脾腫大。不知血因邪蓄。甚則有形。中醫尚有鼈甲煎丸。彼桂拿信石水。曷能愈此。今之學子。不究古今之時勢。不揆中外之氣體。以同異爲愛惡。以愛惡爲是非。論甘則忌辛。是丹則非素。亦所得者淺焉耳。存拙之說。亦足以戒相隨。披靡之中。附和不察者。俾如所自反已。

問九　林屋王蓴庭

鄙人素患遺精。初則夢洩。未經醫治。漸成滑精。以致精耗神痿。甚至激動肝火。升騰上焦。致現吐血。血證雖服藥即痊。而遺滑未除。長此已往勢必促成勞怯之途。因思貴會乃醫藥之樞鈕。乞懇賜示治療方法。并余友另求治白淫一方。

答九　曹炳章

俞東扶云。醫書咸云有夢而遺者。責之心火。無夢而遺者。責之腎虛。二語誠爲括要。以余驗之。有夢無夢皆虛也。不虛則腎堅精固。交媾猶能久戰。豈有一夢即遺之理云云。蓋精之藏蓄在腎。若腎臟虛衰。精竅滑脫。不能固閉蟄封藏之本。則玉關無約。而精遺滑。此當責之於腎虛。且精雖藏蓄在腎。而主宰實出於心。故凡苦志讀書之人。及思慮勞心之輩。以致妄動君相二火。遏令精舍不寧。卽精亦能遺泄。此當治之於心。大抵遺精因於淫慾竭精。閉藏失職者。如九龍丹去當歸。加五味子。（熟地八兩。英肉甘杞芡實炒金櫻山藥各四兩。蓮鬚三兩。蓮肉四兩。五味子一兩。爲末蜜丸。每服三錢。）加減六味丸。（卽六味丸去澤瀉。加化龍骨三兩。鹿角霜二兩。黃魚鰾三兩。五味子一兩。）或萃仙丸（何首烏四兩。九蒸九晒。白茯苓二兩。人乳拌。懷山藥二兩。人乳拌蒸。蓮鬚四兩。川斷三兩。酒炒。韭菜子二兩。北芡實四兩。人乳拌蒸。沙苑子四兩。微炒。兎絲餅二兩。覆盆子二兩。酒炒。蓮肉三兩。人乳拌蒸。破故脂三兩。酒炒。合桃肉二兩。化龍骨三兩。水飛。金櫻子三兩。東洋參三錢。黃魚鰾膠三兩。煮化搗入。研末。用魚鰾膠加煉蜜爲丸。）以補腎之劑固之攝之。若因陽虛無氣以制精。寐則陽陷。而精道不禁。無夢自遺。宜選註固精丸。（鹿角霜八錢。鹿茸四錢。韭菜子一兩。五味子五錢。淡蓯蓉一兩。浙苓五錢。附片五錢。巴戟肉五錢。化龍骨五錢。赤石脂五錢。煆。酒糊丸。）以提陽固氣。因於心腎不交。無以統攝精舍。宜金鎖玉關丸。（芡實四兩。炒。蓮肉四兩。去心。藕節四兩。茯神二兩。山藥六兩。五味子三兩。石菖蒲一兩。爲末。金櫻子六兩。煎膏。代蜜丸。）每次四錢。以實脾淸神而固塞之。因脾虛腎虧遺精。宜聚精丸。（鰾膠一斤。蛤粉炒研。沙苑子一斤。人乳拌蒸。爲末。蜜丸。）加別直參三兩。炒於术三

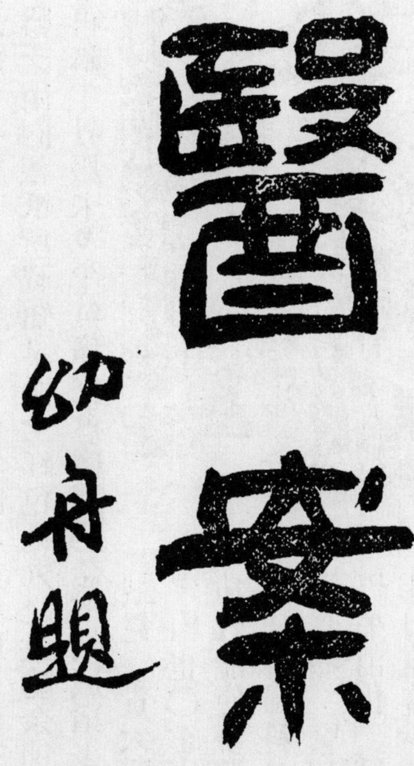
醫案
幼舟題

戒除烟癮

醫生曾云何以戒煙諸君應用韋廉士大醫生紅色補丸驅除煙癮因其有補血清血之功俾全體速生新血能令腦筋有力扶助各部强健故也諸多名醫曾以韋廉士紅色補丸戒除自己之烟癮即如廣西梧州何習之醫生亦其一也觀其來書云○余嗜好雅片常染氣痛之病曾自擬一方服後即止惟無斷根效果時發時止身體軟弱勞倦不堪煙癮愈深自醫乏術閱報紙所載知韋廉士紅色補丸之效驗余即購三瓶服後精神加倍飲食遞增再購半打服未及半氣痛立愈緣即起念戒烟服猶未罄煙癮已脫氣痛悉除誠見　貴大醫生濟世活人之功高宇宙也○韋廉士大生紅色補丸之功效能使身體復原强健有力男女同功且婦科各症更多奇驗即如瘋濕骨痛　腎尻酸癥　胸肺萎弱　胃失消化　腦筋衰殘　皮膚諸恙　凡因血液不清所起諸疾無論男女莫不相宜也凡經售西藥者均有出售或直向上海四川路九十六號韋廉士醫生藥局函購每一瓶英洋一元五角每六瓶英洋八元郵力在內

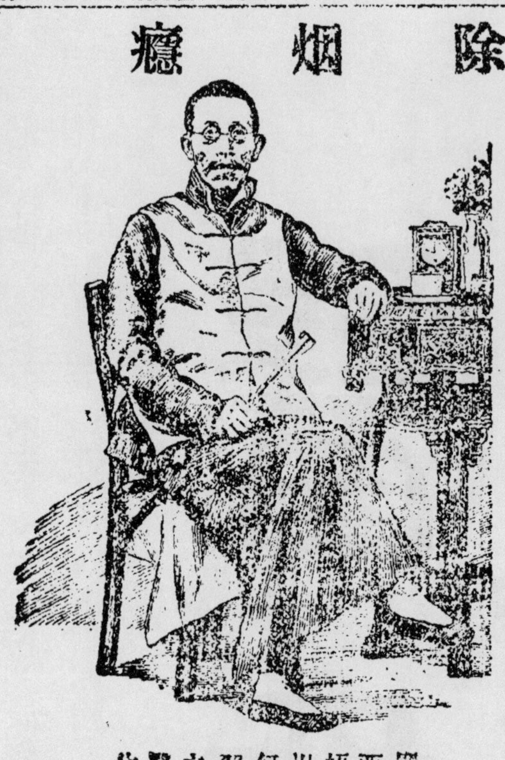

廣西梧州何習之醫生

荆芥澤蘭。炒香附大生地。天花粉。辰砂染麥冬。辰砂染茯神。北沙參。合一劑。煎湯灌下。神識稍清。脈亦稍和。二服後。大勢已奪。微似有汗。大便欲解不爽。改用全當歸。炒白芍。大生地。澤蘭。北沙參。麥冬。天花粉。栢子仁。驢皮膠。炙甘草。浮小麥。大棗。服五六劑。諸恙悉退。婦亦能起。不過大便尚覺不潤。吳本寒素。即停藥弗服。越半月。前陰似有白帶。再越數日。前陰所下之物。似糞非糞。如已熬油滓。色黄如粉。大便仍不潤。溺亦短熱。吳又延余診。余思薛氏所用之法。决非此症所宜。即大小腸交之義。無從深究。攷六腑位置。小腸上口。接胃下口。大腸上口。接小腸下口。胃體居膈下。與脾相連。小腸居腹中。疊摺而下。大腸繞腹左右。亦名迴腸。腸外俱有膜油連綴而成。飲食入胃。汁與水皆從胃與小腸滲出。精汁上溢於肺。入心化血。水汁由脾歷三焦油網。越腎入膀胱。腸內已化之滓。即從二腸而下。是爲糞。從無小便出糞之理。若云小便所出之糞。由大小腸來。則二腸破裂。二腸破裂。腸外將成糞側。腹中必另有現症。吳婦飲食如常。腹中亦無恙。不過便糞時。溺略短熱而黄。腹內微似撮痛而已。斷非二腸之糞。可無疑義。况是症起於胎前受熱。產後熱鬱。服生津養陰法。雖熱退病解。而元氣未復。遺熱留而爲患。欲從大便而出。至直腸而稽留不去。故大便不潤。欲縱小便而出。着膜油而惋滯不前。故溺短熱而黄。惋之旣久。則膜油受其煎熬。不化癰毒。即化如油滓如黄粉而下。此症之治。必須扶其元氣。生其津液。驅其伏熱。補其膜油。始無遺義。從古論治。諒非所宜。方用白歸身。炒白芍。大生地。黑驢膠。女貞子。淮山藥。老東參。炙黄耆。炙甘草。新會皮。白茯苓。立此一方。付吳而歸。七日巧日。余赴張氏之約。過渡所。吳婦依舊盪槳懸帆。迎余溪畔。詢其疾。始知服是方十餘劑。而諸恙若失矣。

壽石醫案四則　古虞張汝偉診

陸（右）乳癰一候。焮赤腫痛。乳頭內陷。勢難消散。急宜透毒化膿爲要。全瓜蔞四錢 大貝母 黑山梔 大連翹 炒姜蠶 地丁艸 蒲公英 白菊花各三錢 炙甲片二錢 蘇梗一錢半（鹽水炒） 角針一錢 生甘艸五分 另與外科蟾酥丸八粒 萬靈丹二錢。分二鐘過下。外敷秘製金黃合清寶丹。幷貼咬頭膏。晨診後。至晚又來。已潰膿得暢泄。腫減六七。痛止。改授提膿摻藥。三日即愈。

張（子然）風邪外束。伏熱內蘊少陽。木氣不達。夜半左頤忽卒然腫脹。皮色不異。用疎肝熄風通絡法而愈。

炒荊芥 青防風 蘇子梗 冬桑葉 姜竹茹各錢五 酒炒川芎 淨蟬衣（去足）雙鈎鈎各七分（後入）白蒺藜（鹽水炒） 黑山梔 大連翹 大杏仁 硃赤苓 象貝母各三錢

（謌按）前方投一劑即愈。然此等症。挾風而起。搜風通絡。範圍不誤。效如桴鼓。若用豆卷角針姜蠶片甲之屬。攻毒透頭。必至壞事。審症立方。辯在幾微。故特贅數言。以助後學。

王(左)冬溫挾煙毒。蘊釀痰熱。兼挾肝陽。上擾咽喉。而爲內喉癰。喉中腫脹。水粒不食。疼痛異常。宜清冬溫而通地道。

冬桑葉錢五(打)大貝母三錢 車前子三錢(包) 風化硝錢五(同打) 全瓜蔞二錢 炒杭菊錢五 黑山梔三錢(同研) 海哈散三錢(包)焦枳實三錢(打)大杏仁三錢(去尖打) 廣鬱金錢五 鹽水炒木通一錢(包) 元明粉錢五(打)雞蘇散三錢 引淡竹葉一錢 川通草一錢 硃赤苓三錢 硃燈心 四十寸 外吹中白柳華秘藥

王(二診) 內喉癰。投劑後。六小時卽潰。膿泄甚暢。便更溲赤。腫退痛減。症勢已定。宜從化痰熱以解毒立方。

竹瀝半夏二錢 川廣鬱金各錢五 黑山梔三錢(研) 炒杭菊錢五 括

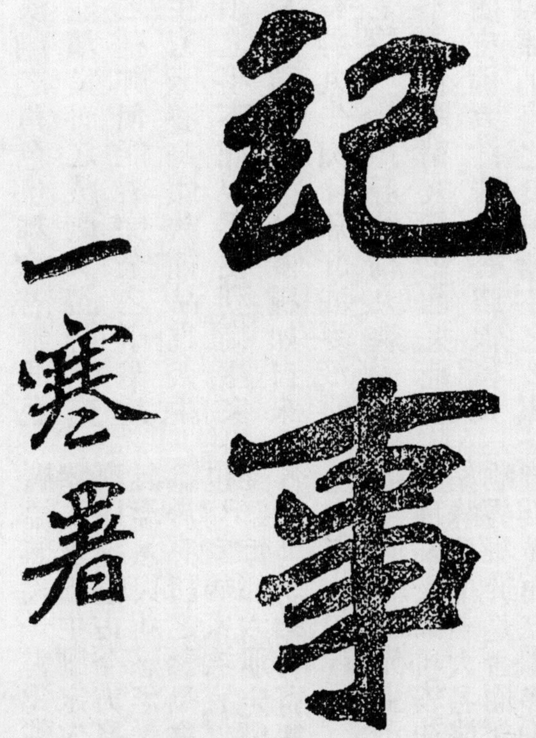
記事
一寒署

神州醫藥總會第三年選舉推舉職員表

正會長　余伯陶君　醫界副會長　顏伯卿君徐小圃君　藥界副會長　葛吉卿君童芝蓀君　醫界評議員　朱堯臣君包識生君柯春喬君倪銘三君應鶴峰君徐相宸君沈智民君金萬伯君徐錦裳君曹仲銘君馬逢伯君毛玉書君王問樵君濮鳳笙君王槐庭君沈琢如君錢治安君徐起之君林渭川君徐瑞筠君　藥界評議員　童槐青君王祖德君楊丹霞君張始生君徐潤祥君崔驥雲君沈葆聯君王簽齋君鼎利賓君朱裕康君舒高舜君湯以堯君楊景堂君陸德峻君葛仁勇君邵明輝君張炳輝君羅榆舟君樂錦泉君沈樂君君　文牘員　陳巽倩君華永祺君朱少坡君杜靜仙君　經濟員　鮑承良君潘藹齋君　幹事員　謝惠周君樊發元君徐少圃君嚴槃芝君　交際員　蔣雲洲君馬鏡清君陸稼軒君崔礪山君朱作良君傅春波君陳久香君許培卿君　調查員　朱贊之君徐豫發君胡作屏君王啓沅君胡一菴君魏能飛君陸瓚甫君陸頌花君黃少岐君劉少山君周湘園

君岑吉人君程梅卿君莊澄廉君董鯉庭君陶葆珍君周定伯君劉松山君董瑞姓君華雅堂君朱瑞性君朱成章君　書記兼會計員　蕭退庵君　外埠評議員（北京）韓旭東君張振聲君陳春園君齊如璟君　（南京）　王筱石君（廣東）劉筱雲君黎天佑君陳伯壇君任熾南君（福建）鄭肖巖君王菊初君陳剛鈞君蔣麗水君（雲南）姚靜仙君李杏壇君李夢園君（河南）石炳南君（湖北）湯筱泉君陸慕斑君（江西）朱琨君蔡星山君（杭州）李雲年君葉心如君　（四川）　張樹南君李紹白君姜選臣君（廣西）黎肅軍君（蘇州）錢縉甫君張叔鵬君（紹興）何廉臣君胡瀛嶠君（甯波）周肖彭君（鎭江）袁桂生君（呂巷）錢杏蓀君（烏鎭）張藝成君（蕪湖）蘇雨田君（餘杭）葉倚春君（松江）查貢夫君（溫州）徐定超君　外埠交際員　（南京）郭演康君（蘇州）陳彩芳君（湖州）胡錫齡君（江西）徐寶卿君（九江）陳雨辰君（山東）姚鎔村君（汕頭）陳紫波君（楓涇）施㳄吾君（棠蔭）吳霽峰君　（臨平）邵苓譜君（紹興）陳樾樵君（溧陽）陳逸卿君（天長）崇肖葵君（崐

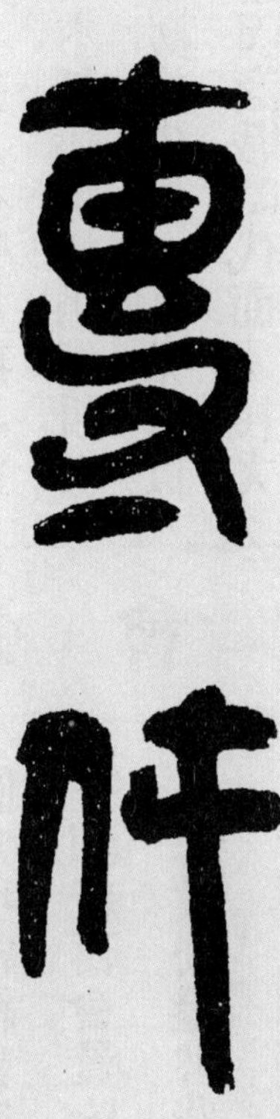
專件

本分會啟事

本分會自照總會章程改組凡從前醫會會員及新由介紹入會會員因總會証書未到均皆假定現在總會已將會員證書寄到新舊會員除已塡給外尚有未繳到證書費(二角)與常年費(一元)之會員　諸君請函寄香橋孫康候君會計員處當於次日即由會長胡瀛嶠君將証書寄上毋誤特此奉告

第八條 藥店接受醫方配藥時於藥名分量及病人姓名年齡住址及醫士之姓名章鈐均須注意倘有疑竇非當時質明開方之醫士得證明書不得爲之配合所開方中藥品如遇缺少時可通知醫士囑爲另易他藥不得由店夥藥劑士任意省去或易以他藥

第九條 各項藥品均須按法貯藏倘因氣洩而性味已失原質已變不得售賣

第十條 中藥店配藥須於紙包及容器上將藥名記載西藥店依據處方配藥其容器或包紙上須貼紙簽按照處方分別內用外用用法用量授受者之姓名年月日一一注明

第十一條 藥店售東西洋之毒劑藥品須查照各該國藥局方之規定以爲授受之標準

第十二條 凡毒劇藥售賣之量數及劑數須有醫士署名鈐章之藥方始能授與並須由藥劑士鈐章將該方保存十年如無醫士之方或買者年齡幼稚及形跡可疑均不得售賣但因治療上之必需而爲授受時若無醫士所開之方須於藥瓶或紙包上黏貼紙簽將該藥之種類內用外用用法用量授受者之字號姓名年月日一一注明並錄於簿册連同購者親錄署名之單據留存備查但所授受之藥不得逾外國藥局方規定分量若爲同業者及醫士化學家購爲業務上之用及官署公所購爲正當之用時須將購者姓名職業住址及所購量數詳錄簿册連同購者親錄署名鈐章之單據留存備查

第十三條 藥商購買存貯毒劇各藥須將品目量數詳載簿册以備官廳派員查驗毒劇藥品須嚴密貯藏外加鎖鑰以防不測

第十四條 賣藥行商之以躉售註册者非聘有藥劑士不得零賣毒劑各藥

第十五條 賣藥行商之以零售註册者須將所販藥之種類品目呈報該管官廳惟不准販賣毒藥各劑其原經官廳查驗准許售賣之丸散膏丹等藥不在此限

第十六條　製藥者製出各種藥品須隨時呈送該管官廳查驗如係毒劑各藥須按月將所出品數報告該管官廳前項所製毒劑各藥之出售除藥店暨以藥售註册之賣藥行商及醫士化學家業務上之用及官署公所等處購爲正當之用者應查照第十二條第三項之規定爲授受外不得另售出售藥物包紙及容器上須將該公司名稱載明並附以毒劑字樣

第十七條　藥商配合丸散膏丹藥餅藥膠藥水等品如非按照成方配合須將藥品連同藥方稟請該管警察官廳查驗批准始准售賣其根據中外成方者並須將根據之方聲明在本章程頒布以前曾經稟請查驗者得稟該管官廳酌予免驗

第十八條　官廳派衛生人員巡視檢查藥商之藥品簿册時該藥商須逐一導觀不得藉故推諉或有意違抗

第十九條　藥品經衛生人員查驗認爲有害衛生有傷風俗及作僞者得由該管官署禁止其製造貯藏售賣並將違禁藥品酌予銷燬處置

第二十條　具有左列各項之一者處十元以上百元以下之罰金

一未領營業執照而營各項藥商之業者

一中西藥店不將店夥及藥劑士稟報及店夥不識藥性藥劑士未經核准領照者

一藥品之容器或包紙上記載虛僞不確者

一違反第八條第二項第十二條第十三條第一項第十四條第十五條第十六條第一二項之規定者

一不遵官廳派員查驗者

一違反第十九條之禁而仍製造貯藏販賣者

第二十一條　違背第十條第十三條第二項第十七條及毒劑藥方不遵第十二條之一項規定之年限保存者處五元以上三十元以下之罰金

第二十二條　違背第八條第一項第九條第十六條第三項者處一元以上五元以下之罰金

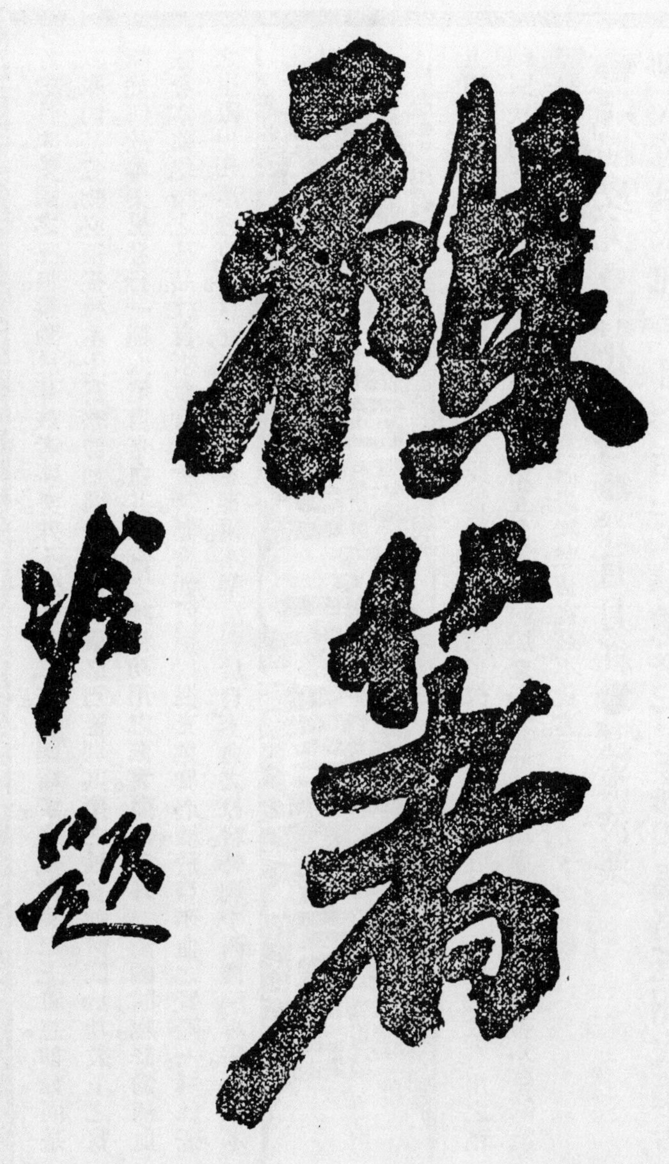

金雞納霜能截瘧。人人知之。若謂暑濕風寒。堵截於內。一無遺患。此譽言也。鄧傳若明經之宗。上海花業巨商榮秉之令嫒。未歸時。患三陰大瘧。遽以西藥止之。復發則再進。璇閨殗殜。病經三年。迨瘧告瘥。營衛大傷。續患血崩。終以血枯經閉而不能生育。奚要之瘧有六淫客邪蘊伏膜原。不宣滌而遽即截止。弱體之所以致損也。吾為此言。非為患瘧不可服。但須清化蘊邪。理之於先。方無流弊。而西法不然也。

疳積糖。甘口喜食。穉孩殆多嗜之。以其甘味。適合兒童心理。中藥使君榧子糖。遠不如也。然頗服且多。忽以殞其生。亦屬創聞。乙卯八月。無錫西鄉水獺灣楊秋泉者。向在上海圓明園路某洋行生理。其長子患蛔結痛。由西藥房購得疳積糖。雖開瓶猶未嘗也。楊以姪女出閣。偕眷屬同出辦粧奩。僅留其齠齡之幼子在家。不慮幼小無知。將其乃兄欲服之疳積糖。私食罄盡。迨其父兄回家。瞥見幼子神色有異。雖廉得其情。總以此子聰明異常。固鍾愛之。未呵責也。詎知越日壯熱氣升。神情糢糊。託就曹仲容專科診視。即辭不治。三日卽殤。楊以掌珠頓失。胸懷鬱悶。自患寒熱。起伏逗

伯華醫訓　五

留。兼旬病減。猶有佬傑之狀。異而詢之。自述如此。

伯華醫評　六

西人善治瘍。自負華佗再世。鹵莽從事。每有所聞。無錫龔君謙培。字牧卿。患背發疽。聞某醫院善治外瘍。即備診金。往請某西醫至。則不問情由。亦不上哥囉汸。陡出利刃。於患處劃一十字形。病者痛不可支。家人恐慌。欲與爲難。旋由輿夫通信醫院。請人出爲調停。其事始寢。然其戚眷等。經此一番閱歷。信任西醫之念。遂無形打消矣。

錫邑中市橋。朱菊軒女。迨吉有期。頸後生有疣贅。錫俗名飯休。乃極微之結肉也。歷有年所。本不足患。乃因出嫁防醜。往某醫院割治。某醫並未奏刀。祇用青色藥調敷。兼搽頭臉。越日頭面腫脹。痛不可忍。轉請中醫調治。服清涼藥。經月始痊。以一疣目之徼。而失治如是。其效可覩矣。

傷科可裝義足。西醫之獨步也。然究竟運命不長。則有確聞。慧山五里街。林姓帮傭老嫗。偶不經心。自樓上失足跌下。足骨折斷。當雇人用板門舁往某醫院醫治。將折斷之足截去。易以木質。一時見效。久難收功。仍然斃命。欲求殘足永繫而不得也。

西法治肺結核。有空氣療法。丁君仲祜。謂宜宿於露天。著書立說。極推崇之。有不驗者。則以寒冷之空氣浸盛。反增病也。前清諸生張錫熙。號佩紉。住無錫北郭外。有文名。爲城北學堂教習。亦福保先生函授之高足。西醫學理。研究有素。乙卯春、患肺勞。入某醫院施治。令其開窗酣臥。冀得新鮮空氣。以驅桿菌。乃日漸不支。未幾斃命。至十月中西醫士表二期發行。無錫部首列其名。邑人大疑。吳楚君增代其族伯楷作輓詞。故知其詳。

冷水外治。中國素有此法。但以危險過甚。該法久不行用。不謂西醫獨用此法。鹵莽從事。邪伏不出。去生便遠。前清諸生蔡持志。無錫北城人。大有文名。爲蘇州某醫學校管教。甲寅夏、患暑瘧。信用西法。以冷井水沃胸面等處。日服西藥。遂至不起。李懋卿君述此。因其素識。倍深悼惜。王丈雲卿云。其哲嗣亦在學界。因屬對隣。時相過從。蔡每勸誘令入蘇醫校。謂畢業則西藥一毫。可鬻一元。雲卿君向喜務實業。謂此無異騙錢。心術不端。極不然之。蔡既博羣書。又躭西籍。惜偏信過甚。致自誤云。

伯舉醫譚

伯崋醫譚　八

雞血籐固華藥。素無傷人之事。自利人割我臺灣。遂有寶林會社。製爲酒丸。在滬出售。乙卯秋仲。無錫啓泰棧經理張彥卿君。有友贈伊雞血籐酒二瓶。一由其室服一則轉贈同事徐懇生。所奇者張之尊閫服僅二次。瀉有三四十行。轉咽疼、胃呆、力乏神疲。其徐夥之室。服之瀉利無度。似米泔色。帶下如注。腹脹作阻。不食者一星期。究竟雞何毒質。函致該社。化分不肯報告。誠爲憾事。

西國補血藥鐵質。雖以酒精。故入李幹卿前清江督考取優等醫士也。篤信西醫。而西藥購備甚多。據其試驗。有不合陰虛血熱之質。經以閱歷。其說益覺顛撲不破。吳鴻昌室。勞熱三年。且有肝氣。飯中沃湯。則脹不可忍。甲寅冬、轉爲鼓脹。某宗王孟英陰虛熱脹例。進清肝泄熱。脹退腫消。以吳球大造丸出入。已起牀能食至二盌。經夏達秋。已逾八月。乃有戚眷勸誘。令服自然血。服僅六日。口糜咽痛。舌紅苔剝。會有家事。氣惱內熱。腹脹陡發。肌如沸煎。腹如拘甕。舌糜咽赤。不食而亡矣。陰之難充有如此者。補血之西藥。非盡人皆合。於此可信。其有服之似應者。體無伏熱耳。

說鬼

黃眉孫

人之精神附於形體。未有形體已亡。而精神尚在者。猶刀劍然。鋒利附於本質。未有本質消滅。而鋒利猶存者。由是觀之。人死氣散。安有所謂鬼。又安有因果報應之鬼。新架坡有某甲者。年踰五十。娶一妾。嫡庶不相能。嫡母又子女林立。妾曲意事之。無如吃醋拈酸。笑啼俱罪。其嫡或唆使某甲罵之。或暗使子女罵之。甚且打之。妾不堪其虐。鬱鬱死。死未一月。嫡即患心氣痛。每夢妾以刀刺其心。即大痛不止。或夢中作妾語。言其嫡生前種種虐待之罪。服藥請醫。全無效驗。未幾其長子亦患是症。一日某甲率其子來余處診看。備述其異。余謂之曰。鬼有所歸。乃不爲厲。宜作法事以解寃仇。立嗣子以安怨魄。或者有效。甲曰。君言誠是。但解禳之法。已窮已盡。無成效可言。且吾妻作妾言時。謂嫡陽竊惠下之名。以陰行其悍毒之事。使彼在生前有口難言。有寃莫訴。較尋常殺人者。罪加一等。況其子年將弱冠。不得謂童子無知。子隨庶母以下凌上。更爲法律所不容。必取母子二人之命。非祈禱可解也。時同坐有李友。

素持無鬼論者。謂某甲曰。此必君妻見妾死後。心中不安。恐鬼能爲厲。腦筋中時現恐慌之象。故變出幻狀。皆由自己之知覺神經運動而出。所謂疑心生暗鬼也。人死氣絕。原質已亡。魂魄消散。君當於科學新理。喚醒夢夢。則疾當無不愈耳。甲曰。君言確鑿。具有至理。所不解者。病人囈語時。宛然妾之聲音也。不特一人聞之。七八人共聞之。不特一次。如是七八次亦如是。效作妾音。何能宛若生前。十分肖像。是何理由。敢爲指示。李友不能答。迄今數月。聞說子母二人病皆未愈。不知將來作何解結耳。

補白

記者

凡學藝之事。由游戲而爲誘致之法。其進步較易。故各科學。常設游戲法。以引人入勝。如游戲算術。游戲唱歌等是。醫爲沉潛之學。尤當用游戲事。以利導之。使巧慧環生。靈機頓啓。不獨爲攻學養腦之法。抑亦循循善誘之道也。閱者如贊同吾言。請答下列之游戲問題。問一、二、三、四、五、六、七、八、九、十、百、千、萬、各字爲首之藥方名目若干。盡其所知。限三旬郵函本社。當用投標法。以最多者與次多者。分甲乙等次第。以酬

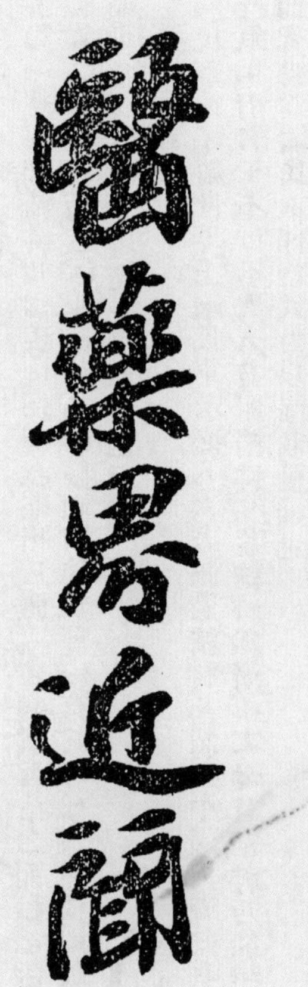
醫藥界近聞

短篇小說

尚武精神

烏都都　蓬　蓬　蓬蓬蓬

開步走　立正

糾糾桓桓之士魚貫而蒞操塲此非我中國軍國民之尚武精神乎假使中國四萬萬人人人有軍國民之體質無事編練勦旅有事効力疆塲則中國可立見其強何難一躍而為頭等國

雖然軍國民之體質豈易言哉天賦跛癃殘疾者不可為軍人作弱多病者暮氣深者旦氣牿亡者亦不可為軍人是故欲強中國國民非培養旦氣驅除暮氣使多病之人化為無病作弱之人轉而強壯跛癃殘疾者一變而為彪形大漢虎賁少年方可

天佑漢族世界第一總統牌精神丸出現甸怯弱救尪損凡體弱多病者皆治之而振已憊之精神復泯然之元氣凡所謂暮氣深者旦氣牿亡者服精神丸而振刷精神其奮發有為可操券以俟即跛癃殘疾之無可救藥者服之或亦可希冀於萬一以達健身愈疾之目的

烏都都　蓬　蓬　蓬蓬蓬

國民軍來了國民軍來了雖世界上國民軍未必人人盡服過精神丸然欲中國人盡知兵使他日一躍而為頭等國以期吐氣揚眉者正不可不人人盡服精神丸蓋精神為辦事之母有精神乃能辦事乃能人人有軍國民之體質而皆得為國民軍保持武力以強我祖國也

或曰婦女童子老人皆不可為軍人豈皆不必服精神丸抑知有壯健之母乃能生壯健之兒則婦女宜服精神丸以生強健之子成他日之軍國民童子入校肄業即有體操一科尤宜服精神丸若老人如昔之廉頗黃漢升輩雖當時無精神丸而精神矍鑠千古播為美談則今日既有精神丸凡有老當益壯之思想以期為國宣獻者更安可不服精神丸故援筆作尚武精神短篇小說以警告當世男女老幼之有志強國者

上海三馬路中法大藥房識

一星期之中華醫學會

中華醫學會在上海開會延長至一星期計議決六事並舉定職員茲特錄之

(一)中華醫學會爲公益起見公決條陳政府實行醫生註册之法取締一切不正當之行醫售藥及嚴禁外國藥料之惟利是圖者

(二)中華醫學會有鑒於出洋學醫之必要公決懇請教育部暨外交部於美國賠款經費中撥提若干款項每年供給十人遊學之資專爲造就醫學生之用

(三)中華醫學會有鑒於癆病與花柳病之蔓延公決稟請各省巡按使設法陌止

(四)中華醫學會因吾國衛生之幼稚公決條陳內務部促進公衆衛生之方法

(五)中華醫學會因各國教士設立醫院醫學堂及美人洛克反爾亦將捐助巨欵興辦醫學於中國境內公決條陳政府特設機關統轄醫學事項以維主權而圖畫一

(六)中華醫學會因衛生智識宜灌輸於幼時公決編輯衛生教本及教授法送部

審定以備小學校之用並圖規入小學課程中

該會是日並舉定名譽會員十人內務總長朱啓鈐財政總長周學熙上海工部局醫官史旦萊上海哈佛醫學校校長胡宣德上海靑年會衛生部部長畢德輝北京英國使館醫官德蘭長沙湘雅醫學校校長胡美杭州廣濟醫院院長梅滕根北京政事顧問官學理遜奉天盛京施醫院院長司督閣

又舉定本年職員如下會長伍連德副會長俞鳳賓力舒東書記牛惠生唐乃安會計刁信德庶務蕭智吉編輯伍連德劉瑞銘湯爾和俞鳳賓

英人對於減除嗎啡之宏愿

字林報載穆爾教士報告論嗎啡毒其言極可注意爰節譯於下以警告國人焉其言曰一九一三年五月七日英國下議院討論禁止鴉片問題畢事時印度部次官孟氏繼請抒發宏愿減除嗎啡因嗎啡用者日廣爲害尤勝於鴉片吾人急宜設法遏制此毒否則雅片因禁令而減嗎啡將日增銷用矣

報價

新報	冊數	報價
全年	十二冊	一元
半年	六冊	五角五分
零售	一冊	一角

代派或一人獨定十份者八折五十份者七折郵票抵洋九扣計算空函恕復

舊報	價目
一至十三期	五角
十四至十七期	三角
十八至四十四期	八角

郵費：中國加一成日本台灣加二成南洋各埠加三成

廣告價

	地位	價金
一期	一行	二角
	一面	二元
三期	八	折
六期	七	折
一年	六	折

存存齋醫話稿初二集補刻出版

是書爲越中名醫趙晴初先生之遺著初刻一冊早已風行一時惜流通不得法欲讀是書者越中且無購處他處可知也社友裘吉生君已覓得殘版電加補刻以中國白連史紙精印裝訂兩大冊定價五角賽連紙印者定價三角書印無多由敝社限一個月內以半價出售各五十部以惠同志過限滿數均照定價另加郵費每部四分書業躉批另議

紹城北海橋中　紹興醫藥學報社啟

本報下期要目預告

論文●論東西醫不留意中醫學決不能行於中國……（裘吉生）與何廉臣先生論公編醫學講義書……（蔡崑山）

學說●頻效方彙……一（桐溪書屋）醫學抉微……一（張汝偉）

問答●答九……續（曹炳章）問十……（張汝偉）

古籍選刊●唐杜廣成先生玉函經……一（崔嘉彥加註程雲來校訂徐樹榮重錄）

醫案●社友治驗錄▲壽石醫案四則續……（張汝偉診）臨診偶錄二則……（裘吉生）

專件●管理藥商章程續●內務部限制藥用鴉片嗎啡等品營業章程

紀事●上海總會新選職員姓名錄續●本分會組織之報社社友錄續五十期

雜著●東源醫話……一（王以鈞）協和講室演說錄……一（中權居士）歷代名醫傳略……一（江蘇許昭）

凡有遠處寄稿再於臨印時增入

丙辰年三月一號出版

第五十五期

紹興醫藥學報

神州醫藥會紹興分會發行

本期之目錄

外埠代派處

南洋○新加坡 黃眉孫君
奉天○開原縣 濟生藥房
江蘇○常熟 張汝偉君
江西○九江 郭肯貽君
福建○連江縣 林又愚君
江蘇○松江 查貢甫君
浙江○處州 何夢君
安徽○歙縣 胡天中君
湖北○閻陵街 圖書館閱報社
江蘇○因果巷 張叔鵬君
廣西○桂林 黎肅軍君
北京○北城 王文璞君
安徽○蕪湖 穆春甫君
江蘇○盛澤 王鏡泉君
廣東○汕頭 楊源蓀君
江蘇○無錫 周小農君
浙江○台州 羅燎彤君
廣東○潮州 曾師仲君
福建○泉城 張鳴謙君

湖南○常德 沅湘日報社
江蘇○吳縣 陳膺先君
浙江○甯波 徐永友君
福建○福州 黃良安君
浙江○餘姚 壽明齋
江蘇○揚州 吳傑三君
江蘇○上海 神州醫藥總會
浙江○嘉興 春和堂
廣東○廣州 余翰垣君
江蘇○上海 謝惠周君
浙江○杭州 李雲年君
浙江○百官 壽明齋
浙江○杭州 大原施醫局
四川○江津縣 李國珍君
河南○前營門 閱報社
江蘇○鎮江 袁桂笙君
吉林○葉赫鎮 傅偉武君
黑龍江○南城 閱報社
陝西○西安 秦中公報社

本邑代派處

澗滸○張若葭君
馬山○高德僧君
安昌○嚴繼春君
昌安○壽明齋
昌安○嚴紹岐君
城中○和濟藥局
城中○教育館
西澤○陳柏麓君
馬安○朱柏年君
城中○育新書局
城中○墨潤堂
城中○明達書莊
樊江○吳詠棠君
東浦○許東山君
城中○裘氏醫廬
嘯唫○陳定山君
平水○施灝康君
陽嘉隆王彬之君

流通書籍辦法

◎神州醫藥學會紹興分會紹興醫藥學報社徵求流通醫藥學書籍招股合辦醫葯學書有限公司之章程

常熟張汝偉代擬草稿

(一)本章程定名曰醫藥學書有限公司

(一)本公司專收海內外不流通之醫藥學書籍及孤本鮮見用以轉相翻印以冀流通而廣學士之識爲宗旨

(一)本公司所招股資除購辦原本書籍及刷印費一切零用開支外概於本股東無涉

(一)本公司暫定額一千股每股五元以五千元爲限各股東認股之後自繳費日起每年即付於八釐之股息

(一)本公司附設於紹興醫藥學報社爲總事務所分設於各地代派紹興報處爲分事務所

(一)本公司自購印刷機器延請編輯專刊醫藥書籍出售除醫藥書外可寄售各種書籍但不自印

1

(一)本公司每年開常會一次如有特別事故得開臨時特別會

2

（一）本公司每至陰歷年終（或陽曆）各股東處報告清單如有盈餘照股均分

（一）本公司稟請教育部批准立案後施行如有中外人等藉端滋鬧者送官究治

（一）本公司所購各種舊版書籍苟能保存者必當維持不可貪利求售查出者倍罰

（一）本章程自公司成立時施行

（一）本章程如有未盡處得於開會時宣布各股東有十人以上之同見者可以隨時修改

發起人裘吉生增擬稿

（一）凡各地同志無論古遺新著之書籍寄到本公司付刊或借抄者得以函中定明應得之權利

（一）凡各地同志如將書籍作股得以先行商定書價

（一）股本自一股或數股任人認附惟一人不得獨認至五百股以上

（一）代招股本自一股至數股不定限制

（一）本公司定額一千股外另加紅股二百股凡一人代招十股或自認十股者得贈紅股一股上百股者得贈紅股二十股百股以上則照百股推算

(一)本公司除正股一千股官息外每年盈餘即作一千二百股分派正股紅股一律應得

(一)股東有五股以上至二十股股分者得購書時以最廉之價折扣有二十股以上至百股股分者得在各埠設立分公司經售出版書籍

(一)本公司由紹興醫藥學報社於報首特設廣告機關凡收到股分及購得書籍均隨時布告以期週知

(一)本公司股分未足之前擬由發起人墊欵辦理

(一)本公司收到股本即掣收照存執俟招足定額呈請立案後憑收照換給正式股票

(一)本公司俟股分足額即將此章程草稿由股東公同修正

醫藥學書有限公司徵求醫藥學書目

各地同志務求擔任調查各本地書店刻字店及藏書家與圖書館鈔錄醫藥學書目且不必限定其書普通與否總以所有者盡錄之俾知各地流通醫藥學書之概略并得將他處所有者而濟其所無他處所無者購其所有各書目下尤須注明册數板樣及定實價目寄到本公司必當重以酬答惟來函宜寫明詳細地址

流通醫藥學書有限公司進行事畧

常熟張汝偉君 認股三十元 計六股 已繳 紹興裘吉生君 認股六十元 計十二股 已繳 鎮江楊燧熙君 願以存書六種變價入股 無錫周小農君 願以家輯衛生易簡方與集驗方及合業師張聿青先生醫案及論說又友人家藏抄本醫學課兒策（道光癸卯無錫高鼎芬上池著）（目錄 溫熱 痘病 暑病 溫病 濕溫 燥病 瘧疾 中風 虛勞 喉痧 婦人 胎前 肺病 溫病條辨方訣）又王旭皋先生遺著治肝秘訣等附刊發行 常熟張汝偉君函報有明版醫學綱目四十本計洋八十元本草匯十本計洋十元現已由公司備價往購矣

刊行醫藥叢書

現擬一面招股一面先將徵得鮮見孤本及各地寄到新著述按月刊行醫學叢書一集計四大本用中紙中裝每集收刊之書多則十餘種少則三五種然必刊完一種再接他種大部之書亦必刊完前卷再接後卷第一集籌備將竣當預行佈告出版期及目錄望各地同志有書有稿從速惠寄勿失此名利雙收之機位也

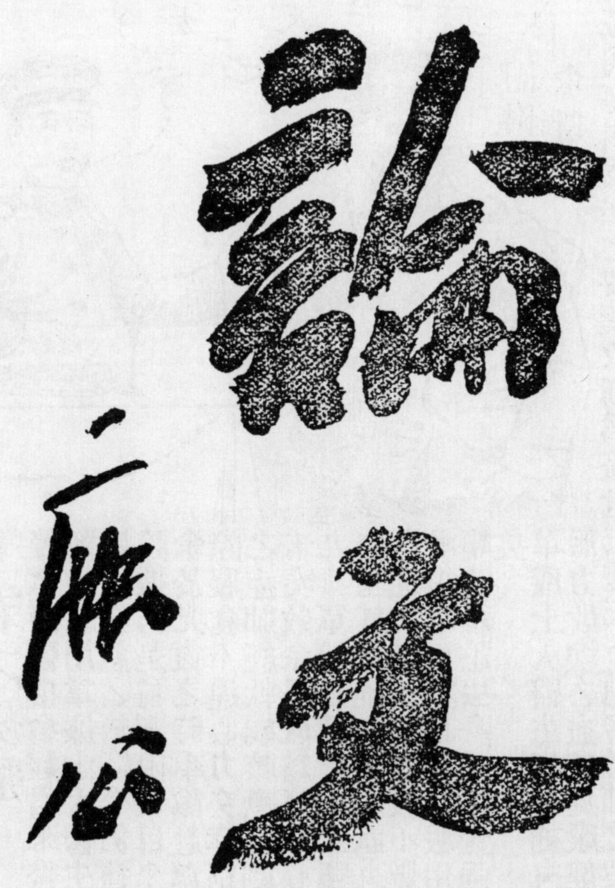
論文
雁心

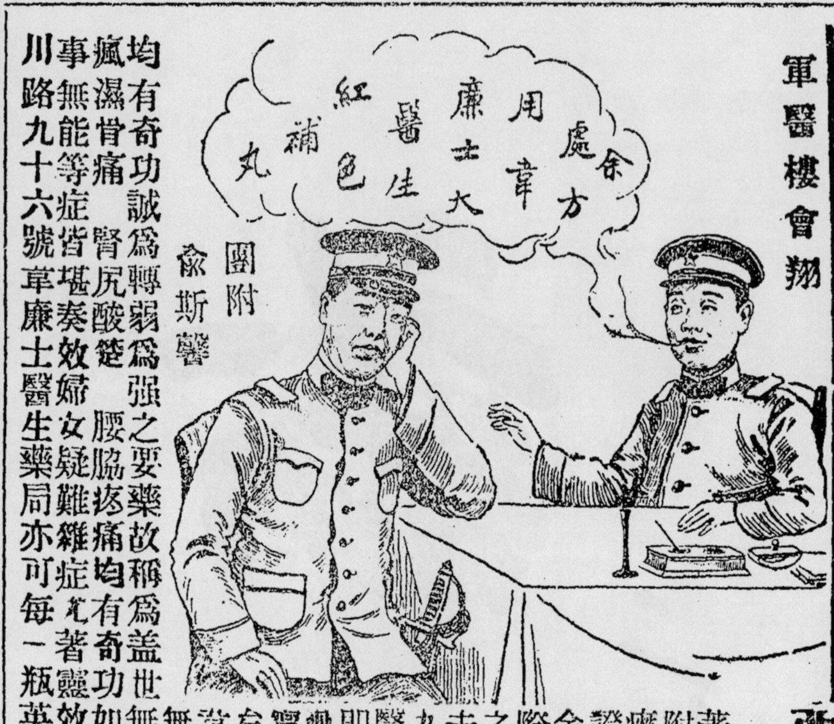

西醫樓君如何救治圜附俞君之癆症

著名西醫樓會翔君來書云余友俞斯馨圜附由余用韋廉士大醫生紅色補丸救治其癆症全愈〻後迄今仍舊康健也請觀以下證據乃是俞圜附親自來書云

余於光復之時率隊赴滬赴甯軍書旁午之際寢食不遑心力交瘁精神衰殘忽得咯血之症肺經軟弱咳嗽甚劇疊延醫生診治均未奏效余恐成爲癆瘵心甚憂慮嗣由四十九旅軍醫官樓會翔君囑余試服韋廉士大醫生紅色補丸並述該丸爲補血之要藥余即從其勸如法吞服不數日漸見效驗精神𢌞復咯血亦止接連服用胃納大增夜睡安寧諸恙悉去身體亦覺強壯竟獲十分全愈矣

韋廉士大醫生紅色補丸能化濁血爲淸血無力敗壞之血成爲康健有力之新血每服均有奇功誠爲轉弱爲強之要藥故稱爲蓋世無雙天下馳名補肺之聖藥凡肺經無力瘋濕骨痛　腎虧尻酸筵　腰脇疼痛均有奇功如血薄氣衰　胃不消化諸虛白損房事無能等症皆堪奏效婦女疑難雜症尤著靈效凡經售西藥者均有出售或直向上海四川路九十六號韋廉士醫生藥局亦可每一瓶英洋一元五角每六瓶英洋八元郵力在內

論東西醫不留意中醫學決不能行於中國

裘吉生

醫之爲醫治病已夫治病必期病之瘳此不特病者之希望如是即醫者之目的亦無不如是然因一病之生原因各別變狀萬端而治之之術亦因之無窮焉是故古之人立治病之法有針砭灸焫也有按摩導引也有祝由禁咒也有湯液服啜也有金石熨烙也東西醫近時則亦於丸劑散劑之外盛傳各種療法以應病來之變如熱病用冷罨法寒病用溫罨法等是雖然爲病之狀不一設治之法亦多固矣惟同是治病之法何故是爲東西法也是爲中國法也此豈非吾儕爲醫者一大疑問也哉且也因此而釀成中醫與東西醫東西醫與中醫儼然如仇如敵非中醫之排斥東西醫爲淺膚即東西醫之誹詆中醫爲陳腐致中醫不敢偶繙東西醫籍東西醫亦有不屑留意中醫學也夫學問之道本無止境雖旁搜博採尚恐其未能造極今自囿其見聞而欲達完全之境有不戛戛乎其難哉噫此種繭絲自縛之意見不知誰作厲階間攷古今學者之遺言無不各欲求他法以資攻錯如東西醫則有夫海

倫氏曰「醫術去完備之域尚遠急宜參攷各種各異之療法」和田啓十郎氏曰「現代治療醫學極不完備有待研究之處尚多苟於西醫外之醫術有能參互考博闡發斯惰者則又烏能拒絕之」中醫則有張仲景氏曰「勤求古訓博採衆法」右之論調指不勝數茲特摘錄其足以代表全體之一二言請以國界限於醫學者三復斯言當猛省其主張之未妥也據以上三氏之言則吾中醫果當兼明東西醫學則東西醫亦當留意中醫學者明矣然記者之論斷以中醫不兼學東西醫其治病之術尚足以奏效於東西國而東西醫若不留意中醫學決不能通行於中國此非記者一人之私言事實上與學理上有當然也本報四十九期雜著欄所記女鈴醫一則足爲中醫藥治他國人屢奏效驗之一證女鈴醫者廣東人繼父業而僑美有年歲以中國藥在美國治美人病其門如市記者不欲以此爲中醫自滿其學之已足蓋就事理論之則醫者治病者之病能使病者之病應手奏效果無往而不利矣矧中醫之四診行之於病者不拘國之爲中爲東西無甚强人之難處若用東西

法以診中國人而子宮須檢查也溺道須洗刷也開通若商埠寡廉若娼妓聞愿循其法以求治者尚尠各內地無論矣然挾東西醫術以行中國者不檢查則無法明其病不洗刷則無法愈其病此豈非事實上與學理上之一大困難也耶讀民國元年十一月六號漳浦源梁醫院西醫畢業生林紹庭氏致廣東公醫院發行中華醫報函中之言足爲業東西醫於中國者作全科玉律焉茲節錄之如下一(上略)貴報專以泰西新言論著作學者斷難入腦關於祖國內地病一節貴報所未謂注重者當知中國醫學元推鼻祖西法傳入內地時尚幼稚又內地病症西學所未發明故居內地醫生屢逢束手苟不另存一種憚心研究內地病之診病施方固非易易(中略)務速組織內地醫學訪事員函請各醫院各醫校畢業生抑中國精於醫學者將地方時病奇症逐月着實報告(下略)一氏之投函該報蓋深知該報之宗旨在推行醫術於中國又已爲畢業於西醫洞澈夫西醫術之不足行於中國故有君子贈人以言之舉記者作此論與氏有同一之趣旨也願學東西醫者幸毋河漢斯

言

與何廉臣先生論公編醫學講義書

蔡星山

何廉臣先生大鑑久仰鴻名未親塵敎閱貴報載袁君論提倡編輯醫書後稱先生有公編醫學講義商榷辦法四條云教授生徒必須融會古今貫穿百家始無偏弊自是不易定論竊思醫理精邃宏博大可彌六合小可眩毫毛前聖後賢著述汗牛充棟其奧竅元妙直參造化豈初學生徒所能索解況値中醫統緒將淪於廢絕之際又被西醫潮流爲中人崇拜喜其治法單簡易爲學步如今日不提倡中醫學講義則已如必欲提倡須分次序初淺高深等階級凡纂講義先以淺形深登高自卑惟白話體裁最宜一目了然大綱細目一絲不亂開其嗜學門徑俾從近淺易解觸類旁通漸引入精微高上之境再令博覽前聖賢及近名家所著醫書收集大成良效庶可望中國醫學昌明放異彩於五大洲不揣冒昧貢此鄙見未審高明以爲然否此請著安

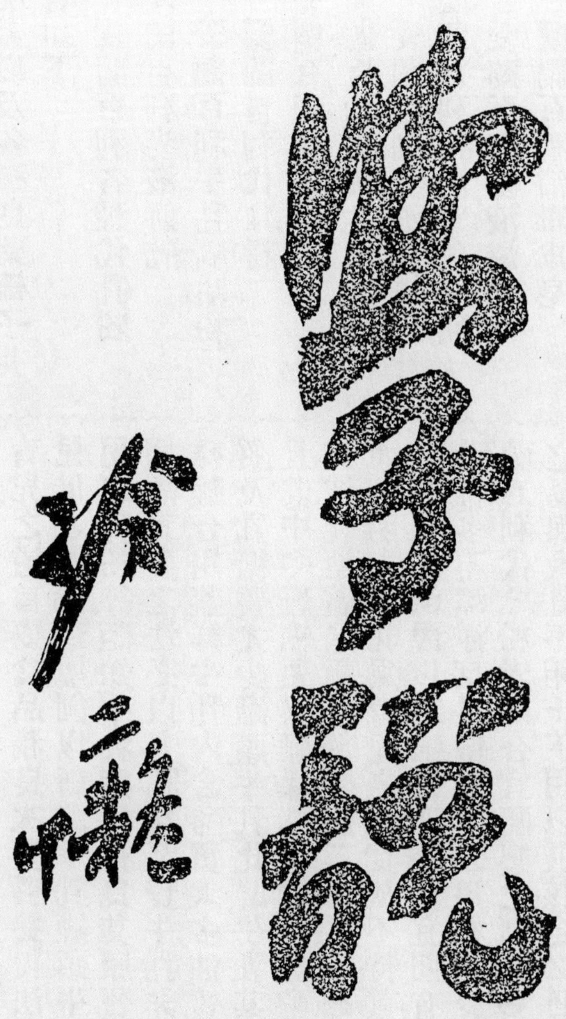
醫學說
孟 二樵

8

本公司備有育兒寶鑑幷說明書以及各種良藥樣子其名如下

愛蘭百利各種代乳粉
愛蘭百利麥液餅乾
愛蘭百利牛乳嗃咕粉
愛蘭百利代食粉
愛蘭百利麥液
愛蘭百利麥液甘油燐礬汁
愛蘭百利麥液亞燐礬汁
愛蘭白利乳白鰵魚肝油
愛蘭百利麥液燐礬汁
愛蘭百利消毒皮皂

以上各樣如誠心試驗分文不取請函致可耳

△愛蘭百利各種代乳粉

育兒之道首要食品精良次要喂養得法常見世俗兒母之乳稀少屢飼以新鮮牛乳罐頭牛乳及不適用之乳粉等詎知牛乳雖極精良其原質與人乳不同故育嬰之法必以人乳爲至寶牛乳非製煉得宜殊難合用蓋鮮牛乳內含酪質太多油質略少蛋白質及乳糖質尤少罐頭牛乳比鮮牛乳其油質更少且其中多雜糖質又難保其不變也矧酪質過重不克消化糖質過重易於受病二者之不適用其理顯而易明夫人乳爲育兒之至寶故不待言適或乳母有病乳汁淡薄以之哺孩亦不適宜間有用乳母撫養惟多不潔淨反足傳染本公司有鑒於此特製愛蘭百利代乳粉考驗合宜配製之精滋養之富消化之易與人乳不相上下用以喂孩定必日臻強健

英京愛蘭漢百利 西藥公司分設上海廣東路四十號便是

類效方彙

桐雲書屋

序曰◎何謂類效◎類效者◎歷試有驗之謂也◎故以下所錄◎均係身經目擊◎及得之前輩口授◎或諸名家之獨出心裁◎屢投輒應者◎方敢細大不捐◎筆之於簡◎別類分門◎約爲八項◎曰婦◎曰嬰◎曰內◎曰瘍◎曰喉◎曰痧◎曰雜療◎曰急救◎雖隨時編述◎不免參差◎然愼思明辨◎信以傳信◎或亦擇善而從◎不我遐棄之君子所深許乎◎

婦科

△汪樸齋千金保孕丸（并自注）

杜仲八兩◎（用糯米粥湯拌蒸晒乾炒◎）山藥六兩◎（炒◎另磨◎留粉二兩◎打糊法丸◎）川斷四兩◎（鹽水炒◎）當歸二兩◎（酒炒◎）即用山藥粉打糊爲丸◎亦有用棗肉打爲丸◎不拘時◎開水送下四錢◎凡有孕者即合服之◎服過七個足月可止◎此方物省而功大◎永無小產之患◎且產後多乳◎病貧者宜傳

此與服。價廉不費。其效如神。

▲陳脩園所以載丸 治胎氣不安不長。婦人半產。或三月。或五月。按期不移者。必終身不能大產。此丸可以治之。按此方藥力。比前較倍。量力貧富擇用之可也。

白朮一斤。（去皮蘆。置糯米上蒸半炷香久。勿洩氣。晒乾爲末。）人參八兩。（焙爲末）桑寄生六兩。（以自收者爲眞。不見銅鐵爲末。）雲茯苓六兩。（生研爲末）川杜仲八兩。（炒去絲爲末）以大棗一斤。擘開以長流水熬汁。疊丸如梧桐子大。晒乾退火氣。密貯勿令洩氣。每早晚各服三錢。以米湯下。

▲加味芎歸湯 治一切橫生倒產。瀝漿生。交骨不開。子死腹中等症。大劑連服。卽產下。極神驗。

當歸一兩。川芎七錢。龜板一個。（酥炙研末）生男婦人髮一握。（瓦上焙存性）水二盌。煎一盌服。如人行五里許即生。按髮須用淸水洗盡。毫無油氣。方可用。否則恐犯惡心。

△神驗保生無憂散 婦人臨產先服一二劑。自然易生。或橫生倒產。甚至連日不生。速服一二劑。應手取效。可救孕婦產難之災。常保母子安全之吉。

當歸錢五分。（酒洗）川貝母一錢。黃耆八分。荆芥穗八分。厚朴七分。（姜汁炒）艾葉七分。兎絲子一錢四分。川芎一錢三分。羌活五分。枳殼六分（麩炒）甘艸五分。白芍炒一錢二分。冬月用一錢。（酒洗）水二鍾。姜三片。煎至八分。空腹溫服。或加大腹皮五分。

△溫胎飲 熱者忌服。素病寒而墮者宜之。否則不可輕試。

當歸三錢。（酒炒）杭芎四錢。熟地六錢。川芎一錢五分。鹿角膠二錢。補骨脂二錢。杜仲二錢。續斷二錢。水煎服。

△毒藥動胎方

白扁豆二兩。（生去皮爲末）新汲水下。

△胎氣上冲心不安腹中脹痛神效方

紫蘇錢半。廣皮八分。葱白四寸。砂仁四分。酒煎服。

△孕婦乳泣方　此氣血虛弱。不能統攝之所致。藥宜多服。勿求速效。

人參二錢。白朮三錢。茯苓二錢。甘草五分。熟地五錢。歸身一錢五分。白芍一錢。川芎五分。加姜二片。棗三枚。煎服。

△地黃砂仁湯　治胎動欲墮。腹痛不可忍。及胎漏下血。

乾地黃二兩。砂仁五錢。水煎服。　按砂仁宜搗碎。或用知母炒爲末。蜜丸梧子大。前葯送二十丸更效。

△加味交感丸　治婦人不育

香附半斤。（去毛水浸一晝夜炒老黃色）兎絲子一斤。（製）當歸。（童便浸晒炒）茯神各四兩。（生研）煉蜜爲丸如梧子大。每早晚各服三錢。米湯送下。

△子懸七寶散　治懷胎近上。脹滿疼痛。數服卽下。紫蘇三錢五分。大腹皮二錢五分。人參二錢五分。當歸二錢五分。橘皮二錢五分。白芍二錢五分。甘草八分。生姜四片。葱白五個同煎。一方有川芎二錢。然世少用。一方加黃芩竹茹。則淸熱也。

△鯉魚湯　此方出自千金。治妊娠腹脹滿。或渾身浮腫。小便赤澀。其効無比。歷代名醫。悉珍重之。當歸一錢。白芍一錢。茯苓一錢五分。白朮二錢。橘紅五分。鯉魚一尾。去鱗腸。作一服。白水煮熟。去魚用汁一盞半。入生姜三片。煎一盞。空心服。胎水卽下。如腹悶未盡除。再合一服。

後惡露不行。敗血上攻。蒲黃炭桃仁各五分。或加五靈脂五分煎湯下。　產後血眩昏迷。桂心三分煎湯下。　產後血塊作痛。乳香沒藥各三分（俱去油）煎湯下。　產後忽感外邪。荆芥穗五分（炒黑）煎湯下。　產後咳嗽。杏仁桑白皮各一錢煎湯下。　產後子宮不收。磁石三錢（醋煆）煎湯下。胎前產後瀉痢。苡仁三錢煎湯下。或紅痢用銀花炭三錢。白痢用煨薑一片。脫肛用參蘆三枚煎湯下。　產後腫脹。茯苓皮一錢五分當歸一錢煎湯下。　產後發喘。或藕汁半杯。或薑汁三匙。審證酌用。　虛脫。人參五分煎湯下。　蓐勞。燕窩三錢綿包煎湯下。　產後無乳。穿山甲二片（炙）煎湯下。　產後魂魄不安。金器一件先洗盡。煎湯下。　胎前產後。患證不一。不及細載。俱用四物湯。或開水送下。

△孕婦痧藥方（即雷公救疫丹）孕婦病痧。無論貧富良賤。均所難免。且痧症之倚恃者。僉係犀蟾龍麝之類。而在胎前。斷難試用。故每遇此病。輙致束手。今得此方。價廉功捷。凡霍亂吐瀉。感暑腹痛。無一

不治。有力之家。預製施送。其積德累仁。當勝於戒殺放生數倍也。

明雄黃五錢（飛）廣霍香五錢。硃砂五錢（飛）牙皂七錢。北細辛七錢。銀花四錢。桔梗四錢。貫衆四錢。木香四錢（煨）甘草四錢。製半夏四錢。防風四錢。薄荷四錢。枯礬一錢五分共研末。愈細愈妙。每服五分。或一錢。亦可搐鼻。

▲斬鬼丹　治鬼胎

吳茱萸　川芎　秦艽　柴胡　芫花（醋煮）　殭蠶　巴豆霜　巴戟天　蜜丸

。酒下七丸。出惡物愈。愈後當服歸脾。及桂附八味等。以助正氣。

▲天仙藤散　治妊娠自三月成胎之後。兩足自脚面漸腫至腿膝。行步艱難。喘悶妨食。狀似水氣。甚至足趾間出黃水者。謂之子氣。

天仙藤（即青木香藤洗淨後略焙勿焦）香附（炒）陳皮　甘草　烏藥　木香

以上六味等分。銼末。每服五錢。加生薑三片。紫蘇五葉。水煎。日三服

。腫消止藥。

△紫酒　治妊娠腰痛

黑料豆二合（炒透）酒一盌煎服。

△加味補血湯　治漿水過多。胎不靈動。

當歸二錢。黃耆一兩。肉桂八分水煎服。一方用附子。去肉桂。一方肉桂用至二錢。相機因應。臨時審酌可也。

△難產必效方　治難產數日。破血行經之藥。雜進罔效。用此方。

車前子四錢。冬葵子三錢。白芷一錢五分。枳殼二錢水煎服。移時即下。

△軟胯方

烏梅八分。生薑八分。甘草八分水煎服。令胯骨軟易產。

△羚羊角散治子癇　按此症極凶。輕微平淡之藥。治之如水投石而已。故孫眞人之千金方。陳修園之女科要旨。咸用峻劑。二公均以仲景以下之一人自命。固宜有此識力。後世醫士。學問旣淺。且斤斤於避嫌

醫學抉微

序一

壽石居原本

世之醫書夥矣上自軒岐下達百家著述之精搜羅之富有不待言矣然除內經傷寒金匱諸書外諸家著述其精而當者固不少然門戶攸分各承家技不無背悖經文師心自用原其故鮮融化格致之功不能從無方處求方無治處求治闡明奧理以裨聖經而著無方之書以垂後學也蓋醫者意也本其陰陽五行之理而意會之格致之也原是至平至易之道大學所謂卽凡天下之物莫不因其已知之理而益窮之以求至乎其極用力之久一旦豁然貫通也柯韻伯謂胸中有萬卷書筆下無半點塵者始可著書由是觀之著醫書者不患於無方而患於無格致之功無格致之功不能著無方之書也明矣同硯張君汝偉博覽淹深格物致知於讀書臨診之暇著醫學抉微數卷丐余爲序余讀其書慨然曰此書雖非全豹然皮人金針處極多要亦無方之書也其間以格致之功發先賢之奧義以經驗之學著實用之微言

屢請付諸梨棗俾垂後學而惠生民每以不足爲訓爲辭今聞藉報披露亦一善法故樂而爲之序時

乙卯年葭月上浣同里硯弟梅琳醒俠氏序於踏雪居

序二

吾友張君汝偉以醫學扶微囑讓序讓不文且不知醫序之旣不足增君光不序亦不足減君輝然有不能已於言者故勉贅數語巳茲讓聞之學無止境亦無盡時故登高山者必自卑行遠路者必自邇學亦猶是也醫學亦猶是也讓與君交自總角以至成人以至今日君今年不過廿十有二(君年十三卽闢古文學而就讀醫書)讓則又幼於君二年君之爲人凡事必循規蹈距必愼思明辨必審劃周詳不爲無益之事不作嬉戲之游不染輕佻之習蓋能守於素行於事而本於學也讓於醫學漠然無所知然每觀君診一病也必細心體會必望問備至立一方也必極意經營必心領神悟而所投之方又輒有奇效甲寅秋吾兄安患濕溫諸醫無效得君方而

壹劑獲瘳。余於癸丑春患水腫。亦幸得君而治愈。於是知君之醫學。蓋非泛泛也。今能探微索隱。以明經旨。以扶微名書。雖不足爲全學。然爲登高之堦級。行遠之指南。亦無不可也。君年少。已能自樹。苟不懈厥志。克始克終。他日亦醫林之巨擘。可預卜也。張君勉乎哉。讓亦因之有所奮發矣。勉張君。即有以自警也。烏得謂序云。時乙卯年小春月澄江譜弟襄言吳讓書於琴川客次

題詞　　　　常熟吳　讓

知君獨擅岐黃術　扶微新才妙絕倫　學有淵源惟濟世　婆心常抒一腔春

滿樹碧桃花正放（君弱冠即著書行世）　枝頭紅杏倍傳神　他年造福功何限

倒挽狂瀾救衆生

醫學扶微序

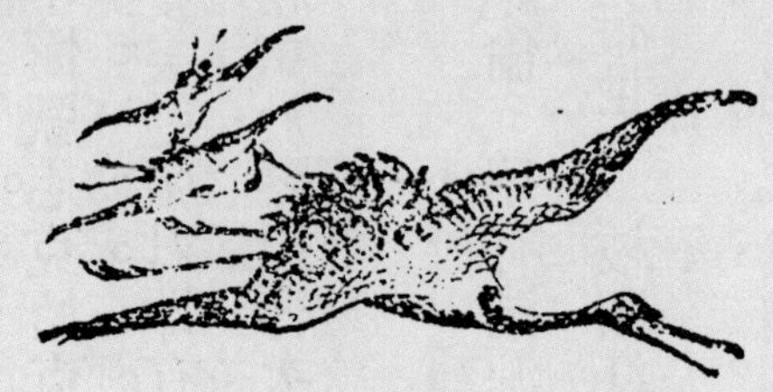

四

醫學抉微引

嗚呼。醫道而至於今日。衰微之至矣。蓋醫書愈多。而經旨益晦。風俗愈澆。而治病益難。中醫不良。所殺人也既多。西醫繼起。而所殺之人更多。嗟呼。人生斯世。可謂不幸之至矣。謬有鑒於斯。心實憫之。十餘年來。勤求古訓。審察病機。偶有疑難。必求至理而心乃安。凡一得之知。先聖後賢之嘉言懿訓。或詢之芻蕘。或悟於物理。輒筆之於紙。薈萃成篇。定名曰醫學抉微。蓋取昌黎爬羅剔抉。易經知微知彰之義而言也。果能彼月而微。此日而微。積少成多。與醫林不無小補云。不然。夫子猶曰述而不作。如謬之愚。安敢著書立說。信口雌黃乎。所以不能已於言者。顧念中醫幾至排斥。西醫又不能精軒歧之學。一髮千鈞。諸哲學家既在提倡醫藥。設立報社。擴人見聞。謬安敢坐失時機。緘默不言。故願受愚好自用之譏。而毅然爲抉微之學也。是書不限篇幅。不計卷數。以便逐年增刊。俾成完璧耳。海內外　諸大名家。苟能錫我箴言。以匡不逮。則不勝銘感之至。是爲引。

醫學抉微引　二

中華民國四年歲次乙卯菊月上澣汝偉張謌書於壽石居

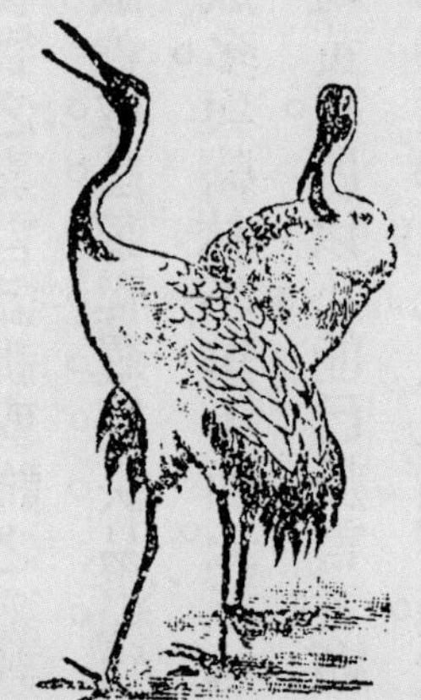

醫學抉微卷一目錄

右二十篇先付梨棗釐爲一卷二卷三卷正在從事請閱者姑俟之如不吝珠玉

錫我序文題跋不勝榮幸　　壽石拜識

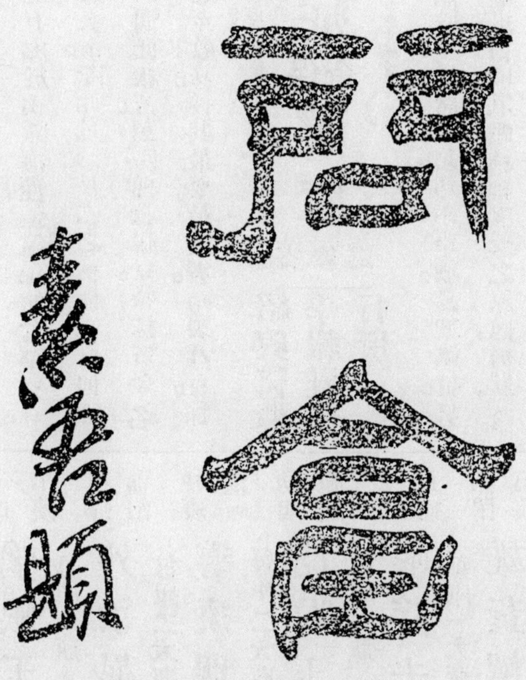
問會

兩。芡實四兩。蓮鬚二兩。五味子二兩研末。同搗爲丸。每服三四錢。早晚二次。以益氣固攝而封藏之。因腎虛肝火熾甚。疏泄無權。宜加味逍遙散。（軟柴胡白芍炒白朮歸身茯神焦梔丹皮旱蓮草根生地女貞子）因思慾不遂。聞見泄精。宜辰砂妙香散。（化龍骨一兩。益智一兩。人參一兩。茯苓茯神遠志各五錢。辰砂二錢五分。炙甘草錢半爲末。）吞玉華白丹。（鐘乳粉白石脂陽起石煅各五錢。煅牡蠣七錢爲末。糯米糊丸。）寧心安神而塡塞之。因脾虛氣陷。濕熱下流者。宜補中益氣湯。助氣以升舉之。腎陰不足。肝陽內風鼓動滑精者。宜地黃飲子。去桂附以溫柔養之。陽虛有火。莖痒遺精。宜八味丸加鹿茸。通陽消陰翳。小便後。常有滑精。補中益氣湯。吞縮泉丸。溫陽化氣以攝收之。陰陽倒置。煩悸夢泄。建中湯加牡蠣粉。健中宮而固塞之。若時獨言笑悲泣。如有人對晤而遺者。謂之鬼交。宜蘇合丸。同辰砂雄黃鬼箭羽虎骨。驅邪鎭神以安寧之。若壯年久曠。精備而溢。宜清心丸。（生地。麥冬。棗仁。遠志。山藥。茯神。五味。丹參。車前子。牡蠣。加黃柏。金櫻膏丸。）清心安神堅陰竅。腰脊熱及經絡熱而遺者。宜許氏清心丸。（眞川柏一兩。梅冰片一錢爲末。鹽湯泛丸。）堅陰以達竅。或因麴蘖濕熱而遺精。（面色必赤亮。）宜端本丸。（苦參二兩。川栢二兩。煅牡蠣煅蛤粉靑蒿葛根煅白螺螄殼各一兩。神麯糊丸。）或因膏粱濕熱而滑泄。（面色必淡黃或黯黑。）宜豬肚丸。（焦白朮五兩。苦參三兩。豬苓二兩。煅牡蠣四兩爲末。豬肚一具。煑爛搗透。蜜爲丸。）或因伏火鬱滯而遺滑。以滋腎丸豬苓丸。或因積痰鬱滯而遺滑。以滾痰丸神芎丸。又有白淫一症。證狀治療。皆略同遺滑。素問云。思想無窮。所願不得。意淫於外。入房太甚。發爲白淫。治心以妙香散。加石菖蒲下安神丸。治腎以葉氏溫柔濇法。（五化龍骨桑蛸湖蓮覆盆子茯神各三兩。芡實茯苓各二兩。製遠志一兩。金櫻子六兩另熬膏。加蜜爲丸）其餘虛則補之。滑則固之。仍照遺滑類推。若統治遺滑及白淫。如封閉精竅。須用五倍子丸。（五倍子二兩（青鹽煑焙）茯苓二兩爲末。）若固攝精關最妙爲烏賊骨丸。（淡海蛸四兩。川黃栢五錢研末。用黃魚鰾膠二兩五錢煑爛爲丸。）此遺精略治之法上已略備。據尊恙所詳。先夢洩。繼失血。後遺滑。亦屬腎陰虛。君相二火爲患。宜服金鎖玉關丸。加減六味丸。選註固精丸。遺滑除後。更宜常服萃仙丸。（方均見前）以益元調神。能久久服之。自然精關完固。神智煥發矣。且葯治之外。又有按摩導引各法。亦多奇效。故王士雄古今醫案按選亦載之。玆錄其於生理衛生上確有深理者。數則於下。以俾患者。雙方調治。速收效果。俞東扶曰。遺精藥治之法。然亦有效有不效。則因虛者之有小虛有大虛。而虛者之心。或有嗜慾。或無嗜慾也。人若於慾事看得雪淡。更極畏怕。則熟寐時亦能醒覺。其次再用劉海蟾吸撮提三字。做運想工夫。先以一擦一兜。左右換手。九九之數。眞陽不走之訣。繼以一吸便提。氣氣歸臍。一提便咽。水火相見之訣。久久行之。功成可以不泄。倘有慾念。再於上床臨睡時。以兩手大肉擦熱。反向背後擦腎俞三十六次。腎俞熱。則相火不作。夜無淫夢。(楊曰。陰虛火甚者。用此法。其遺更甚。)楊素園曰。一吸便提四語中有口訣。須於密室中澄心定慮。使氣息調勻。然後大張其口。則眞氣自滿。切勿吸氣致令風入。則爲患不小。隨卽閉口用力咽下。以意送至丹田。降至兩足。隨卽提起。從脊後升至泥丸。仍降至口中。放歸丹田。此爲一度。名曰火鍊。隨卽漱津滿口。用力咽下。照前提放。名曰水鍊。如此四次而止。凡提氣時。卽握拳曲股聳肩使氣易上。降氣時以漸舒放。使氣易下。且用功完後。須用枕墊脇下。倚臥良久。左右更換。使氣周流不滯。若覺火衰。則多用火鍊。每日按時爲之。其功甚鉅。然或誤用。其患亦深。不可不防也。白髮老人云。遺失之證。須用牽白牛之法。其法不拘布帛。做一小兜。將外腎兜起。擒在腰後褌帶之上。此病自免。道家謂之張果老倒騎驢。楊素園曰。塞海底法。較此尤捷。其穴在穀道前有小坎。用手揣之卽得。每早晚用指向後推百十下。卽不遺泄。隨用隨效。此皆應驗之導引法。殊勝㕮咀之丹丸草藥。故不憚饒舌以言之。

問十　張汝偉

問昔盧西甯。少有異稟。斷乳後。不食他物。晝夜飲酒三五升。一吸輒盡。家人謂之酒仙。（按西寧名琦。字景韓。浙江仁和人。事見王丹麓今世說。）而敝處有一女子。亦生不食穀物烟火食。惟食水菓少許。現於三十許歲照常云爲。夫食酒又是穀蘖釀成。何以但食水菓。亦能生活耶。豈經所謂太陰少陰太陽少陽之人歟。務祈諸哲學家。分別教我。不勝幸甚。

問十一　裘吉生

山荳根。入藥本取其根。古今各書。祗載其苗莖花葉之形色。其根之形色。皆未言及。究竟其根形色若何。望海內有藥學實驗者。有以見教而補之。

問十二　裘吉生

西洋參。市上多無正真之產。據業參者言。上海專有人以東洋參梢。加人工切磋。以硫磺薰之。僞作西洋參發售。各處客帮。購去以備販賣於藥肆。藥肆則轉售諸病家。其害可知。然業醫者從不加察。立方治病。因之失効。今若不用西洋參。以別物之性味功效相若者代之。俾作僞者無從售其術。照此辦理。請教我醫家可乎否乎。併請教研究藥學者。指示用何藥可代此藥。

問十三　裘吉生

僕於近年臨診時。有二證。欲求各地學者惠教焉。（一）一男子年約三十餘歲。身體飲食起居。均如常。務農用力。毫不減損。惟其陽物漸長至二尺五寸餘。大可二握。兩年來。醫者未能審得其原因。（二）一婦人年約五十餘歲。素體極瘦削。嗣患半身浮腫。截然分界。不差絲毫。

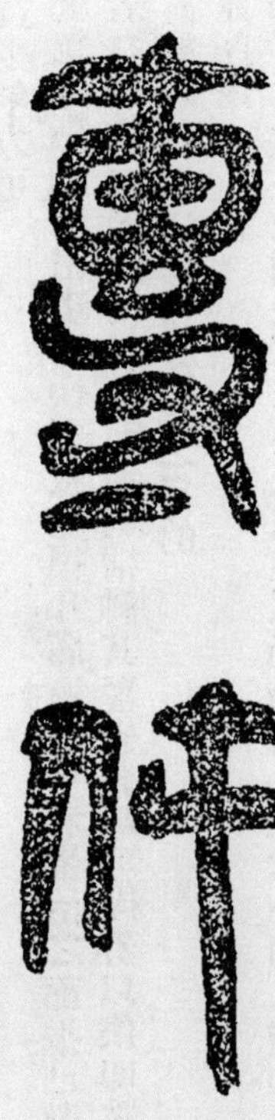

短篇小說

尚武精神

烏都都 逢 逢 逢逢逢

開步走 立正

糾糾桓桓之士魚貫而蒞操場此非我中國軍國民之尚武精神乎假使中國四萬萬人人人有軍國民之體質無事編練勁旅有事效力疆場則中國可立見其强何難一躍而爲頭等國

雖然軍國民之體質豈易言哉天賦跛躄殘疾者不可爲軍人作弱多病者暮氣深者旦氣牿亡者亦不可爲軍人是故欲强中國國民非培養旦氣驅除暮氣使多病之人化爲無病作弱之人轉而强壯跛躄殘疾者一變而爲彪形大漢虎賁少年方可

天佑漢族世界第一總統牌精神丸出現補怯弱救虛損凡體弱多病者皆治之而振已敝之精神復混然之元氣凡所謂暮氣深者旦氣牿亡者服精神丸而振刷精神其奮發有爲可操劵以俟即跛躄殘疾之無可救藥者服之或亦可希冀於萬一以達壯身愈疾之目的

烏都都 逢 逢 逢逢逢

國民軍來了國民軍來了雖世界上國民軍未必人人盡服過精神丸然欲中國人盡知兵使他日一躍而爲頭等國以揚吐氣揚眉者正不可不人人盡服精神丸蓋精神爲辦事之母有精神乃能辦事乃能人人有軍國民之體質而皆得爲國民軍俾藉武力以强我祖國也

或曰婦女童子老人皆不可爲軍人豈皆不必服精神丸抑知有壯健之母乃能生壯健之兒則婦女宜服精神丸以生强健之子成他日之軍國民童子入校肄業即有體操一科尤宜服精神丸若老人如昔之廉頗黃漢升輩雖當時無精神丸而精神矍鑠千古播爲美談則今日既有精神丸凡有老當益壯之思想以期爲國宣猷者更妄可不服精神丸故撥筆作尚武精神短篇小說以警告當世男女老幼之有志强國者

上海三馬路中法大藥房識

第二十三條 醫士兼營藥商業者仍應請領藥商營業執照其一切藥品之貯藏受授並須按照本章程規定各條辦理

第二十四條 藥商違反法令時該管警察官廳得禁止或停止其營業停止禁止營業中爲營業者處三十元以下之罰金

第二十五條 一次違數條之規定者得併罰之

第二十六條 藥商之店夥或雇人違犯本章程時由藥商任其責

第二十七條 違犯本章程有應受刑律科罰者得仍依刑律各條處斷

第二十八條 衛生人員稽查藥品簿册如有舞弊及索賄情事經人告發查實應由該管長官嚴行懲辦

第二十九條 本章程有未盡事宜得隨時增修之

第三十條 本章程自批准之日施行

◎內務部限制葯用鴉片嗎啡等品營業章程

第一條 凡藥用鴉片嗎啡及高根安洛因及其化合質料之販賣授與除遵守管理藥商規則售受製造毒劇藥各條之規定外應遵守本章程辦理

第二條 凡藥店賣藥行商製藥者購買藥用鴉片嗎啡高根安洛因等品及施打各種器具以備醫療之用時須將所需數目報告該管警察官署核給執照始准輸入售賣

第三條 藥商購買鴉片嗎啡及高根安洛因等項藥品除隨時稟報官廳聽候查驗外並須將購葯憑單一併呈送考試

第四條 凡葯用鴉片嗎啡高根安洛因等品之售賣除稟經官廳准許之藥商得遵照管理藥商規則第十二條第三項之規定互相售受外其餘零星售賣須由藥店按照醫士所開藥方所載分量授與如無醫士葯方不得私行售賣

第五條 凡藥店按照外國藥局方將鴉片嗎啡高根安洛因製爲丸散膏丹葯膏藥水等品須照

內務部限制藥用鴉片嗎啡等品營業章程

成方所藏分量出售如係本國醫士研究方藥自行配製者須將藥品連同藥方呈經官廳查驗批准始得售賣

第六條　每月終須將售出之藥用鴉片嗎啡高根安洛因等品數目報告該管官署以備衛生職員前往查驗

第七條　衛生職員之查驗除藥商隨時將輸入之藥用鴉片嗎啡高根安洛因等品數目赴該管醫經官署呈報者應執持憑證前往查驗外其月終將出售數目具報者應於下月前往檢查

第八條　藥商於衛生職員查驗時應率同執業者逐一導觀

第九條　本國人製造鴉片嗎啡高根安洛因及化合質料應經政府特別允許並應將製造此等藥物之場所地點及製造人姓名年齡詳細履歷向該管官廳照章註册

第十條　違犯本章程之行為有應受刑律之裁制者得依刑律各條辦理

第十一條　衛生職員前往查驗時如有措擲及舞弊情事一經舉發或查實由該管官廳按法懲辦

第十二條　違背本章程第二條第四條第五條者處百元以下之罰金違背第三條第六條第八條者處三十元以下之罰金

第十三條　本章程自批准日施行

◎創辦中醫學校呈大總統文

公民丁澤周等為籌設上海中醫學校擬定簡章具呈乞飭交部竊維教育為國家之基礎醫學實民命之攸關我國光復以來各省學校林立恩准奉行仰見我政府陶鑄醫學真才為四百兆生靈造仁壽無疆之福洵乎民之强即國之强也但查各校之內容類皆偏尚西醫而中醫徒襲其名上行下效捷於影響恐數十年後中國數千年神聖之醫學日就式微甚可痛也夫我國之醫肇自上古發明斯道者莫先於我國神農黃岐之倫亶神聖之資膺君相之職試驗草木之功用詳明醫理之變化垂經訓以示後學

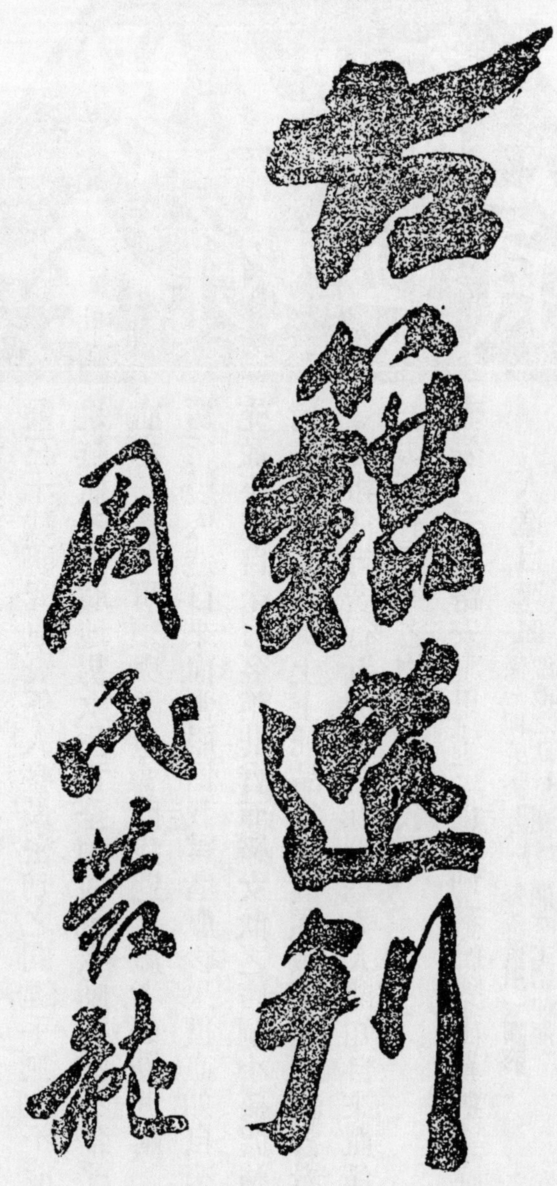
古籍選刊

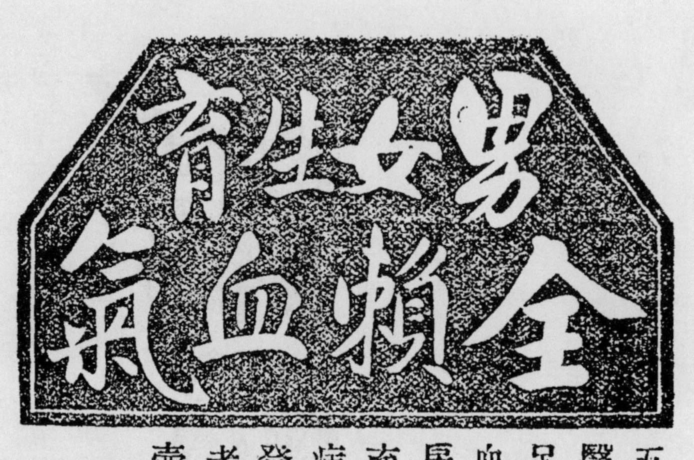

五洲大藥房主人暨執事先生鈞鑒久仰盛名欽佩良深樂業醫三十載研究血質係人身最密切之關鍵手無血不能握物足無血不能履地男女生育全賴血氣孩哺乳汁亦倚乎血是血之一物不可須臾離也樂臨症遇血虛者必勸其購　貴藥房所製人造自來血常服信我言者服後果獲血如自來水之充盈不愧自來血名稱其實而婦女飲之廣嗣小孩體強而少病足證自來血爲上上補品爲特贅頌數語藉作證書希卽照登各報俾得廣行五洲冠蓋五洲庶人人能知自來血係男婦老幼必不可少之物焉此上敬頌

壺安　三馬路安康里十三世婦幼科鄭樂山鞠躬 舊曆五月廿二日

人造自來血 係一種美味濃液之飲料 服法 每飯後用一調羹開水十倍冲服

總發行所上海四馬路五洲大藥房照原函抄登

玉函經重錄自記

甚矣醫道之難也而其最難者尤莫甚於切脈蓋脈理淵博可以決死生辨吉凶設不明辨精確有毫釐千里之謬古諺有云醫不三世不服其藥乃所以貴有經驗不致草菅人命也槃　先世自文伯公始繼有誠齋公以醫鳴世迄今數百年歷代相傳余髫齡時即承庭訓內難之文金匱之蘊靡不誦讀研究每憾弱冠後棄儒業懸鼓淮鹺碌栗趨公無暇討論醫籍於庚子夏謁柯巽庵都轉詢及廣成先生玉函經近乏傳本於是搜尋家藏書簏幸抄本猶存惟蠹蝕殘缺不堪重錄一通細加校點奈無別本可對祇得取內難二經之文以補之而免湮沒今謄繕已竣願後之子孫珍藏毋失是爲記　光緒庚子初秋當湖徐石生記於儀墟差次

程氏重訂序

玉函經序

脉學最先故難經首言脉而次言證未有脉主分明而證昧者也余少嗜方經遍訪廣成先生玉函經無有藏本嚮慕之懷十有餘載年來始得斷簡殘編中尋其旨趣辭簡而義深神明微妙具脉學於歌章庶可决死生明吉凶也偶於道藏中見丹經仙傳秘籙科儀皆廣成先生製者亦乘雲淑風揮斥八極之流當與葛稚川陶隱居孫眞人幷駕耶玉函一經特其緒餘耳

順治丁亥三月程林書於西泠之居易齋

原序

能通天地人三才之謂儒則亦能通天地人三才之謂醫醫之道難言之矣仲景有言自非才高識妙豈能探其理致正以人有臟腑以迄皮毛膚竅理固不本於陰陽肖乎物類從醫道究極淵玄飛於參贊化育處得窮理盡性之誰不足以語此若余宗之有雲來固所稱才高識妙之士也其人天資卓邁博雅不羣一切斗曆星槎之紀山川輿載之書罔不洞晰精微探其玄奧即下而至於蟲魚羽介草木夭喬亦復窮類研求形之於圖章書畫而精妙絕倫當今世而推景純茂先其人舍雲來誰爲流亞者迺尋常藝餘尤復究心於醫以經天緯地之能格物致知之學盡收而覃精於一藝求其不精且良不可得也余嘗與之綜理古籍討論諸子百家之言盡成渣滓而寒寒暑暑服膺不失者蓋自靈素而下一唯張氏仲景是宗以故余之著傷寒論後條辨直解也疑無可質惑無可解時雲來適遊吳門每一過訪暢言高論輒復玄屑霏霏余以裨益之力時雖聆其謦欬實未盡其懷藏乃今讀其所註仲景金匱

玉函經序　四

要略直解抑何淵深浩渺獨爲仲景首倡之勛耶蓋仲景之傳書只此傷寒論金匱要略二種古人著書立言之旨可從其名編處得之傷寒之有論一經王叔和變亂而承訛襲繆不已余於後條辨中論之不啻詳矣若金匱要略爲後世醫門類書之祖仲景誠恐類之既分後人岐而成雜故讓之要要者繁之對辭也誠能總其機宜通其欵綮則舉要可以竟繁類中自有不類之法在從此而合離變化應用無方此之謂略略者要略之略門類雖分握奇制勝在法不啻醫門中之有鈐書也其中秘奧盡從內經中節宣之而成條成理在後人深思而始得之故總而名之以金匱要略後人不達前賢立言之旨而又不肯安於寡陋妄謂要略實傷寒論中分出幷竄去要略字而易之以金匱玉函經者豈知玉函經乃另一書爲廣成先生所著也以決死生明吉凶今雲來較之以傳世有功後進非淺鮮焉故余於傷寒論已有今更得雲來註及金匱要略以補余書之不逮而且匡救其缺失蓋余書有放浪縱肆處而雲來則惜墨如金余書有恢諧俚謔處而雲來則酌言成雅余書有離奇躍冶不

踐迹處而雲來則廻環曲折處處圓中規而方中矩意者余書在翻駁前人勢不得不如彼雲來在承啓後學勢不得不如此也余讀其書寬緩中自有緊嚴密緻中自有開闔仲景有此階梯金匱要略方可適用不致設論有餘療病不足正朱子所謂如遊阿房之宮千門萬戶隨其所入如適大道之衢珍奇菽帛隨其所取之書也此則舉世之楷模又豈止余一人之藥石已者獨是以直解名書與余之後條辨頗無異同豈於典淺顯三字余旨或有契於雲來歟余固糠粃在前倘得雲來鞭策之使人謂南陽之傳書尚有新安二程子一家言則余幸玉函經得雲林校訂以傳敢不負努矢執鞭弭力追才高識妙之雲來返揚其後塵而步以通三才而爲儒邈亦邈以通三才而爲醫哉

元譚公五十二世裔草市應旌頓首

玉函經自序

唐杜光庭撰

醫門廣博。脈理玄微。凡稱診脈之流。多昧生死之理。倘精心於指下。必馳譽於寰中。可療者圓散宜投。難起者資財慎取。免沉聲跡。圖顯功能。余幼訪明師。遍尋奇士。麤研精於粵義。敢緘秘於卑懷。謹傍難經。略依訣證。迺成生死歌訣一門。非敢矜於實學。欲請示於後昆者焉。

玉函經卷上

唐廣成先生杜光庭撰　清新安程　林雲來較正重訂
紫虛眞人　崔嘉彥註　清當湖徐樹榮石生重錄較點

生死歌訣上

切脉定知生死路。但向止代濇中取。

內經曰。切脉動靜。而視精明。察五色觀五臟。有餘不足。六腑強弱。形之盛衰。可以參伍。决死生之分。代者止也。一臟絕。他臟代至爲代。死脈不分三部。隨應皆是。濇者參伍不調。如雨沾沙。爲精血不足之候。二脈相似。難於診者。當以脈之動止。定人生死也。

看取濇脈喻止代。此是死期之大概。濇脈喻外有形證。未可斷他殂大命。若無形證與代同。尺部見之皆死定。

素問曰代。難經曰止。二義同也。脈應指滿五十動而無代。則五臟之氣

玉函經卷上　二

通布不窮矣。夫氣有所過則脈止焉。動而或止。則其行無所至。故難經云。脈不滿五十動一止。則吸不能至腎至肝而還也。知腎氣先盡矣。夫五臟有氣者生。五臟無氣者死。濇細而遲往來難。時一止。爲精血不足之候。與代相似。然三秋診得濇而有胃氣。爲秋平脉。右手寸口浮短而濇。爲肺正脈。旣非死脉。亦非病脉也。若尺寸脉俱浮緊而濇。外證必發熱惡寒。頭疼。項强。腰痛。以至牽連百骨節俱痛。太陽經傷寒也。汗之而愈。舉此數端。則知濇脉代脈不可例言也。故云。喻外有形證。意極幽玄。學者當三思。尺脈者。人之根本也。脉有根本。人有原氣。故知不死。濇爲精血不足之候。若獨見於尺中。則爲死脈。與代同也。

欲知死期何以取。古賢推定五般土。陽土湏知不過陰。陰土遇陽當細數。四季中央戊巳同。萬物憑土以爲主。孤陽寡陰卽不中。譬取鰥夫及寡婦。

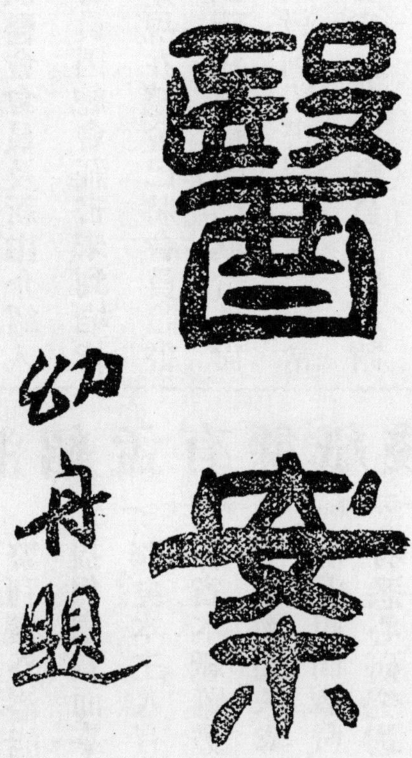
醫案
幼舟題

本分會啟事

本分會自照總會章程改組凡從前醫會會員及新由介紹入會會員因總會証書未到均皆假定現在總會已將會員證書寄到新舊會員除已塡給外尙有未繳到證書費(二角)與常年費(一元)之會員　諸君請函寄香橋孫康候君會計員處當於次日即由會長胡瀛嶠君將証書寄上毋誤特此奉告

浙紹孟有餘紙棧廣告

紙業自漢蔡以還類皆良莠不齊因之國貨不振舶來日繁利權外溢能不痛哉不再提倡國貨而本紙將衰微莫測矣本主人有鑒於斯專運各省本紙雖另拆仍照批發價廉物美久蒙　各界所贊許近因商戰時代而本棧尤特悉心研究選採國貨而弭洋品如荷　惠顧自當逾格從優以廣招徠熱忱愛國者諒亦鑑及特此佈告

日暉橋南首本棧啓

蔞仁三錢　湖丹皮三錢淡秋石三分同打　豬苓三錢　赤苓三錢　炒枳殼錢半　金銀花三錢　冬桑葉錢半　象川貝各三錢去心打　大杏仁三錢去尖打　鹽水木通一錢　生決明八錢　生蛤殼五錢　生甘草四分

外吹前藥。加清陽散及冰梅竹月丹。

(附注)喉癰一症。有可開者。有不可開者。此係陰虛而挾毒之症。地道一通。天氣自來。若妄用刀針。則貽害匪淺矣。

臨診偶錄

裘吉生

甲乙二婦人。年皆可三十左右。未及號。挨前入余診室。時院中(前年紹興紅十字會附設市醫院)在候診室較二婦人爲先到。並所掛之號數亦較前者百數人。衆多不許可。該二婦人苦求之。云有急病。必欲先診。値差者令其掛快號。(時院章普通號每名十文。快號每名一角。)二婦人均有難色。想因錢有不便。余遂允其提先就診焉。甲坐下。未切脈。而乙婦卽告余曰。先生。他已在某處某醫生。及某產科某家。均看過多次。爲以前醫生用藥太輕。所以不見效。要請先生重用分量之藥方。救救他。余祇診其脈。覺兩尺滑大搏指。餘皆和緩相等。審其神色。稍稍皮毛起粟粒狀。而餘皆無甚病象。語云。診婦人。先問經。余遂加之以問診曰。天癸何時轉過。乙又曰。就爲這個不來。所以着急。口中說。手中即呈出服過數藥方。閱之則桃仁冬葵子紅花青皮玄胡澤蘭等味。各醫之方。大致頗同。余忖之。色脈如胎。而病者之要求欲破血。服之方果亦破血。尙嫌其輕。特請余重其分量。以期速效。是必別有故也。因之更未便脫口相告。余一時機作。故示婉勸之貌以問甲婦曰。爾何意必欲破之。忸怩半晌。始實告曰。吾等因生育多勿過。無錢養育小孩。所以計出於此。醫生不肯開打胎方。故特佯稱血瘀停經。吾等運氣不好。前數個醫生。藥方輕。逢着先生。要問眞情。乙婦又曰。如是我亦勿要看也。問之則甲乙同是胎也。

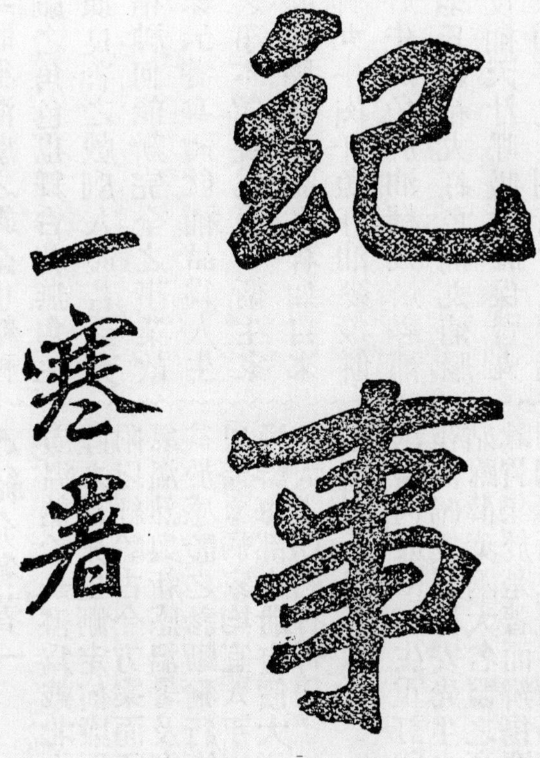
記事
一寒署

補身要品

人之身體猶演劇之舞臺也精神猶演劇之角色也舞台若無角色何能演良善之戲劇人體若乏充足之精神何能辦完全之事業故衛生家云養身體飲補品爲人生必須之事本館現爲便利衛生家起見特備應時補品多種如自來血精神丸牛肉汁魚肝油麥液餅乾老牌牛奶魚肝油精丸燐礬補汁不老氏鐵精丸紅色補丸補腦汁樹皮補天汁呼吸香膠保腎丸等均係補身之良劑衛生之要素也倘蒙賜顧價目克己無任歡迎

紹興教育館謹啓

△紹介名著一

廣溫熱論一書爲戴北山先生原著經陸九芝先生刪定何廉臣先生重訂并附以經驗古今方案而印行者其辯伏氣溫熱與新感溫暑及傷寒之鑑別裨益於感證之診斷猶行海而執有羅盤也醫家病家均宜人手一編獲益良匪淺鮮每部六册定價大洋八角本社及各大書坊均有寄售

△紹介名著二

越醫何廉臣先生重訂印行之感證寶筏係歸安吳坤安先生之原著先生爲姑蘇薛葉兩大名醫之高足其學問經驗胥集於是著而辨傷寒與類傷寒如劃鴻溝而立疆界洵不愧爲感証之寶筏故出版後風行一時每部八册定價大洋一元二角本社及各大書坊均代發行

山）王葆年君（漂水）張淦泉君（曲溪灣）潘中甫君（星加坡）黎北海君（越南）陳伍之君（日本）衛鶴儔君（香港）趙藻階君（暹羅）陳鶴巢君　外埠調查員（靖江）蔣雨塘君（唐山）趙珍君（廣德）錢存濟君（南翔）黃頌淵君（龍山）溫伯慈君（東台）詹紹東君（德清）施滄舲君（松江）聶毓芳君

本分會組織之報社社友錄（續五十期）

任君堃　字厚甫　浙江紹興人　通訊處　紹興城中自治辦公處

阮君　字建章　浙江紹興人　通訊處　紹興（小學教員講習所

平君定功　字坦白　浙江紹興人　通訊處　紹興東浦村

金君彭年　字吟谷　浙江金華人

王君以鈞　字彬之　浙江紹興人　通訊處　紹興陽嘉龍村

高君　字德僧　浙江紹興人　通訊處　紹興馬山村

曹君赤電　字炳章　浙江甯波人　通訊處　紹興城中和濟藥局

張君拯滋	字若霞	浙江紹興人	通訊處	紹興漓渚村天元堂
裘君慶元	字吉生	浙江紹興人	通訊處	紹興城中北海橋東
何君炳元	字廉臣	浙江紹興人	通訊處	紹興城中宣化坊
張君	字心齋	浙江紹興人	通訊處	紹興城中越鐸報社
孫君秉彝	字德卿	浙江紹興人	通訊處	紹興孫端上亭公園
楊君	字佩玉	江蘇吳江人	通訊處	江蘇吳江同里北埭
袁君焯	字桂生	江蘇鎮江人	通訊處	江蘇鎮江三善巷
陶君銘	字		通訊處	
裘君慶煦	字欽庶	浙江紹興人	通訊處	浙江紹興務義學校
孫君	字子松	浙江紹興人	通訊處	浙江紹興
陳君	字越樵	浙江紹興人	通訊處	浙江紹興坤記參局
周君伯華	字小農	江蘇無錫人	通訊處	江蘇無錫西門外

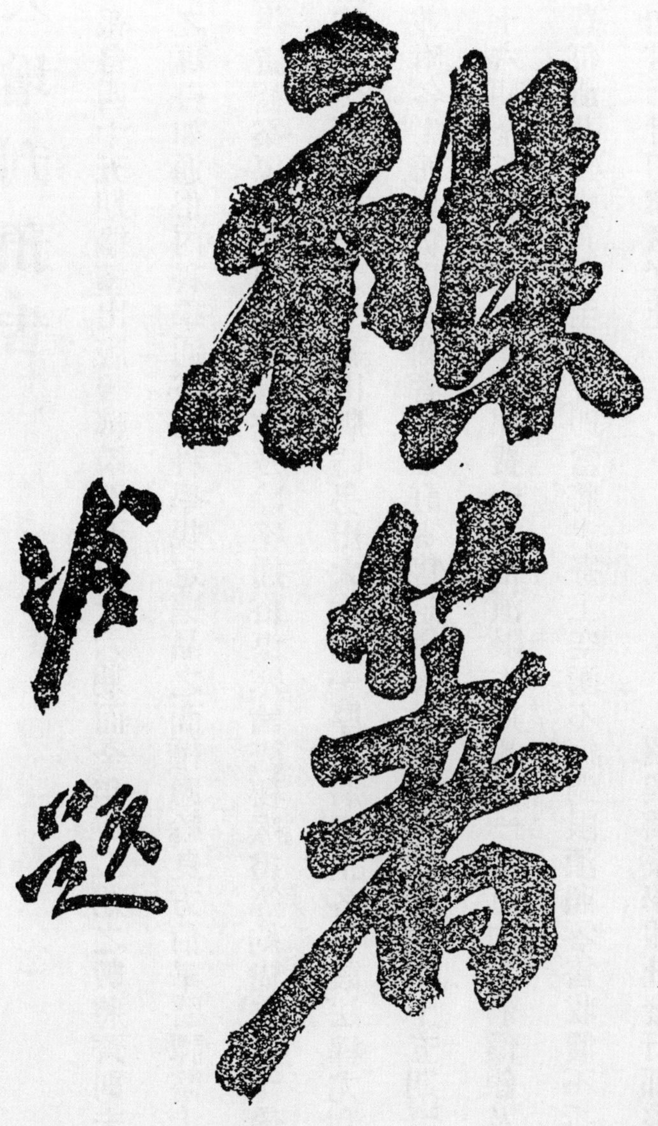

6

大增刊預告

本報自四十五期繼續出版後轉瞬即至五十六期而全年十二期之數將齊則未竣之專書如通俗內科學通俗婦科學規定藥品之商榷應驗良方伯華醫譚醫士道退廬醫案傷科捷徑醫學妙諦及驗案通俗傷寒論囊秘喉書等約尚有數十餘萬言之多擬同五十六期報出版時另出大增刊一厚册將以上各書設法擇尤刊完並附各書面頁仍以便閱者之分訂零售定價大洋一元凡已購閱四十五期至五十六期全年報者减收半價郵費一角惟須限本期報到一個月內預將價銀及郵費每册共銀六角寄至本社即當將書寄上空函不復過限須照零售收價不折不扣書已付印購者從速

紹興醫藥學報社發行部啓

東源醫話

敍曰。古今命名。必有取義。故叔孫之得狄以名子。而漢武之獲瑞以紀年。載在史策。其事非一。茲編之額以東源。蓋亦有仿乎此。魯論載疾君視之東首加朝服拖紳。考亭註。東首以受生氣也。漆園曰。風之過河也有損焉。日之過河也有損焉。請只風與日相與守河。而河以爲未始其攖也。恃源而往者也。故編內所錄。皆本周易大畜卦辭。君子多識前言往行之旨。雖一時文字。或近遊嬉。而區區之意。竊以爲濟世壽民之一端。謹表而出之。以告閱者。尙勿以郢書燕說言十九視之乎。

解剖之學。出於西醫。初入中國。人人詫爲異事。後有識者。指爲華元化之流亞。余謂漢醫之熟解剖頗多。不止元化也。特元化之施洗腸破腹等技。較他人爲衆耳。按抱朴子言淳于解顱而理腦。此倉公之用解剖也。仲景

東源叢話 二

破胸而納赤餅。此南陽之用解剖也。若此之類。不一而足。又三國志載關壯繆嘗病流矢。一逢陰雨。其臂輙覺疼痛。醫曰。此因所中矢鏃。有毒入骨。當破臂刮去。其痛始已。時公方燕會。即席舒臂。令劈之而割灸。引酒談笑自若。賢主佳賓。流傳千古。稱爲異事。惟正史不言施治之爲何人。而他書謂即華君。其是與非。均無庸辨。要之足見漢人之多擅此術者。魏晉以後。其事稍衰。然觀唐史。高宗苦風眩。召醫視之。醫以爲有痰在腦。非剖取之。不能奏效。武侯方專權。欲高宗之患此而速死也。急大呼曰。誰欲斫天子頭可斬也。是此術至唐尚未盡廢。惜所遇者皆武氏之忌克。高宗之昏庸。而如關壯繆之堅忍卓絕。深信不疑。亘古以來。僅一人耳。以其人之不可多得。而此學遂絕。致使千百年後。反客爲主。後來居上。言念及此。殊有餘痛。余因思司馬子長士爲知己者用。女爲悅己者容云云。及曾文正之所謂風俗之起。始乎微而卒乎不可禦。以爲眞知言哉。

前古帝王。多重醫士。三代以前。如內經左傳及周秦諸子之所載。無論矣。文帝爲兩漢之令主。而受緹縈之書。後即赦倉公。且詔書頻問。至詳且悉。當時持戟殿陛。從游禁苑者。恐未必能邀如此之眷注也。而倉公所對纖微隱曲。靡一不具。有後世進言之士所莫敢道者。唐太宗聖明天縱。博極羣書。其遇在朝諸臣。亦可高屋建瓶。部婁一切矣。乃當孫眞人召見之時。即曰故知有道者。誠可貴重。羨門廣成。豈虛言哉。一時傾倒。竟至於斯。此雖二公之功深養到。實至名歸。亦當時人主之禮士下賢好善忘勢有以致之也。嗣是厥後。敬意漸失。史策所載。類此甚少。間有一二傑出之士。爲當宁所信任。然不過稍假顏色。偶荷恩施。求其如二公之優遇。則遠哉遙遙。不能再得。元明以來。益形藐視。幾與卜筮風鑑家相等。世運推遷。每況愈下。有清一代。名醫頗多。其閉戶著書不求聞達者。姑置勿論。即名噪一時爭迎恐後如葉香巖黃元御陳修園沈尊生之流。要不過騶

東源醫話 四

馬高車。傳食諸侯而止。其溫綸下逮。再應蒲輪之徵者。止洄溪徐氏一人。一時醫士。競以爲希世之榮也已

傷寒金匱之書。自王叔和後。箋注之家。無慮數十。要以修園陳氏爲最精。雖其間如肝著支飲之類。詮解亦略有糢糊。然設身處地。此時古訓既失。新術未行。夜行無燭。雖智大迷。白璧微瑕。日月之食。固未足爲修園病也。同光之季。又得容川唐氏。融合中西。急起而補正之。前茅後勁。璧合珠聯。盡善盡美。洵爲千秋不刊之書。然余謂學古者。當如石頑老人之言。法其意而已矣。其餘迂拘曲謹。瑣瑣計較。似可不必。竊意讀二書者。但須默契其旨。不必過泥夫所繫之方。庶幾變通化裁。從心所欲。否則膠柱鼓瑟。讀書死於句下。轉爲不美。余嘗見世之妄自尊大者。偶記書中一二語。即遍號於衆曰。我仲景派。又見泥古而不知變者。除一百十二道之外。幾無餘藥敢用。且曰此係經方。不可加減。以之施治。百無一效

中權居士協和講堂演說錄（光緒乙巳中秋節日）

申明一己之宗旨。鄙人於五月間。曾在此堂演說一次。演說後。錄稿刊行問世。數月以來。鄙人訪詢杭人輿論。有以爲鄙人之演說甚佳。而不知其宗旨何在者。有以爲鄙人之演說雖通。而時期尚早。杭人必不照行者。有以爲鄙人之演說太直。切恐爲時流所忌者。有以爲鄙人之演說。迹類邀譽而別有希冀者。鄙人聞以上種種之批評。竊歎眞知鄙意者尚寡。故今日之演說。不就前題接續。而特演說中國之醫學。蓋演說時。務須就本位立言。本位進一步。則言論方可深一步。若本位毫無進步。而演說略深之理。則必起無意識之反對。非徒無益而又害之。故鄙人必待五月間所演說之各方略。見一二施行後。乃敢接續前題演說。今日先行略爲申明一己之宗旨。請聽衆鑒察焉。鄙人服膺孔門。周而不比。羣而不黨。尊賢容衆。嘉善矜不能諸說。睹時局之艱難。民生之困

中權居士協和講堂演說錄　二

苦。而慈愍之心。無時或已。故逢人常有演說之舉。然疾惡太嚴。分別太明。見人有過。雖至交亦不恕。見人有善。雖仇敵亦稱賞。故難於諧俗。每招衆怪。蓋鄙人之宗旨。以無宗旨爲宗旨。以無我爲宗旨。以周羣爲宗旨。請　諸君平心靜氣。就其語句而味其意義。則所厚望焉。

演說總旨。　題曰（中國醫學所以衰頹之故及現在振興之方。）鄙人就此題演說。約分爲三大端。　一演說中醫所以衰頹之故。　二演說中醫現在振興之方。　三演說一己所以奮發學醫之故。及擬編醫學大成之願。

中醫衰頹之故。　相以治國。醫以治病。窮善一身。達善天下。其理一。其事同也。自以醫爲小道之說興。而上流之士人。有不屑學醫。不必學醫之意矣。　上流之士。既多不知醫。於是方技之輩。遂得僞託以醫爲家傳焉。此所以有醫不三世。不服其藥之傳言也。　方技之輩。既以家傳自炫矣。而又有一等習儒不成。改而行醫之子。以鹵莽滅裂之學。一知半解。率爾懸壺。其害尤大矣。 夫學問之道。雖賴有眞師之傳。而得道之淺深。必視其人之天資如何。用功如何而始定。試思聖者之子未必聖。賢者之子未必賢。則彼謂醫家之子。恒精於醫者。無是理矣。上流之士。不知醫而醫學一衰。方技之輩。託家傳而醫學再衰。至習儒不成改而習醫之子出。則醫學不堪問矣。 雖然。吾中國數千年來。非無名醫代興。而所著之書。亦復汗牛充棟。鄙人所演說之三因。雖是實情。若一概抹煞古人。未免類於覇儒之武斷。則尙有一總因焉。 蓋學問一道。一要天質敏悟。二要博覽會通。三要閱歷經驗。四要多見通人。交換知識。吾中國自秦并天下以後。各種學問。皆難發達。實由於士少遊學。聞見窄狹。有師承而無比較會通。而醫學特其一端也。試以宋元以後。醫分黨派之歷史而證論之。 中醫自後漢張仲景傷寒論出後。歷晉隋唐宋諸醫。皆推衍發明其說。無反對攻駁者。有之。自金元四家始。

中樞居士協和講堂演說錄　四

。金之張潔古（名元素字潔古易州人）出。首創古今異軌之說。自爲家法。不用古方。註病機氣宜保命集。論處方用藥。極爲深至。劉河間（名完素字守眞河間人）篤信古方。本素問病機十九條。特舉二百八十八字。註以二萬餘言。名其書曰原病式。然喜用凉藥。主重降心火。益腎水之理。張子和（名從正號戴人考城人）奉河間法。主重汗吐下。元之李東垣（名杲字明之號東垣眞定人）師事潔古。以脾胃爲主。謂土爲萬物之母。註脾胃論。出補中益氣法。朱丹溪（名震亨字彥修義烏人學者尊曰丹溪翁）出。其時尙遵用大觀二百九十方。丹溪曰。操古方以治今病。其勢不能盡合。乃治裝出遊。求訪名師。得張劉李三家之旨。推衍其義。創陽常有餘。陰常不足之說。主重滋陰降火之法。以上乃明人所稱之金元四大家也。鄙人以張劉二子皆北人。張創新方而不廢古方。劉用經方而特喜凉葯。此蓋由於北人飲食厚濁。夏則呑氷。冬必圍火

◎故張劉二子◎當其時因症用方◎不得不爾也◎李氏亦北人◎而爲富家子◎嘗捐千金◎從潔古學醫◎則其平素所交往之人◎必多貴介可知◎嗜欲逸樂◎乃貴介人之常情◎故李氏出補脾升陽之法◎且考李氏行道之時◎正當元兵南下◎京師戒嚴之後◎則其時之人◎必多起居不時◎飲食不調◎以致胃弱氣乏◎故李氏用補中益氣法◎一治一效也◎朱氏曾從許文懿公講道◎專研性命之旨◎因許公久病◎遂奮發學醫◎時當承平◎且朱乃南人◎目睹南人柔弱◎好色者多◎故習用清滋而大效◎考四家之原書◎雖皆有偏重之弊◎然皆因時立言◎不得不然◎至究其大義◎則無不同者◎時人每以爲某家偏辛溫◎某家偏寒涼◎某家偏補脾◎某家偏清滋◎皆不知會通者也◎

明以後之醫◎其不出金元四家之範圍以及平正無奇者◎姑不論◎鄙人今特演說其特異者◎

明之薛立齋◎(名巳字立齋吳縣人)初爲瘍醫◎後爲內科◎好用溫補◎動言直補眞陽眞陰◎率以六

味八味歸脾等方。令人服三十劑五十劑。卒以患瘍而死。詆之者以爲溫補之弊。終於自戕云。張景岳（名介賓字會卿號景岳山陰人）用意同於立齋。於用溫補之外。喜用熟地。當時有張熟地之號。其所著之全書篇目。皆沿用明末名士輕佻習氣。如傳忠錄傷寒典雜症謨八陣新方等名。尤屬無謂。惟其文筆通暢。最便初學。故晚近醫士。喜其便利。往往以此書爲醫家不祧之秘本。而於別家諸書。全不寓目。則流弊不可言矣。國朝張石頑。崇拜景岳。而趙養葵。則合二張之溫補而重命門矣。故溫補之誤人。以景岳爲起意。以養葵爲正兇。徐靈胎（名大椿字靈胎吳江人）篤信古書。薄視後人。其論病則自歧黃仲景以外。如秦越人孫思邈劉守眞李杲朱震亨。皆遭貶抑。其持論極奇闢。雖多切中時醫之語。然矯枉過直。一概抹煞後人。則功不掩過矣。黃載坤（名元御）者。亦自負爲醫學無雙者也。其著書曰四聖心源。四聖懸樞。其自立之方。名有曰天魂地魄紅雨仙靈。可謂不倫不類。且謂小兒之痘症非胎毒。可以於其將發時急表散之。此眞古今所未有之奇說也。　其罵人則以錢乙爲悖謬。李杲爲昏庸。劉完素朱震亨爲罪孽。可謂狂妄極矣。　陳修園（名念祖號修園閩人）篤信長沙。輕視餘子。著有勸讀十則。其輕佻謾罵。與載坤同。　其言曰。金元四家。劉河間雖偏寒凉。尙有見道之語。朱丹溪未究源頭。卻無支離之處。張子和瑕瑜參半。最下是李東垣。毫無法度。至於李時珍王宇泰之雜。李士材之淺。薛立齋之庸。趙養葵之妄。張景岳陳遠公馮楚瞻之浮誇。學醫者必不使一字入目。方可入於精微。其罵人雖較載坤之語爲輕。其結句實已不成話矣。　觀蔣氏序以修園嘗自負爲長沙後身。其診病也。脫冠敧笑。口吃吃然罵。手仡仡然書方。自批自贊。果如蔣說。則修園乃江湖之妄人也。　喩嘉言（一名昌字嘉言南昌人）專尊仲景傷寒論。駁王叔和編次之失。爲碎剪美錦

中權居士協和講堂演說錄　八

。綴以敗絮。駁林億成無已校註之失。爲長君奉君之罪。以傷寒論中春溫三例。後人不能解其義。乃大言曰（春溫一證。漫無成法可師。古今缺典。莫此爲大。昌特出手眼。以印正先人之法。）及觀其會講溫病語錄六篇。則雜湊成篇。故弄筆墨。了無意味。葉天士本喩說。著溫病論。而其起句則曰溫邪首先犯肺。逆傳心包。以中焦之胃病而移爲上焦肺病。此論一出。則流毒無極矣。在葉氏以爲喩氏雖能發明溫病之理由。而用藥尙不能出傷寒之故套。故著論謂溫邪犯肺傳心。而直廢苦溫之藥不用。吳鞠通因之變本加厲。吳鞠通本葉氏之說而著溫病條辨。其立論既中葉氏之毒。而其方遂有銀翹桑鞠淸宮增液一甲二甲三甲小定風珠大定風珠諸名目。鄙人今就以上所舉明以後之十家許之。約可分爲三派。薛立齋。張景岳。張石頑。趙養葵。爲溫補派。徐靈胎。黃載坤。陳修園。爲信古派。喩嘉言。葉天士。吳鞠通。爲江湖派。薛

本報下期要目預告

論文●論目……（陳祖陰）素食主義與衛生……（裘吉生）

學説●頻放方策……二（桐裏吉居）醫學扶微……二（張汝偉）草藥圖考……一（裘吉生）

問答●問十四……（王文璞）問十五……（王泰倫）

醫案●惜分陰軒醫案……一（周小農）

古籍選刊●吳鞠通先生醫案……（高德僧校勘）唐杜廣成先生玉函經……二（崔嘉彥加註程巽來校訂徐樹榮重錄）

專件●創辦醫中學校上大總統文……（續）

紀事●本分會組織之報社社友錄（續五十五期）

近聞●數則

雜著●協和講堂演説錄……二（中權居士）

凡有遠處寄稿再於臨印時增入

丙辰年四月一號出版

第五十六期

紹興醫藥學報

神州醫藥會紹興分會發行

本期之目錄

閱者諸君注意

大增刊◉已印就付裝准十日內可以發行半價限期已滿如再有惠購請照定價洋壹元郵費壹角併用郵匯寄下方可照奉雖已直購本報者亦祈照此辦理向代派處購閱本報諸君亦須款交代派者寄到始行發書因紙價昂貴敝社顧本不足未便再有記帳之力也應求共諒

惜分陰軒醫案吳鞠通醫案歷代名醫傳◉以上三書因報幅不多均改刊於醫藥叢書中俾閱者先覩爲快

五十七期至六十八期報◉本報自下期五十七期至六十八期亦不因紙貴而加價預定仍計一元加郵費一角二分惟求本期報到即行匯洋訂定以便續寄向代派處購閱者亦望預付代派處併寄到社方可發奉

四十五期至本期報欵◉本報承閱報諸公共相扶持而十個月出版至十二期自問無失信於閱者而閱者尙有至今未見惠欵未免使敝社寒心間雖或有因公務忽忙區區報貲一時忘記故再登報於此萬祈速爲郵匯寄下本埠閱者速行付交因敝社即欲造報告開年會於欠者名譽道德均有礙也

流通醫藥學書有限公司進行事略（續五十五期）

公司章程○徵求醫藥學書啓○刋行醫藥叢書佈告○均記五十五期報首○松江蔣欲方君來函有家藏書寄刋並寄到瘦痧草一册○泰州陳硯農君來函令派員赴江南圖書館借抄鮮見醫籍○台州羅煒彤君來函有救傷秘旨跌損妙方沈氏痳方痧症備旨等書寄刋○溫州薛立夫君寄到彙選選良方兩本付刋○處州何夢君來函有謝映廬得心集醫案寄刋並荷招寄何紅君股銀十元蔡琴君股銀十元續函又報招得十元並惠獎勵報社銀兩元現擬移作何君投資基本金○常熟張汝偉君來函有唐批王氏醫存寄刋○四明曹炳章君願以家藏孤本醫籍十餘種議價入股○本城何廉臣君願以顧松園醫鏡與再續名醫類案兩稿議價入股

本城包月湖君有家藏明刻本數種願移作股分○廣東何伯鎭君來函有眼科瘰癧科兩書寄下付刋○無錫周小農君已將衛生易簡方集驗方及醫學課兒策溫病條辨數種寄到○鎭江楊燧熙君已將前示之書寄到三種○松江查貢夫君抄來書目擬擇要寄刋○濟渚張若霞君寄到通俗喉科學一册付刋　（未完）

浙紹孟有餘紙棧廣告

業自漢紙發以還類皆良莠不齊因之國貨不振舶來日繁利權外溢能不痛哉不再提倡國貨而本紙將衰微莫測矣本主人有鑒於斯專運各省本紙雖另拆仍照批發價廉物美久蒙　各界所贊許近因商戰時代而本棧尤特悉心研究選採國貨而弭洋品如荷　惠顧自當逾格從優以廣招徠熱忱愛國者諒亦鑑及特此佈告

日暉橋南首本棧啓

△紹介名著一

廣溫熱論一書為戴北山先生原著經陸九芝先生刪定何廉臣先生重訂并附以經驗古今方案而印行者其辯伏氣溫熱與新感溫暑及傷寒之鑑別裨益於感證之診斷猶行海而執有羅盤也醫家病家均宜人手一編獲益良匪淺鮮每部六册定價大洋八角本社及各大書坊均有寄售

△紹介名著二

越醫何廉臣先生重訂印行之感證寶筏係歸安吳坤安先生之原著先生為姑蘇薛葉兩大名醫之高足其學問經驗胥集於是著而辨傷寒與類傷寒如劃鴻溝而立疆界洵不愧為感証之寶筏故出版後風行一時每部八册定價大洋一元二角本社及各大書坊均代發行

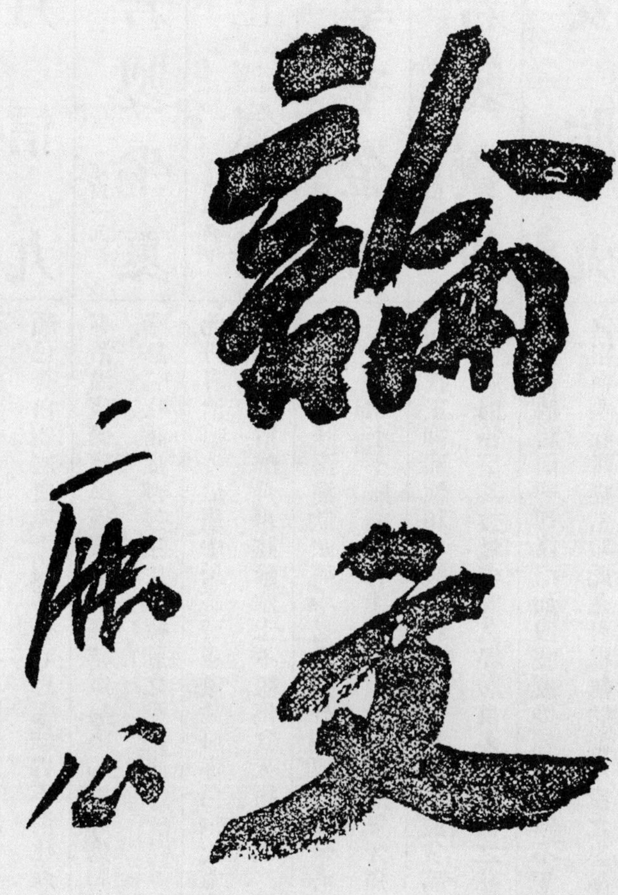
論文

整頓醫藥之旁觀芻議

之江潘壺隱投稿

嗚呼。支那不支。震旦不震。二十二行省。將爲白種人之殖民地。四萬萬同胞。行見爲他族之奴隷。噫言念及此。吾心碎矣。恨無頂天之能力。愧有報國之私心。然大廈非一木所能支。銀河豈赤手可挽。得毋慮北海之涸也。而思以淚益之。憂太山之倒也。而欲以螯載之哉。但吾之志。卒不因此而灰。誓必以一腔熱血。洒向大陸。保我黃農之遺胄。求我中華之榮光已耳。今就醫藥而言。僕也未嘗不抱悲觀。嘆黃農之心傳將淪滅。天然之土產將消亡。雖有志士仁人。奔走呼號。結大團體。砥柱中流。何如其中盡心竭力。懇懃從事者。固不乏人。而口是心非。因循誤事者。亦屬不少。甚或僅具形式。毫無精神。萎靡不振。不堪言狀。叩之以故。均云經濟孔艱。噫此殆推諉之語。毫無價值。總之中醫之腐敗。幾達極點。雖有賢者。究鳳毛麟角。實所罕見。而略知湯頭。初識症候。出而問世。草菅人命。表裡虛實不之辨。溫寒補瀉莫能明之。蹤如星羅棋布。難以數計。何怪乎人民鄙中而信西。當道者揚西而抑中也。嗟乎。中醫勢衰。中葯勢必受連帶關係影響非淺而西醫西藥遂得乘隙而充斥於社會之間暢銷於市街之上加以醉心歐化之流隨聲附和墨守舊章之徒不知改良以致養成此種極危險之景象嗟乎末技微術尚欲爭奇巧於遠地販夫販婦且欲奪蠅利於重洋我何人斯我非國民之一份子乎是國內各事之腐敗吾當負有整頓之實任焉今覩中醫中藥一髮千鈞之際既責人之非安可低首喪氣緘默不言哉自當有振衣千仞濯足萬里之概登高一呼四方響應羣策羣力一致進行此余整頓醫藥之旁觀芻議所由作也不揣冒昧謹將管見所及略舉數端陳於醫藥諸公之前祈討論焉

（一）醫藥學會宜連絡藥界以合名稱也　醫藥學會所以連合醫藥兩界以設會者無非爲研究我國固有之醫學改良我國固有之葯品冀處此學術戰爭漩渦之中不至入於淘汰之列也然余曠觀各會大多數均係醫界中人而藥界人物寥寥無幾耳嗟乎醫藥兩界本有連帶關係若中醫門庭冷落問診無人設中藥舖者營業豈能發達乎是可見醫藥兩界不可不連絡也抑吾更有論者藥界既

不入學會則管見窺豹所見幾何欲求改良焉能完善故吾望從事諸公亟以利害說之使彼等深知個事爭先恐後連翩偕來共同研究一致進行則醫藥學會之名詞方能切合矣

（二）醫藥學會開常會時宜實事研究也　醫藥學會何以時開常會乎一言以蔽之研究而已然士別三日便當拭目相看況常會之期或間一週或隔半月為日較多豈無別種科學發明乎即地方上之新聞亦堪為研究之材料若異產也跌斃壓斃而不見血也猝然暴死也時疫流行也服藥誤斃也報紙記載時有所見均可為醫藥界之研究問題亦可為醫藥界之增長見識好導師也每於開常會之時各敘所見彼此研究豈非美舉然余耳聞目擊因循誤事者衆矣不曰天雨阻駕即云俗務羈身一而十十而百彼此效尤會等空設徒恃虛名有何益哉推其原因實由開常會之時往往各道情況殊鮮旨趣或盛言他事置醫藥而不言更何論及研究哉故凡醫葯學會開常會時宜實事研究發明新學術各得新知

識使會員皆抱此種觀念則會安有冷落之可言而學術亦可藉以進步焉

(一)各省醫藥學會均須發行醫藥學報也　今有人焉欲聚海內外醫藥巨子抵膝論事此舉也易歟難歟可不待言而明矣然而不難可以文字代言語如聚譚於一室此何恃乎則維醫藥學報耳故學報者爲交換知識增長學問之一機關也然而返觀今日學報之出版者寥寥數處耳則海內外之醫葯同志斷難普通聲氣孤志獨意亦難望學術之進步故各省醫藥學會均須發行學報以期普及若云經費無着則招集股本予以權利所費不多諒屬易舉而我國醫藥界亦可藉以一生色也

(二)各省醫藥學會均須發行衛生週刊也　天下之事理宜精益求精切勿一得自誇所謂驕必敗也吾輩須知近今所出之學報僅少數之醫藥界中人購閱耳而一般學界政界及軍界商界之人士均不一覩焉此衛生週刊所不可闕如也(按神州醫學總會發行一種醫藥週報其意固美然僅一紙範圍亦不廣)訂成

單行之本。廉價出售。其內容宜係公衆衛生法及簡單之治療法生理學藥理學等書。尾兼登醫藥小說文苑雜俎等欄。以引閱者興趣。若於酒後茶餘。開卷一讀。令人眉飛色舞。得益良多。誠爲各界人士最有益之消遣品也。亦爲旅行家極妙之醫書。後學者極好之導師也。

（二）各省醫藥學會均須設藏書室也。醫藥學會何以欲設藏書室乎。人必將以此而質問焉。然而大叢林也。何以有藏經閣乎。修史館也。何以有藏書樓乎。要皆藉以壯觀。且不至於失版散帙也。況我國醫藥書籍等於牛毛。其數難計。然而尚有歷代高賢之遺著。近今名人之佳作。非燬於歷朝戰禍。即秘之於私家。使後學者不能得其梗概。良可嘅也。維近來民智日開。非若閉關之時。僅抱一己之私見。吾願熱心醫藥人士。毋論古遺新著。凡孤本鮮見者。亟宜割吾所愛。交於學會。而學會亦應設藏書室。以寶藏也。兼行付梓刋印。流通海內外。以廣各同志之見識焉。

整頓醫藥之旁觀芻議

（二）各省醫藥學會宜倡辦中藥陳列所也　今欲集各地之藥品而比較之是何恃乎勢必採用商界陳列所之辦法以行之也然而商界陳列所所集各種物品而陳列焉衆目共觀以評定之優者獎之劣者勉之使各生競爭之心技術賴以進步不至處此商戰旋渦中遭淪滅也而藥界何以欲設陳列所耶殊不知藥界大有可陳列者在也今試舉之若鑛物類也植物類也動物類也此固爲有生機物與無生機物之有形物質而亦爲藥品之原料也若膏丹也丸散也飲片也藥汁也此固爲已成之藥品也以上所述種種豈皆無陳列之資格耶故各省醫葯學會均須倡辦中藥陳列所徵求各地之藥材以比較之其優者給以獎章爲之介紹爲之揚名劣者宜勉勵之則藥界同志爲名譽計爲營業計勢必踴躍入會共同研究求新知識以改良也而中藥之聲勢由此可以復一振矣

以上所陳各端係僕於種花栽竹之餘淪名課童之暇念及個事遂搦管述於諸先生焉自知年少躁進語多激烈有瀆於醫藥諸公然余作此之初旨冀諸

公有以振興之耳笑我詈我責我諒我在所不計倘大關言路不以芻蕘見棄採擇之而勉爲其難則幸甚矣

與張君叔鵬論精製中藥提煉藥汁仿效西法之商榷書

常熟長汝偉

叔鵬有道先生鈞鑒久仰鼎名無緣趨謁程門之雪徒高及墻之肩難攀幸得醫報流傳灌輸智識竊讀神川醫報三年分第六期及今年二十六期兩册內所刋之大著叅可見婆心濟世胞與爲懷爲藥界開特色爲萬民造幸福與蒙聾之紙上空譚無裨實叅不啻有霄壤之殊也夫子亦云工欲善其事必先利其器藥爲醫之利器改良藥物即爲醫生改良其利器也今我中醫界之腐敗夫人而知之矣然自近年以來迫之以政令化之以報紙爲醫者皆知興起奮發者矣獨藥界之開通者蓋甚鮮焉包君識生提議模範製藥社在申江而尚未完備其效亦未著今先生以一人之力提倡藥汁及精製丸散設養濟製藥社用中藥而仿西法便携帶救急用全氣味挽利權一舉而數善備誠莫大之盛舉也雖然竊有一私議存焉敢以告先生願

與張君叔鵬論精製中藥提煉藥汁仿效西法之商榷書 一〇二

先生一垂聽也夫吾國之藥有氣味極單純而可提煉以用之者如大黃巴豆之屬蓋不數覯也除此之外有必間味以用者如酸與甘合可以化陰辛與甘合可以發越之類有用監製之力以取效者有如用鹿角者熟地監之用石羔者薄荷監之用肉桂者白芍監之處處節制不使專力而效者亦輒多相反即以相承也有用麻黃者佐以杏仁之開用枳實者佐以元明粉之降用角針姜蟬者佐以黃芪之內托不嫌其峻而取效如神者進而言之蔻仁與鬱金同打可以開心之蒙雞金與廣皮同打可以運脾之滯甘草與白芍同炒可以建中之氣元米與洋參同炒可以生胃之津此同炒同打間之取效者又若是抑又取其形式者如絲瓜絡桑枝可以走經絡荷葉邊則宣揚蒂則斂攝梗則踈氣而蓬壳可以洗痔蜂窠可以攻發背青竹管用以通小便此其取形式而獲效者又若是而廣皮南星之屬必愈陳而愈美乾薑肉桂之屬必愈老而愈辛生地石斛沙參之屬有必用其鮮者竹葉青葱西瓜翠衣之屬有必用其清者有必沉浸醲郁而後味始出必必飲子煎法而後氣始全有先煎

以代水者如決明蛤壳牡蠣龍齒之屬有後下即取服者如鈎鈎薄荷沉香之屬有熱因寒用者有寒因熱用者有湯藥中用丸藥以煎之有服丸藥用湯藥以過之諸如此類難以枚舉總而言之醫之治病用藥當活潑潑地隨機應變不可刻板呆方蓋病同脈同而體質或不同氣候有或異分兩有增減即不可概以一方施之故立案書方爲醫生要事即用古方亦不過取法用意而已若改湯液丸散一概提攝精華創製藥汁可用者極多掣肘處亦復不少如以上所述者是也雖然如暑天所通用之辟溫丹紫金錠及近今所行之施德之藥水輩固已功效卓著有口皆碑然用之以治痧氣霍亂效者固多總不能治他病即如花露之屬亦只行於夏令半由習慣半由體質使然也不然古人之用藥汁者如四磨飲交加散之屬亦取其精液者還元水金汁竹瀝之屬可以爲天然藥水總之吾中醫治疾自來不能廢湯劑而今之所亟宜講求者則在道地與泡製耳藥不道地其性變泡製不法用不良今之藥肆類皆以美觀爲急要水浸之日晒之而後切成飲片竟有用色以染之用諉以亂

之如廣黄作犀黄桔梗充洋參廣柏冒川柏之類指不勝屈是提倡藥學者所急宜取締者也先生才高學博既以提倡藥學爲己任苟取其道地如法泡製勿專求美觀務使全其眞性斯亦善矣斯亦美矣登高一呼衆山響應造福無量矣芻蕘之見未知先生以爲善乎否願與海內外高明之士同一商推也

論目

陳祖蔭投稿

人之知覺性也人之死生命也其所以奉生而周於閒者則又賴乎精神蓋神藏於心精藏於腎也目者心之所使肝之子而腎爲肝之母併臟腑之精上注於目可以察秋毫測遠近西醫剖割眼珠亦極贊重疊細絡之妙受光照察之神且能將斜目修削使正而不久仍斜彼不知病源祇知衣筋肌摺之辨則剖解何益哉夫肝爲風臟肝主精凡驚癎掉眩及目昏花等症皆屬肝之爲病西醫謂目眩昏花皆腦髓筋爲病謂目系通腦故目昏眩要知肝脈通於腦開竅於目而藏魂晝則魂遊於目而爲視寐則目閉魂則返於肝魂者陽之精氣之靈也故魂不安夢多不强虛怯予考

西醫之書並無魂之表言誠魂非剖解所能探取至於治療亦不能分出臟腑所屬中則分輪分臟義有所歸治氣輪血輪肉輪藥氣可由喉嚨頏顙而上通於腦入目其路最捷易治治黑珠必循肝脈而上入腦於目其路略深治瞳子必由腎督脈而上入於腦其路更深治非易易而內障等症均屬腎經非小劑藥石所能療也

代論

衛生易簡方序

歸安金乃基

許胤宗曰藥之於病有正相當者止須一味藥力既純病即立愈此單方之所由來也溯自東晉范汪東陽方法歷唐宋元明以迄我朝屢有驗方傳世顧卷帙浩繁每苦難以檢索余素好岐黃課讀之暇曾亦涉獵及之祇以質本駑鈍又因肌驅奔走四方忽忽念餘載未能得其要領癸卯秋來遊滬上獲交周君小農傾蓋相交遂成莫逆小農別署伯華為錫山張聿青先生高足潛心力學深得岐黃奧旨甲辰夏以毛世洪先生經驗集見贈集後刊急救方受而讀之已欽其用心之細好善之誠乙

巳夏復出其尊甫莘農先生平日所錄以濟人確有經驗者彙成一集分列八門末附戒煙少飲節慾諸條顏曰衛生易簡方將梓而行世問序於余披閱一過見其條分縷晰意簡言賅間附評計亦復精切洵衛生之至寶簡便而易行窮鄉僻壤之間苟能家置一篇審病檢方獲益豈淺鮮哉如間有貴重之品爲急救所必需尤望樂善諸君子預合施送則幸甚也此余向所有志而未逮者今忽得於周君之手不禁距躍三百因妄其固陋濡筆而爲之序

重刊陸氏三世醫驗序

四明曹炳章

讀書而不臨證不可以爲醫臨證而不讀書亦不可以爲醫蘇長公有言藥雖進於醫手方多傳自古人故惟讀書多乃能辨證亦惟多讀書始能用方彼之不用古方者非棄古方也非眞以古方爲不可用也直未嘗見一古方耳善用方者且讀無方之書不執方以治病而方自與病合亦自與古合余治此論以臨人病久矣今讀吳興陸養愚祖孫三世治驗醫案及考湖州府誌先生少習儒比長洞精醫學本修身

養性之旨故其業比諸家特異嘉靖中名重三吳外至閩嶠粵海皆敬信之刊行醫案傳世云云其子肖愚、孫祖愚克承家學淵源三世皆能知醫名閱其治案歎先生祖孫讀書皆上至軒岐仲景下迄前明各家無不研究有素其臨證也未議藥先議病每遇病機叢雜治此礙彼他人莫能措手者先生必探隱抉微或於一方中變化而損益之或合數方爲一方而融貫之苦心所到必有一恰合之方投之而輒效者不若近時知醫者之於病稍涉危疑即目爲不治而去之其不盡心之過爲不少也考其製潤字丸一方從諸承氣化出能通治積滯蓄血痰垢服無不應是即因古法而變化出之書名習醫鈐法其一二卷、計六十六則即第一世養愚先生著子肖愚編校魯紹安發明其三卷、計三十九則即第二世子肖愚先生著孫祖愚編校陸闇生發明其四五卷、計六十三則即第三世孫祖愚先生著并自發明名之三世醫驗者實陸氏祖孫三世生平治驗之疑難劇症案也徐靈胎曰凡述醫案必擇大症及疑症人所不能治者數則以立法度以啓心思爲後學之津梁陸氏之案亦本此意也惜向係鈔本至前清道光丙申李素軒重校魚豕之訛以示同志馬君敏夫馬君力任梓行以廣流傳至今原版又毀世不多見炳章去年由甬旋里偶於書肆中得見馬刻原本以重價購得校讀數過訛者正之缺者補之間有義理未明處復加以眉評發明其用意之所在校竣付會文石印俾世人知臨證者必多讀書而後能辨證亦必讀書多而後能用方今病既皆爲古人所言不卽知古方亦可爲今病而用耶余愧不文謹述是書刊印之緣起如此是爲序

素食主義與衛生

裘吉生

吾國習俗素食之信仰心頗稱普遍自古通稱素食曰持齋里諺亦名吃素有短期吃素一年中不過一二日素食者如自己生日爲母難日與江蘇人之雷齋及浙江人之觀音素關東人之大仙素是也有長期吃素終身守定素食者如僧尼之修行晚年之讖悔是也此兩次、要皆爲菩薩之慈悲婦女之迷信其主義均無甚貫徹也何則蓋素食爲自己有生之日不忍殺物之生此固仁者之用心未可厚非然自科學家解釋之人爲動物中之一族若殘殺生物以供人之口腹固無異肉食獸之自殘其類惟因之不食動物而食植物植物則亦爲生物界之一血芽初萌即芟而烹之有好生之心者亦當擴充其良德而念一根一葉之含痛難言也由是言之素食未可以爲慈悲也至雷齋、觀音素、大仙素、及僧尼之修行、晚年之懺悔皆無非佞佛之意直斥之爲迷信可也又有以恃齋之人爲身心清淨偶遇肉食遠之如見仇敵事稍近理但以之養生則可以之祈福則不可或曰、然則素食主義竟無所取義乎曰素食主義非博愛也亦非道德也有關於衞生問題耳凡普通肉食品經醫家之考驗知其中含毒質至多感動腦筋污染血液腦筋腸胃血絡諸病往往爲肉食所致又有傳染病之種子爲患尤烈惟不食肉食者能免之因許多病原菌之有傳染性者無不以肉食類爲媒介矧人之於飲食其目的在供其新陳代謝之機體需費考機體之成分其間不過由十數化學原質已耳苟有物焉食之已足供吾人機體所需費之原質即已足達飲食之目的不必問其爲肉食否也今且物理日昌一般學者已發明肉食含蛋白質脂肪固多而燐鐵鉀等金石質頗缺乏植物則富於金石質而亦未嘗缺卵白脂肪等質也近如上海多以大荳汁（豆腐漿）易牛乳若非人人知其有益豈能有如是發達耶以上據學理而言之則素食主義實爲衛身問題已無疑義矣茲再就事實而言之其關係爲尤甚也吾儕業醫者不常有藜藿體、膏粱體之名詞乎今試問藜藿體爲何即素食多而肉食少者之體質也膏粱體爲何即肉食多而素食少者之體質也今若分別此兩體質人之生理與病理實有天淵之相差藜藿體終日營營手胼足胝竟有一生無病者即或病之治之亦較易膏粱體則反是據此推求則素食主義之與衛生洵有莫大之關係也吾國持齋吃素者頗多苦其所持之主義全不含有衛生分子之思想所謂道入旁門不曰吾爲養此生以素食而曰吾爲懺往生求來生以素食噫、不悟甚矣慨吾國內地公共衛生之不愼重衛生警察又不遍設凡肉類之宰殺販賣均無檢查之章則素食與衛生尤爲緊要故伸論及此

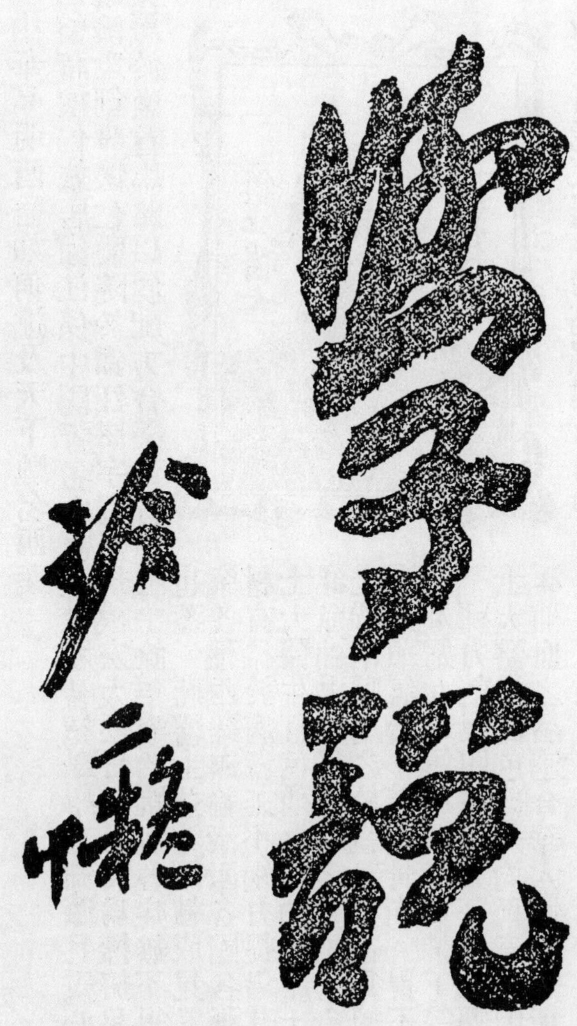

適合華人體質

中華高明西醫如何述及天下馳名西藥

西醫蔣懷仁旅居鎮江係中國著名西醫士也才智超羣學有淵源且秉心樂善博施濟衆創設懷仁醫院於鎮江屋宇寬暢規模宏大逐日門診甚爲擁擠另設華洋藥房於南首馬路以便配方合藥其行道二十餘年療治疑難各症無不得心應手

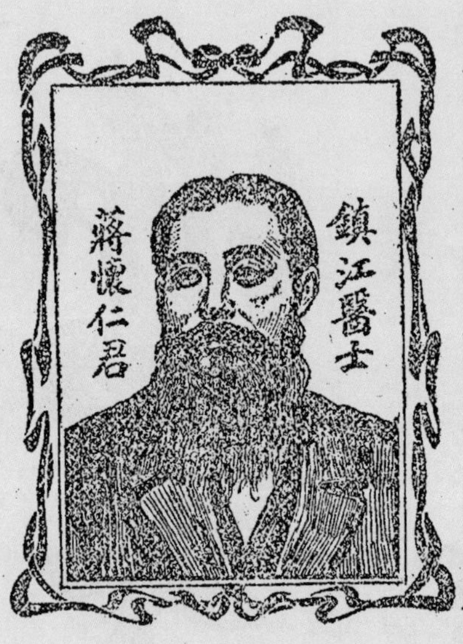

也蓋蔣醫士並非固執成見嘗悉心研究各種西藥無論泰西各國各種新舊藥材有益於病者無不竭力提倡其於韋廉士大醫生紅色補丸相知已歷十年驗得紅色補丸均係補身之要素故余於臨症之時常囑用之於就診者甚爲適用即如血薄氣衰瘋濕骨痛胃不消化以及婦女月信不調赤白帶下等症或男子精力就衰四肢無力等患余囑服韋廉士大醫生紅色補丸均稱奇效因此丸內涵補血之品適合華人體質其所滋生之血液甚富能使週身腦筋強健有力也

韋廉士大醫生紅色補丸爲天下馳名補腦補血之聖藥爲西醫蔣懷仁與各處西醫所推爲無上妙品凡經售西藥者均有出售或直向上海四川路九十六號韋廉士醫生藥局每一瓶英洋一元五角每六瓶英洋八元郵力在內

遠謗。遇此危症。非隨意敷衍。則託辭遠颺。委而去之之不暇。即有語以二公之治。必搖手力阻。中人以下。礙難語上。理固然也。故病家之患此。非特自分必死。抑且母子不保。余目擊心傷。遍詢諸友。後與某先達談及。蒙示此方。以爲藥味平和。雅俗共賞。非強人所難之事。亟應抄錄以告同志。又謂此疾之初起者。業經治愈一二人。其重症雖未可知。然既有此方。終勝於束手無策。或者什伯之中。尙全一二乎。

羚羊角（一錢）獨活（一錢）當歸（一錢）川芎（三分）人參（八分）茯神（一錢五分）桑寄生（二錢）鉤籐（三錢後入）防風（七分）甘草（五分）姜汁（八分）竹瀝（二錢五分）用水先煎前十味。俟可服。再投姜汁竹瀝。一方姜汁用至一錢或錢半。又據某先達言。此方專爲血虛風勝而設。其秦艽萎蕤白微菖蒲汁之類。似可量症加入。如遇寒暑猝中。或懷怒挾痰。而致此者。又當另商治法。不可一見昏冒搐搦。即率意妄投。又云。風爲陽邪。且厥陰之臟。內含相火。故昔人治此。多用寒凉。然必兼一二辛熱之品。以爲反佐。觀於續命風引諸湯可見。故此方之調劑。悉在姜汁。用者務宜加意斟酌。不可以爲引而忽之也。

玉液金丹　原注云。此方出自異人傳受。須擇吉配合。治婦科百病。有起死回生之功。神效無比。

人參（二兩去蘆）綿耆（一兩二錢蜜炙）丹參（四兩二錢酒洗）川芎（一兩二錢）歸身（二兩四錢酒拌）羌活（八錢四分）紫蘇（二兩五錢）川朴（一兩五錢去皮薑製）沈香（一兩六錢）蘄艾（六錢七分醋炒）香附（二兩六錢四製）砂仁（二兩九錢）白芍（一兩六錢酒炒）川斷（六錢四分酒炒）杜仲（三兩六錢鹽水炒）血餘（八錢四分煨炭）生地（一兩二錢酒浸）査肉（八錢四分煨炭）枳殼（一兩二錢麸炒）橘紅（一兩二錢）蓯容（一兩二錢漂淡）琥珀（八錢四分）川貝（一兩二錢去心）於朮（八錢四分土炒）麥冬（二兩二錢去心）蓮肉（六錢四分去心）阿膠（二兩六錢酒化）黃芩（一兩二錢）茯苓（六兩四錢）木香（八錢五分煨）淮山

藥(四兩二錢)甘草(三兩二錢)潼蒺藜(三兩二錢鹽水炒)大腹皮(八兩四錢煎汁)菟絲子(三兩二錢)益母草(六兩四錢酒九蒸)三十六味◎除阿膠大腹皮外◎俱日晒乾燥◎磨成細末◎和勻◎煉白蜜八十兩◎幷酒化阿膠◎及大腹皮汁◎入臼杵丸◎每重二錢◎再晒極乾◎水飛辰砂爲衣◎蠟丸封固◎每用一丸◎去蠟服◎

湯引　經閉◎月季花(四朶)煎湯下◎　經不如期◎或前或後◎延胡索(一錢丹皮(一錢五分)煎湯下◎或開水下◎　久不受孕◎陳皮姜製半夏(各五分)煎湯下◎常服即孕◎　痛經◎廣鬱金(五分)煎湯下◎　倒經◎吐血◎衄血◎鮮藕汁下◎　乾血氣痛◎烏藥(五分)鼈甲(二錢炙)煎湯下◎幷治一切胃痛脇痛及肝厥◎　經閉驗胎疑似之間◎茺蔚子(二錢)煎湯下數丸◎微動即是◎赤白帶下◎白淋白淫◎貫衆(一錢五分醋炙)煎湯下◎　崩中◎　青黃赤白漏下◎晝夜不止◎淡白鲞(三錢)或紅棗(七枚)煎湯下◎或童便下◎　婦人年過

五旬。經水復來。茜草側柏葉（各一錢同炒焦）煎湯下。　初孕腹痛嘔吐。白蔻仁（三分）煎湯下。　胎動不安。艾絨（五分）子芩（一錢）煎湯下。或用陽春砂仁三分。　子嗽。桑白皮（五分）煎湯下。　子煩。竹葉七片煎湯下。

子懸。胎動不安。如物懸空中宕而難定。神昏發狂。赤茯苓（八分）葱白（一個）煎湯下。　子冒。危於子懸。血熱心火大盛。胎氣沖心胞。冒於心上。面赤。牙關緊閉。氣絕欲死。麥冬（一錢）羚羊角（五分）煎湯下。　子腫。五加皮赤苓皮（各一錢）煎湯下。　子淋。車前子（一錢）煎湯下。　頭暈目眩。炒銀花（一錢五分）煎湯下。或用防風八分。　尿血。粳米煎湯下。　小便不通。冬葵子（八分）煎湯下。　潮熱知母（一錢五分）煎湯下。　感冒瘧疾。蘇梗（四分）荆芥（五分妙黑）煎湯下。　小產漏胎。絲綿灰。煎湯下。或用原生地二錢。　跌撲損胎。白朮（五分）當歸（一錢）煎湯下。或用新絳屑一錢。

半產。益母草（二錢）煎湯下。　橫逆難產。及子死腹中。川芎（一錢）當歸

醫學扶微

壽石居原本

常熟張 謌汝偉氏著

卷一

時症說

人稟造化之和氣而生感觸四時之戾氣而病於是有時症之說時症者春曰温病夏曰熱病秋曰秋燥冬曰傷寒春末夏初秋初夏末暑濕熱錯雜爲病最多濕溫此提其大綱也或有當熱不熱當寒不寒當寒而熱當熱而寒熱之太過寒之太甚皆足以致病甚有饑饉凶荒過熱過寒之歲病氣尸氣混合爲一閭戶沿村互相傳染即成疫也疫癘之症亦時症中之一也然伏氣之與時症又相懸絕冬寒伏於少陰至春而發爲伏溫其邪在裡復感新邪而發者爲丹痧爲瘖爲斑皆病之重者若感而即發者如風痧暑疹之類一經疎化便可向愈矣爲醫者不可不知時症之別故特辨明於斯例如冬溫與風溫同爲發熱而渴不惡寒其可別者在有頭痛者爲風溫無頭痛爲冬溫寸關脈浮數而弦尺部微小弱者風溫尺部浮數尺膚熱甚而寸

關脈反濡鬱不揚者爲冬溫治之之法風溫宜疎散冬溫宜表達總宜隨症施治活潑潑地不可拘執一隅也

（附錄格言）王孟英肺爲天天包地外而處於上膀胱爲水水環地極而處於下故皆爲一身之表而風爲陽邪首及肺經寒爲陰邪先犯膀胱惟濕爲中土之氣胃爲中土之腑故胃受之此數語爲度人金針不易至理學者宜細味之

溫病忌汗辯

溫病忌汗人皆知之吳鞠通溫病條辨以桂枝湯爲第一主方王孟英力非之蓋以發汗則傷肺腎之液溫邪上受首先犯肺逆傳心胞誠以肺與腎相聯心與腎同爲少陰一氣所司過汗則液傷而重伐其本也然則溫病必不可用桂枝湯矣間亦有用桂枝得效者是何歟必其人既感溫熱又爲水濕外蔽或內有濕痰阻中則不得不先用辛溫開泄蓋濕之與痰非溫不化也待濕痰既動然後續進和營理氣使邪外達若始不用桂枝以解肌從事清熱蒸化則其陰濕之痰濁蒙蔽於上而重疊之

伏邪終無從出矣曾治一人本受風溫又復失足投河三日後小便不通發熱而寒戰苔白脉右濡鬱左弦細是風溫先受水濕外束也先與羌防柴葛及桂枝杏仁等爲劑一帖後遂見丹痧舌尖轉絳乃改與石斛生地元參麥冬沙參桑葉之屬養陰生津化痰一劑霍然此可以知用藥貴乎合症若泥俗人之見宗孟宗英之說豈非大誤事乎舉一類百聞一知十是在乎智者之研究故作此論以辨之

解陽越

人但知但頭汗出一句謂之陽越竊謂滿頭有汗尙未可謂必但額汗出冷而黏如連珠者方是陽越確據張石頑云額汗喘大小便不利者陰氣未脫陽根猶在也大小便滑額無汗不喘陽氣不越陰根猶在也若下利不止雖無額汗喘亦死若下利而小便閉額上汗者爲關苟頭汗止可活汗不止者死此皆足以供研求陽越者也故特標明之

呃逆宜聞聲說

呃與噫不同。噫長聲狀如嘆息。呃逆俗作呃忒。而呃逆有吉有凶。須辨其音。凡呃聲響而來遲者。爲腎氣不納。陰陽脫離之時也。於法不治。間有用大劑桂附人參麥冬等而得效者十之一二也。若呃聲低而來速者。乃是丹田有熱。胸中有寒。丁香柿蒂或旋覆代赭。皆可用也。

論金匱治肝補脾之要妙一節（原文節錄）

肝病傳脾。由於土虛。土虛故木橫。原土之所以虛。由於腎之體用失度。蓋腎有兩。一取火爲體。水爲用。太陽、少陰是也。一取水爲體。火爲用。太陰、少陰是也。徒水不能生物。必資於土。土旺則木得滋榮。土衰則反爲木尅。木火與君相二火。三者鼎峙。木火橫沖。所以侮土。君火上炎。所以爍金。相火離位。所以焚土。木三火亢。則害承乃制。有尅氣而無生氣。金不制木者有之。木乃侮土者有之。水衰火旺。則土焦。火衰水旺。則土敗。故治肝之法。在于益土。用益土用者。鼓舞後天之氣。兼以治水之用。而肝乃得所養。蓋肝無補法。木樹土中。土實則火。火既濟。金氣得肅而剛。制之權伸矣。古人以

草藥圖攷序

余於十年間。奔走南北。見各處習尙之信仰草藥療病者。幾同一轍。且常有一二愼重之輩。存未達不嘗之旨。持其所購得之草葯而請敎於吾儕自稱儒醫者。惟搖首曰不知。夫一物不知。儒者之恥。今儒而兼醫。以物之屬於藥。尙曰不知。能毋有愧於衷乎。竊怪古今來多少先輩。競研經言。羣向本經敷文衍義以鳴其高。而社會上之實用與其著述。有關係與否。不問也。草藥之學。不屑汚彼筆墨。致至今日而遂爲絕學矣。日本自西醫輸入後。漢醫漸廢。則自吾國移種自植之漢藥。頓失銷路。朝野上下。咸謀補救。故歲歲時時。有草藥中發明含某成分即某西藥之聞。返顧吾國。但常聞有某某服草葯而某病已愈。某某服草藥而某病已劇之說。所謂儒醫者流。對於愈者曰。我不信。對於劇者曰。爾自誤。未見有一研究其愈者何以愈。劇者何以劇也。素問曰。湯液十日。以治八風五痺之病。十日不已。治之以草蘇草荄之枝。蓋醫者治病。本不能限於一湯方。凡可以愈病之法。自當博採。况草藥本爲簡單之方耳。史稱神農嘗百草以發明藥物。而藥學之源流。本自草藥始可知矣。故吾國稱藥學書。曰本草。然則草藥可忽視也耶。余於舊篋中撿出得日本小野職愨氏重修吳其濬先生之植物圖攷一書。所載草藥頗多。且皆爲各處習尙所常用者。惜其書版在東。又年代久遠。恐難購得。且原書卷帙浩繁。除藥用植物外。皆無關於吾醫界。故不避鈔胥之誚。將其間關於習用之草藥。節錄出之。旁參他書。並益之以見聞。而成爲四卷。仍附以圖。名之曰草藥圖攷。付諸剞劂以公同好。錢塘趙恕軒先生曰。倘遇其物而莫能名。何如備其說之猶可攷也。世之業醫者。不欲博聞多識以閎余書。亦當宗趙氏之言以備攷也。

中華民國五年仲春吉生裘慶元自序於紹興醫藥學報社

草藥圖考目錄

紹興吉生裘慶元輯
門人紹興俊臣朱祖瑞
暨陽仲友趙紱福同參校

卷一

草藥圖改目錄 四

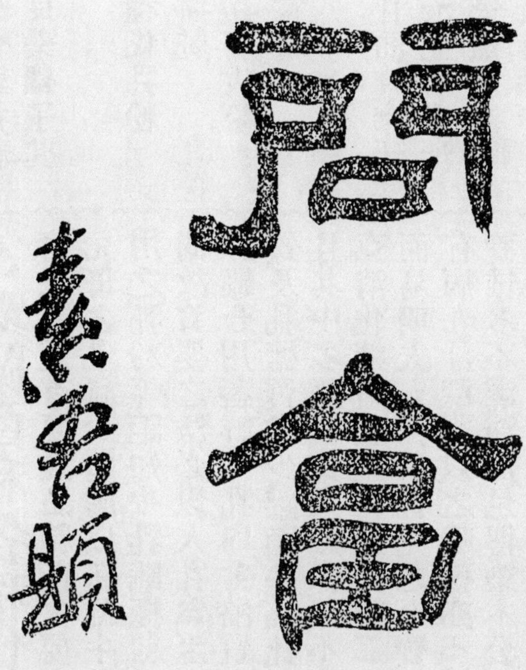
問答

問十四　王文璞

大報設問答欄爲病家謀幸福爲醫者示指南法至良意至美也文璞不學在本監承義務上負擔近臨一證大覺束手無策謹將其經過暨現在臚列於後即懇先生俯賜妙方想　先生以壽世活人爲心當不拒我也手此即請　道安　(一)經過　一男子年三十二歲。心急多怒。一年前患咳嗽多痰。重則依息不得臥。或有時吐血。曾屢愈屢作。在一月前。忽大吐血不止。遍體作燒。每日夜失血。約十兩左右。接連五日餘。大便溏瀉。食入喜嘔。擬方如下。人參　飛滑石　大黃　以人參煎湯。漬下二味。溫服。　血止後。接服下方。　大生地　黨參　大黃　粳米　右共煎濃汁。每間三點服一次。有時兩脇燒癢。則加烏梅。食道多痰。則倍大黃。　血止咳嗽如舊。且喉下腫痛。多痰滯留。進下方。　大白梨　川貝末　生薑汁　以梨開中孔。納貝末姜汁。蒸熟食。　以上三方。均經收效。　(二)現在　咳嗽氣短。紅粉痰只見三四日即無。於黏稠白痰內。兼見黃而腥者。午前兩顴赤。笑容可掬。如無病者。午後心內冷。面轉白微青。入夜如閉目。睡至十分鐘。即咳醒。開目稍可。大便日一次。微溏。小便亦黃。飲食尚可。脈象午前則忽大忽小。午後則細而虛數。進下二方。希羅英液　午前七點半至十點半。各服三滴。　黨參　大當歸　五味子　乾百合　杏仁　共煎濃汁。午後二點至七點半。各服一次。　按以上二方服後。病勢幷無進退。但仔細斟酌。絕非對證之藥。敢請　大歧黃家指正。以救危急。不勝紉感待命之至。　辱承　詢及該病家有無盜汗及納食如何謹答覆如下　無盜汗病經一年半餘無盜汗時　一日三餐每餐可進薄粥一盌　再日來病又增劇茲將各種現狀臚列於下　前次血止後經六七日後脈與色亦無午前後之差異　胃納亦稍旺惟覺心裡冷下部尤甚鼻流淸水三四日後又覺左脇痛胸部作燒冷勢全無漸則全體皆燒晚間尤甚幷由口鼻出熱氣約三日因夜間燒極早晨即吐血很多接連五日餘每日可五六次每次一二十口不等先則色鮮紅後轉紫黑且多成塊

成條者其味腥甚　當嗽重出血時胸脘燒甚非常刺痛吐後心慌而喘極吐時即食亦吐出幷夾黃涎　無論晝夜約十數分鐘即須咳嗽氣來甚急倘覺胸部癢則有痰否則無痰　正坐身稍前彎可以閉目睡十數分鐘若仰臥覺胸脘痰勢瀰漫發生泡沫氣息不通左臥則痰從左來右臥則痰從右來　現在不喘亦不心慌咳嗽如舊吐出之血甚少紫黑色非條即塊且雜有黏稠白沫下部亦不覺冷但午後仍燒口目鼻既熱且乾日三餐每餐可薄粥盌餘幷雞子三二枚色象白而不敗脈象關以上滑小數急三部沈之均空大便微瀉小便微黃　咳急出血時服方　青竹茹　生大黃　先煎竹茹後入大黃約五六沸即取之溫服　血稍止服方　青竹茹　大麥冬　象貝　飛滑石　甘草　右水煎不時緩緩服　邇來體查病狀血勢之止恐是小循環血液去盡非藥物之力果也則將來血液稍足又須吐出矣既無的當方藥故改服西藥杏仁水陳皮舍吐根丁等冀援病勢而已　謹按此種肺癆病不知在解剖生理各方面均起如何變化及如何施治敬祈　大歧黃家有

以教我俾有遵循是爲切祝切盼者也

問十五　王基倫

醫藥報社執事鈞鑑。謹啓者。鄙人素患鼻脹流涕。兼夜睡口內漏津。已十餘年矣。每日約流涕二盅許。其液稠厚黏滑。呈溷濁色。有時稀薄。一無臭氣。夜睡時口內津液。（即俗謂口裏水）漸漸漏出。約一盅許。其液乾燥後。宛如婦人之乳。且日間每無意唾痰。呈白色無黏滑之性。其痰乃從舌下而出。並非自肺臟而出。求治於某醫。診謂慢性鼻卡答兒。及舌下腺疾病等說。施種種療法。卒無佳良効果。吾恐長斯以往。任意唾痰流涕。不但他人見之可厭。而且津液日形消耗。釀成萎枯之軀。究非良事。素仰　貴社編輯諸公。學貫中西。以博愛爲懷。時爲社會造福。作醫藥界之先導。爲此不揣冒昧。特泐寸禀。敢乞於公務之暇。將賤恙之普通治療方法。詳細惠教。不勝欣幸之至。此致即請大安。　來書敬悉。賤恙之詳細原因。除前函所述者外。其他亦無何等特異之症狀可記。惟就既往之事略述之。賤軀略似中等。父亡於熱病。母健存。兄弟六人。死於霍亂者一。餘健全。自幼迄今。未患有重大之疾。七至十四歲。夏秋時。屢發輕微之皮膚病。十五歲始。祇患感冒小疾。此病自幼即有之。故至今約十餘年。近年來每作事稍久。或急劇運動時。往往腦部覺有重感如眩暈者。然須休息片時。方可復其常態。記憶力亦稍缺乏。頭部之髮。不知何項原因。呈黃褐色。且更有可異者。鼻雖流涕綿綿。其嗅覺甚爲銳敏。一無減少。不過日常於鼻之清潔法。稍稍講究耳。蓋僕平日呼吸。均由鼻所司。并不假借口腔以營呼吸。有時黏膜腫脹。流涕急劇。閉塞孔道。以强力排除其涕。加以洗臉時。用毛巾浸溫水。頻頻洗滌鼻孔。故於呼吸上未有何等之障礙。每日納食平均。約普通所使用之紅花碗八碗。（飯六粥二）此外閑食煙酒等亦不甚吸食。大便每晨排泄一次。有時於薄暮續行之。尿亦未有變狀。舌下腺分泌旺盛。每夜之量。已如前函所述。所可慮者。胃腸既無特別之變態。而日間仍無意唾痰。其液清稀。有小泡。稍帶黏稠性。從舌下腺所分泌。未知於身體有害與否。吾固不得而知之。倘蒙詳答治療之方針。尤所銘感。此復叩請大安。

答十五　裘吉生

通訊問病。答者欲下精確之診斷。非先論列本病之類症與合併症。及與本病有關於生理或病理之古今要言。則無有不貽毫厘千里之譏。今患者以鼻脹流涕。與口內流涎。兩主要病相問。然此兩病爲自覺的症狀也。就此症狀。懸想其是何原因。併斷定爲何症。然後設療治之法。冀其無誤而有效。不能不辭費而就其詳。

(一)舊說言鼻脹流涕。與口內流涎者。靈樞曰「人之鼻洞涕出不收者。頏顙不開。分氣失也。」華陀中藏經曰。「肺實則鼻流清涕。」戴思恭證治要訣曰「鼻塞流涕不出。有冷熱不同。清涕者腦肺寒所致。濁涕者乃素問所謂胆移熱於腦則爲鼻淵是也。」李梴醫學入門曰。「鼻乃清氣出入之道。清氣者胃中生發之氣也◎鼻塞久則氣壅不轉◎熱鬱於腦◎清濁混亂◎爲鼽爲淵◎鼽者鼻流清涕◎淵者鼻流濁涕◎」李時珍曰◎「鼻淵流濁涕◎是腦受風熱◎鼻鼽流清涕◎是腦受風寒◎包熱在內◎」巢氏諸病源候論曰「肺氣通於鼻◎其藏有冷◎冷隨氣入◎來於鼻◎故使津涕不能自收◎」龔信萬病回春曰◎「鼻流濁涕者◎屬風熱也◎鼻流清涕者◎屬肺寒也◎」素問曰◎「胆移熱於腦◎則辛頞鼻淵◎鼻淵者◎濁涕下不止也◎」虞摶醫學正傳曰◎「鼻淵者◎外寒來束熱之症也◎」素問曰◎「鼻中水出曰鼽◎」李梴醫學入門曰◎「鼽者鼻流清涕也◎」樓英醫學綱目曰◎「傷風則决然鼻流清涕◎」楊士瀛直指方曰◎「口角流出而不禁者◎涎也◎」素問曰◎「涎者◎脾之液也◎脾熱則涎出◎」靈樞曰◎「黃帝曰◎人之涎下者◎何氣使然◎岐伯曰◎飲食者皆入於胃◎胃中有熱則虫動◎「虫樣之蠕動◎」虫動則胃煖◎胃煖則廉泉(口內唾液腺)開◎故涎下◎

(二)新説之言鼻脹流涕◎與口內流涎者◎日本古城梅溪曰◎「鼻感冒◎即漢醫

所謂傷風也。鼻流青涕。痰自口嗽出。」又曰。「慢性鼻加答兒之原因。爲急性鼻加答兒之轉移。及梅毒。腺病。或結核質。」日本村尾達彌等曰。「急性鼻加答兒。鼻腫分泌物爲稀薄水。其原因爲感冒及諸傳染病或中毒。」又曰。「慢性鼻加答兒有黏液膿狀之分泌物。其原因爲由急性鼻加答兒來之外。黴毒。煙草過吸。腺病質或瓦斯之吸入。」美國嘉約翰曰。「鼻內皮炎。有新舊二症。初則鼻流稀而鹹之涕。多因流行傳染病。及傷風寒而起爲新症。至舊症有一起即成者。亦有初患新症不愈而轉成者。所流涕灰白如膿。」

綜諸右之各說。則鼻鼽卽爲急性鼻加答兒。鼻淵卽爲慢性鼻加答兒。明矣。鼻鼽之涕淸。鼻淵之涕濁。鼻鼽爲寒。鼻淵爲熱。至口內流涎。實非獨立之主病。凡各病中。有口流涎之併發者。不勝枚舉。要皆屬於胃熱。唾液被蒸而起之病狀也。腺。猶泉也。液。即水也。水性本就下。逢熱則如泉水之沸騰上湧。此亦物理之定則。病理亦無不可以類推也。

舊說俗名有腦漏者。世多以鼻淵混之。其實古書無腦漏之證。且鼻淵亦未見言及流出之涕有臭氣者。大抵鼻淵之證。常流濁涕。病者不將清潔排除。則釀成臭穢之氣。於是想像立名。以其爲由腦髓之腐敗漏下者。此皆舊說訛謬之處也。此症即因患者時加清潔。故無臭氣。

考人體自然之生理。爲混和口中黏液成一種無色無臭之混合唾液以備拌嚼食物。及溶解食物中之澱粉成爲糖類者。必時時由各唾液腺分泌其適當之液。設遇病患。其一部必起病理的變化。爲過量之分泌。例如眼內膜炎。必分泌眼脂。溺道內膜炎。必分泌淫濁。今鼻腔內膜。成一種輕微舊炎症。（即慢性加答兒）鼻之作過量分泌涕液宜矣。鼻氣既不完全。雖無呼吸之困難。而相互關係之全身生理。不免隱生妨礙。此則氣化上成爲口內流涎合併症之或有者。又以形質上亦有關係可言者。人體凡一部分起炎症。而鄰近之皮膚或內膜。往往亦起同樣之變化。例如左眼瞼炎。右眼瞼每亦起炎。查鼻腔與口腔本屬相通◎自口而入之食物◎常有誤出於鼻腔者◎鼻中涕液◎亦常有自口中咯出者◎此則形質上成爲口內流涎合併症之難免也◎依據以上種種之解决得定診斷書如下

診斷書

患者年齡及體質約三十歲◎體質中等◎

已往症　十餘年來◎鼻腔與舌下唾腋腺◎分泌稠液◎持續不已◎

現在症　每日夜鼻腔分泌稠厚粘滑之液二盅許◎有時淸稀◎無臭氣◎呈溷濁色◎夜間舌下腺◎分泌唾液一盅許◎日間亦時常唾出◎作事稍久或急劇運動◎腦部覺有重感如眩暈者◎休息片時◎方得回復◎記憶力薄弱◎髮呈黃褐色◎嗅覺甚敏◎每日納食◎計飯六盌◎粥兩盌◎排便一度或二度◎溺無變狀◎體溫脉搏◎均未詳◎

斷定病名　鼻淵◎（即鼻慢性加答兒◎）

合併症　舌下腺。分泌液過量。

豫後　良。不加清潔。釀成膿臭液分泌增多。往往起喉頭加答兒。

療法　分局部治療。與全身治療。

甲　局部治療　用含漱劑。吸入劑。

乙　全身治療　用湯劑。散劑。

藥方

一含漱劑　雪羹（種福堂方）

陳年海蟄弍兩。漂淨。　大地力八枚。去衣。

右水兩碗。煎至海蟄融化爲度。去地力。頻頻含漱。

二　吸入劑　蒼耳散　（千金方）

辛夷半兩。　蒼耳子炒二錢半。　香白芷一兩。　薄荷葉五分。

右爲末。每次用二錢。水一碗。煎八分。用蒸汽吸入器。蒸汽吸入鼻中。日

三次

三湯劑 荆芥連翹湯(萬病回春方)

荆芥 柴胡 川芎 當歸 生地黄 赤芍藥 白芷 防風 薄荷葉 桃子仁 黄芩 桔梗 連翹各五分。甘草三分。

右銼作一劑。水一碗。煎八分服。口流涎。加川連五分。或去防風。加苦丁茶。夏枯草各一錢良。

四散劑 黄連通聖散 (古今醫鑑以河間防風通聖散加酒炒黄連薄荷葉治鼻淵)

防風 川芎 當歸 赤芍藥 麻黄 連翹 薄荷葉 大黄 芒硝 各五錢。石膏 黄芩 桔梗各一兩。滑石三兩。甘艸二兩。荆芥 白朮 梔子 各二錢五分。 川黄連酒炒四兩。

右爲末。每服一錢。開水送下。食遠服。日三次。加丁苦茶夏枯草各一兩

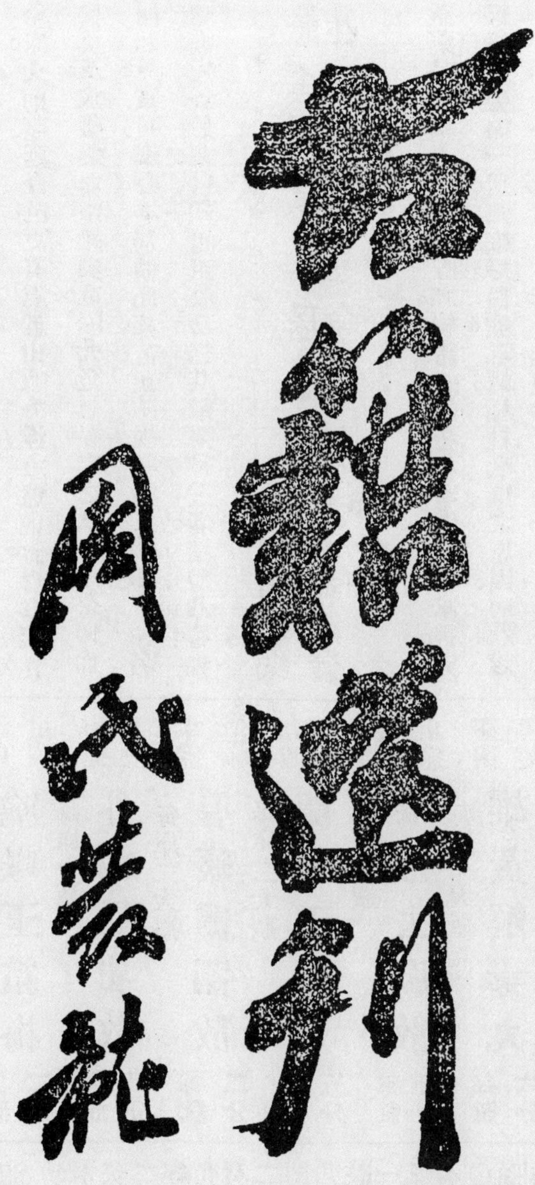
古籍選刊

五土者。以氣候言之也。凡人身五行合於天地。天地既明。人身可察。三才既備。萬物可知。五行既通。無所不往。且如立春節後五日。東風解凍。此乃五日五行足一候變也。又五日蟄蟲振。又五日魚負水。三五一十五變。三才五行足。即雨水節也。一年七十二候。凡遇五日即一候變土足也。五日未足土之未來候不變也。如此一年七十二候。土可見也。五日雖五行足。而候不變者。土氣不全。即一候生災。若人身一候不調。即百病生。 五日五行所謂五土者如此。夫四時一歲日日有土。百骸九竅處處皆土。十干十二支四維。方方有土。即蕩蕩然太虛之外。載於毫釐朕兆者。皆有土焉。萬物旺由土而出。萬物休由土而歸。 四時各有一季月。春屬木。 至三月木旺極。 水之還氣。故三月爲季辰土。木之休也。夏屬火。至六月火旺極。火之歸神。故六月爲季未土。火之休也。秋屬金。至九月金旺極。金之還元。故九月爲季戌土。金之休也。冬屬水。至十二月水旺極。水之反本。故十二月爲季丑土。 水之休也。五行相生而成歲。春木也。木生火。故季春木休而變夏。夏火也。火不能生金。故小暑之後。丙丁退聽。逢庚即伏。乃于火中生土。土中生金。而變秋候。秋金也。金生水。故季秋金休而變冬。冬水也。水生木。故季冬水休而變春。此乃土在四時之中。天有五星。鎭星位中。地有五嶽。嵩嶽居中。人有五藏。脾胃居中。五土既在居中。故知萬物之中。四時之中。七十二候之中。皆以土爲主也。天若失土。則萬象無次序。而不能圓覆於上。地若失土。則萬物無變化。而不能軫載於下。人若失土。則百骸無孕育。而不能長養於中。以此推之。則知天地萬物土無不在。土有陽土有陰土。艮爲陽土。而坤爲陰土。艮者東北之卦也。時爲十二月。正月之交。萬物之所成終而成始也。坤者西南之卦也。時爲六月七月之交。萬物則極還元氣歸神伏也。一陽生於子。六陽極於巳。一陰生於午。六陰極於亥。四月陽土育生萬物。至此無乎不盛。而土力衰絕矣。故曰。陽土湏知不過陰也。十月陰土收藏萬物。

至於不生不化◎而土力將旺矣◎故曰陰土遇陽當細數也◎內經曰◎陰陽者天地之道也◎老子曰◎萬物負陰而抱陽◎沖氣以爲和◎易繫辭云◎一陰一陽之謂道◎大抵陰無陽不生◎陽無陰不長◎陰陽相合◎則生生化化之理不窮◎陰陽相離◎則生生化化之機自息矣◎

假如申年腎代止◎十動一歲分明主◎尺部失主鬼稱尊◎其人子年夏季死◎

老陽之數極於九◎老陰之數極於十◎十動應一歲者◎陰陽之數完也◎總而計之◎五藏氣備◎則脈滿五十動而一止也者◎若脈應指◎不滿五十動而一止◎則一藏無氣◎其人不越五歲而死◎假如申年胗得脈不滿五十動而一止者◎腎氣先盡也◎則至子年夏季而死明矣◎尺部脈絕◎主本不固◎鬼賊稱尊◎應期而死◎

鬼賊脈在一年內◎此理人間盡稱會◎春得肺脈死庚辛◎愚者反嫌樂不對◎叔和脈訣論精微◎但向其間尋取義◎

四時之脉。應其時者爲從。勝其時者爲逆。內經曰。脈從四時。謂之可治。脈逆四時。爲不可治。所謂逆四時者。春得肺脈。夏得腎脈。秋得心脈。冬得脾脈也。假如春得肺脈。死在庚辛者。肺者刑於肝木也。

尺部伏似樹無根。陰毒傷寒合其類。同春灼艾後仍看。切骨若無堪下淚。

難經曰。人之有尺。譬如樹之有根。脈有根本。人有原氣。故知不死。尺部伏而不動。譬如樹之無根矣。陰毒傷寒脈必沉伏。宜用桂枝甘草乾薑附子辛甘之劑。仍灸關元氣海。令陽氣回復。若服前熱藥。加之灼艾。脈轉沉伏者死。

若人六脉動搖搖。又怕其中無胃氣。

五行有眞土有僞土。眞土者。神而無形。僞土者。質而有相。欲求有相之質。不若探無形之神。明無識。有者得眞土也。夫脾爲土質而有相。胃爲土神而無形。察動知靜。見形知神者。得土也。有形無神。維動失靜者行尸耳。盖神

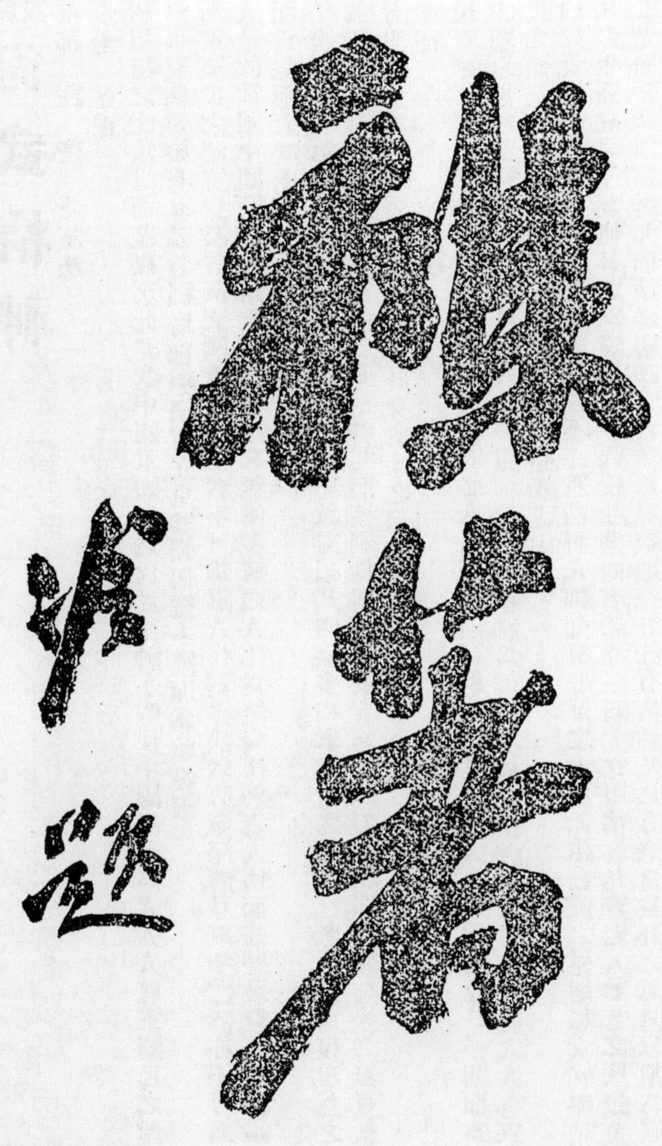

短篇小說

尚武精神

烏都都　遂　遂　遂遂遂

開步走　立正

糾糾桓桓之士魚貫而蒞操塲此非我中國軍國民之尚武精神乎假使中國四萬萬人人人有軍國民之體質無事編練勁旅有事効力疆塲則中國可立見其強何難一躍而爲頭等國

雖然軍國民之體質豈易言哉天賦跛瘸殘疾者不可爲軍人作弱多病者暮氣深者旦氣牿亡者亦不可爲軍人是故欲強中國國民非培養旦氣驅除暮氣使多病之人化爲無病作弱之人轉而强壯跛瘸殘疾者一變而爲彪形大漢虎賁少年方可

天佑漢族世界第一總統牌精神丸出現補怯弱救虛損凡體羸多病者皆治之而振已廢之精神復混然之元氣凡所謂暮氣深者旦氣牿亡者服精神丸而振刷精神其奮發有爲可操劵以俟即跛瘸殘疾之無可救藥者服之或亦可希冀於萬一以達壯身愈疾之目的

烏都都　遂　遂　遂遂遂

國民軍來了國民軍來了雖世界上國民軍未必人人盡服過精神丸然欲中國人盡知兵使他日一躍而爲頭等國以期吐氣揚眉者正不可不人人盡服精神丸蓋精神爲辦事之母有精神乃能辦事乃能人人有軍國民之體質而皆得爲國民軍俾藉武力以強我祖國也

或曰婦女童子老人皆不可爲軍人豈皆不必服精神丸抑知有壯健之母乃能生壯健之兒則婦女宜服精神丸以生強健之子成他日之軍國民童子入校肄業即有體操一科尤宜服精神丸若老人如昔之廉頗黃漢升雖當時無精神丸而精神矍鑠千古播爲美談則今日既有精神丸凡有老當益壯之思想以期爲國宣猷者更安可不服精神丸故援筆作尚武精神短篇小說以警告當世男女老幼之有志強國者

上海三馬路中法大藥房識

張之溫補派。如今之談修道者。信道書有一分陰不成仙之說。專重陽氣。而不知世法中人。爲病求醫。非爲仙求醫也。　徐黄之信古派。如今之理學者先生。信古不化。尊古人而於古人之一言一行。無不尊之。薄今人而於今人之一言一行。無不薄之。則惑矣。　喻葉之江湖派。如後世之名士。自負極高。動言得古人所未得。發古人所未發。然夷考其實。其立言也。大抵於便於一己之學說則尊之。於不便於一己之學說則抑之。其應世也。　如何可以得名。如何可以得利。計之爛熟。而故作高不可攀之奇態。鄙人目爲江湖派。誅心也。非厚誣也。　要之金元四派。明清三派。各有短處。亦各有長處。苟有人焉能合七派而一之。則中醫必大興。再能採西醫之長。以補其不逮。則醫學必大備。否則學說既有偏重。則一誤生衆誤。充其流弊。不可言矣。　故鄙人於次章演說正誤。

正誤　醫師之誤有六

一標榜 說一故事以顯其理。（葉香巖天醫）葉香巖醫愈張天師之病。張禮謝多物。葉不受。而告以次日准某時。當乘船過某橋下。張頷之。至次日某時。張乘轎過橋。命輿夫停輿橋旁而向轎下拱手。人問何故。張曰。橋下天醫星過。於是吳人咸呼葉爲天醫焉。

二執拗 時醫不問何症。往往立方。皆書十二味藥。而其藥資。必大約値若干錢。一二日必用何藥。三四日。五六日。七八日。必用何藥。皆有一定之規。鄙人曾見蘇醫陸氏九芝有蘇談防其說一篇。頗有意趣。其言曰。醫於病者三四日以前。不敢用辛散藥。防其虛也。用大豆卷。淡豆豉。防其留戀也。五六日用生地石斛。防其昏譫也。六七日用犀角羚羊角。防其肝風動。熱入心包也。繼是則用珠黃散。蘇合香丸。至寶丹。紫雪丹。防其脫也。 病家贊醫師有先見之明。而不知其症之所以轉變。皆其藥有以引而致之者也。

三顢頇 鄙人常見中醫之老於行道者。習氣之顢頇。極爲可笑。亦極爲可憒。前幾年杭有一極行時之醫。鄙人姑隱其名。某日有一作手藝人。來鄙人處求醫。問之。乃患胃氣痛者。其人曰適在某醫處求治。已掛有百號餘人。比至診我時。某醫不准我開口。略一診脈。即言曰。汝之病始而瀉稀。繼而瀉血。近則紅白痢矣。此方服兩帖可也。我對以我非痢症。某醫大聲曰。不會錯。不必多言。　蓋此人患氣痛症。其坐立不安。太息呻吟之狀。與患痢之狀正同。且時當秋令。正痢症大行之日。故某醫悞會如是。又聞一名醫。其子有病。而即欲出門行道。乃手書一方。語家人頻頻與服。忽忽登輿欲去。其門弟子見方甚駭。乃向其師言曰。此方太險。恐有不側。師曰。我臨症多矣。此病必用此藥。須頻頻與服。輕則不效。爾輩勿多言。急登輿出診去。比晚歸。則其子已一息奄奄。某醫尚責家人藥未頻與。乃親手調數匙與之。遂應手而夭。蓋名醫之聲價極高。延請不易。臨症雖多。而其所診治者。多非初起之症。同一症也。有因服藥而轉致者。有因居養之特異而漸成者。若醫來。如以一帖藥死之。則病家以爲症本垂危。某名醫尙不能挽救而原諒之。如竟以一帖藥生之。則不幾日送謝儀。懸謝匾之舉來矣。名醫以某症用某方而得謝匾已多。故自信甚堅而不悟。此症服此藥之死者多而生者少也。故藥死其子而尙恨服藥之太晚云。

四炫奇　醫家有五運六氣之說。蓋猶儒家之有易象說也。皆借以言理之學說。非必確有其氣數之實况也。乃有篤信運氣說之醫。以爲某年眞應何運。眞應何氣。且有篤信大運氣之說者。以爲前之若干年。主何運氣。後之若干年。主何運氣。其酸腐癡呆之態狀。令人見之發嘔。鄙人昔在湖北。聞有一名醫。因其母病。乃延同道多人。多議一方。再三商審。本年之主運爲何。客運爲何。主氣爲何。客氣爲何。何氣司天。何氣在泉。而老太太之體質何若。用其藥須用某藥以制其太過。書醫案則長篇累牘。而藥之分兩。亦互酌數小時而始定。乃服之數日。病反日漸昏沉。諸醫共惑。忽聞外有一時醫轎

本分會組織之報社社員錄（續五十五期）

樊君　字星環　浙江紹興人　通訊處　浙江紹興城中西小路

王君普耀　字香岩　浙江杭州人　通訊處　浙江杭州城中

胡君震　字瀛嶠　浙江餘姚人　通訊處　浙江紹興昌安門外壽明齋

陳君濬　字心田　浙江紹興人　通訊處　浙江紹興城中探花橋

李君　字雲年　江蘇　人　通訊處　浙江杭州城中

黃君壽袞　字補臣　浙江紹興人　通訊處　浙江紹興城中武勳坊

夏君　字希靈　浙江杭州人　通訊處　浙江紹興城中菩提衖

張君諤　字汝偉　江蘇常熟人　通訊處　江蘇常熟顏巷

徐君樹棠　字石生　江蘇　人　通訊處　江蘇揚州

李君　字貢夫　江蘇　人　通訊處　江蘇松江錢涇橋

費君　字浩然　通訊處

本分會組織之報社社員錄　一八

單君　字叔和　浙江紹興人　通訊處　浙江紹興城中北海橋

周君　字越銘　浙江紹興人　通訊處　浙江紹興城中作揖坊

馬君　字叔循　浙江紹興人　通訊處　浙江紹興馬山村

王君蘭遠　字壽芝　通訊處　江蘇無錫縣公署

陳君　字祖蔭　浙江嵊縣人　通訊處

孫君　字柏盦　浙江紹興人　通訊處　浙江紹興陽嘉隆村

潘君　字壺隱　通訊處　浙江杭州江干柴業初小校

高君　字潔儒　浙江紹興人　通訊處　浙江紹興城中校場沿

竹君　字芷熙　浙江嵊縣人　通訊處　浙江紹興嵊縣前街昌後藥棧

黃君　字眉蓀　廣東梅縣人　通訊處　南洋星加坡

楊君　字燧熙　江蘇鎮江人　通訊處　江蘇鎮江城內五條街

黃君　字葶庭　江蘇　人　通訊處　江蘇葑門內　（仍未完）

報價

新報	全年	半年	零售
冊數	十二冊	六冊	一冊
報價	一元	五角五分	一角

代派或十一人獨定一份者八折五十份者七折郵票抵洋九扣計算空函恕復

舊報	一至十三期	十四至十七期	十八至四十四期
價目	五角	三角	八角

郵費	中國加一成日本台灣加二成南洋各埠加三成

廣告價

	一期		三期	六期	一年
地位	一行	一面	八	七	六
價金	二角	二元	折	折	折

本社啓事

本社代售及發行書目均刊在各期報中茲又新由甬江寄來陳氏疫痧草一書附時疫白喉捷要吊脚痧方論二種歸社發行每部一厚册定價洋二角書到無多識者從速又若霞氏各種藥品與和濟藥局喉證藥庫皆係中華國產仿照新法製成之靈效藥本社現均代爲發行凡願在各外埠認爲分發行者價可另議函詢即答

本報下期要目預告

論文●本報繼續出版週年紀念辭……(曹炳章)與友人論醫事十六條……(王以鈞)代論▲重訂廣温熱論序……(戚揚)

學說●瘧疾談……(味寒投稿越鐸報社來)小腸膀胱論治幷方義……(王香岩鑒定王熙生徐芝珊)醫學扶微……三(張汝偉)草藥圖考……二(裘吉生)

醫案●社友治驗錄▲脹病醫案……(楊燧熙)壽石醫案二則……(張汝偉)

問答●問十六……(趙雲標)答十二……(祁復生)答十四……(裘吉生)答十六……(祁復生)

古籍選刊●唐杜廣成先生玉函經……三(崔嘉彥加註程雲來校訂徐樹榮重錄)

紀事●本分會大會紀事及更選職員姓氏

雜著●東源醫話……二(王以鈞)方子澄示內戲用藥名體七絕四首……(張汝偉錄)醫林集詠五首……(王以鈞)

第六年第一冊
原五十七期

紹興醫藥學報

丙辰五月
神州醫藥會紹興分會發行

本期之目錄

社告

本報自去年繼續出版計四十五期至五十六期共作一年之報而此一年報中所刊專書不下廿餘種篇幅爲限未能趕早登竣故前次有**大增刊**之發行計洋裝一厚册都十四萬餘言刊完專書十種定價祇收紙工本一元未及出版皆爲預約者購訂茲應閱者之命將尚有未竣者多種再當發行**大增刊**第二較前加增幅頁定價仍計一元如在陽歷五月内寄洋預購者對折另加郵費一角過期不折不扣現已付印過半不日出版特此奉告大增刊第一存已無多未購者速購

敬啟者

尊處訂閱之敝報業於前期寄齊此次報到

務祈匯欵續訂即已有

函來訂寄者亦祈即爲滙欵以便按期續奉

否則乞將此期之報

郵還鎖册紙價昂貴還求

共相維持爲幸　本社啟

流通醫藥書籍有限公司進行事略（三）

（公司章程之一二兩次佈告均誌前期報首）

揚州徐石生君附股五元已收到○處州蔡克念君附股十元已收到○松江聶欲方君寄到李倫靑白喉全生集一册○張蓍吾白喉捷要一册○杭州王香巖君寄到醫藥薪傳稿一册付刋○江蘇張叔鵬君函告有醫書多種寄刋○福州黃良安君報告各種書○鎭江袁桂笙君函許將莫枚士醫經言寄刋○餘姚徐友丞君寄到痲證集成一册簡易醫訣二册○江蘇陸正齋君報告醫書多種並寄到醫學指歸原稿一册○本埠高德僧君交到痧證發微一册○本城包月湖君交到張氏醫學簡要稿一册付刋○無錫周小農君寄到惜分陰軒醫案稿前後四十頁付刋○上海謝惠周君寄到景岳新方歌括稿一册付刋○杭州潘壺隱君函索公司章程願代招股○台州羅煒彤君寄到沈氏痲方一册○蕪湖穆春甫君擔任設立分發行所○公司已函托常熟張汝偉君泰州陸正齋君分別設立分發行所○（未完）

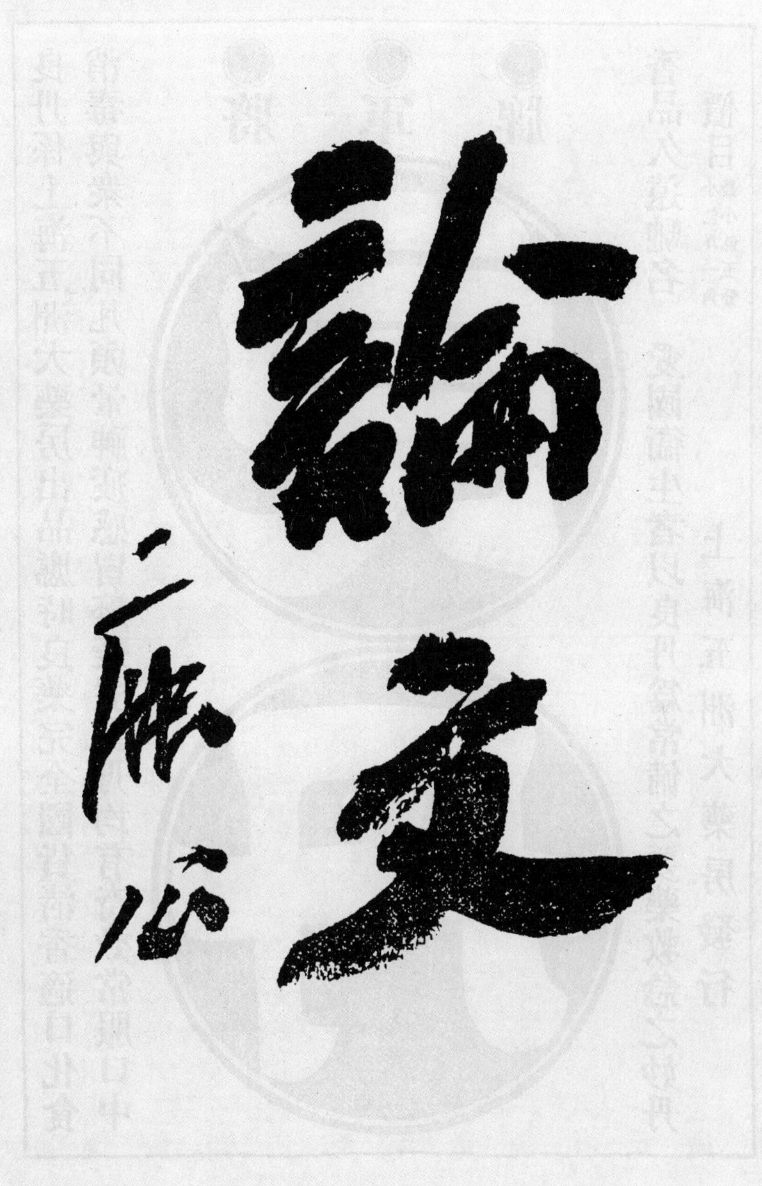
論文

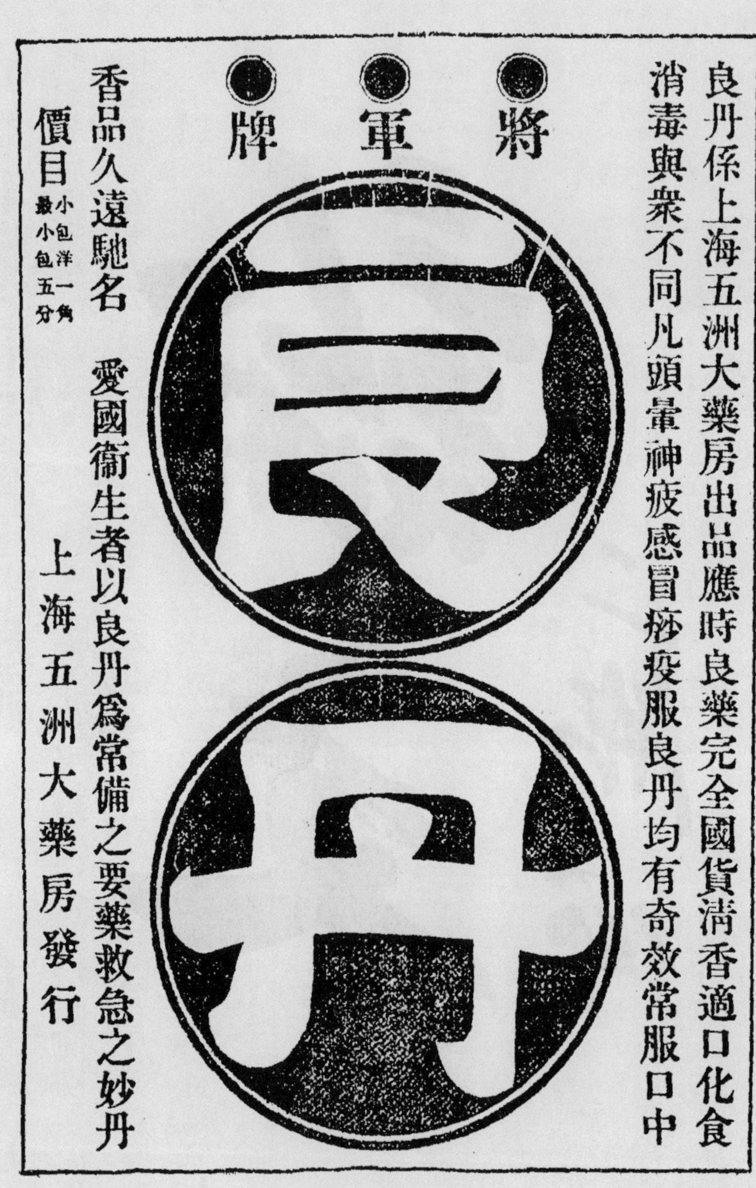
良丹係上海五洲大藥房出品應時良藥完全國貨清香適口化食
消毒與衆不同凡頭暈神疲感冒痧疫服良丹均有奇效常服口中
將
軍
牌
良
丹
香品久遠馳名
價目 小包洋一角 最小包五分
愛國衛生者以良丹爲常備之要藥救急之妙丹
上海五洲大藥房發行

本報繼續出版週年紀念辭

曹炳章

救國之病非政治不爲功療人之疾非醫藥不能效古云治人與治國同功然而國由人立未有人安有國是醫人卽醫國之本其責任尤有重於醫國者故人爲醫藥之學個人生命之夭壽所關吾謂醫藥之學社會國家之盛衰所係其擔負爲何如耶故德日維新首重醫學英初變政先講衛生以其醫學之發達即是國民盛强之進步考彼泰西醫學亦自一千六百年以後始大發明日本醫學一千八百六十年始派國民留學和蘭英法等國迄今僅數百年數十年耳其進步之神速成效之卓著既已爲全球所稱許卽如東京一區醫學報章多至數十種新理新法朝登報章暮行閭閻又且多譯醫藥新書藉資研究然研究愈深發明亦愈廣進一解更有一解以隨其後成一書更有一書以繼其蹤日異月新有昨日見爲精粹翌日轉視同糟粕者因其學理之精細固非個人之心思腦力所能盡其底蘊合衆長以集思廣益若非有學報雜誌之貫輸其進步焉能有如此之速歟吾中國醫藥學說之見於

本報繼續出版週年紀念辭　二

報章者。始於前清同治末年。同文館所辦之中西聞見錄。其中如德貞氏之說腦論心等篇。多能發明舊醫學之所無。惜乎僅出十五册而止。後之繼續者。則有英人傅蘭雅。在上海格致書院。創辦格致彙編。亦僅出七年。因傅君回國而停止。其間關於醫學者。如第一年（光緒二年）之論牙齒。論脈。第二年（光緒三年）之論舌。論吸呼氣。痰飲辨。腫脹辨。洗胃新法。第三年（光緒六年）之化學衛生論。血內鐵質之功用。第四年（光緒七年）之續化學衛生論。第五年（光緒十六年）之脈表診病論。居宅衛生論。泰西本草撮要。免暈船嘔吐法。第六年（光緒十七年）之醫肺癆新說。醫理略述。延年益壽論。裹臂新法。醫藥略論。第七年（光緒十八年）之人與微生物爭戰論等篇。其他短篇關於醫藥者。亦夥。不及備載。餘則多發明格致理化之學。雖非醫藥專報。其中新理新法。未始非開我醫智之藥石。後如美醫嘉約翰在粵東博濟醫局著譯醫書多種。光緒八年。另辦雜誌名西醫新報。月出一册。僅八册而止。以後醫報。則寂然無聞。至光緒三十一年。上海周君雪樵。組織醫學報。計出至八十餘期。周君因受山西太原醫學館之聘。其報務交蔡君小香。王君問樵續辦。至宣統二年。王君改名醫學公報。以續周氏。僅出至一百五十四期而止。蔡君復與唐君乃安。同年十月。另出醫學雜誌。亦僅十二期而止。上海自新醫院東醫汪君惕予。於光緒三十四年亦辦醫學世界。月出一册。忽出忽停。至三十四册。遂長逝。同年留東千葉同仁醫學校同學。亦輸新醫學於祖國。創辦醫藥學報。計出十九册。又衛生世界亦出十餘册。皆停止。又上海醫學研究所。同年六月。亦出上海醫報。月出三期。期各一張。至十八期後。改訂成册。至五册而終。其宗旨以尊重中醫攻擊醫學世界爲甚有力。餘姚同年亦出醫學報。僅一期即止。杭州亦出醫學七日報。僅五期而止。廣東光華醫社宣統二年八月。亦出醫事衛生雜誌。至十册而止。後復改出光華醫事雜誌。聯續至九期而止。無錫丁君福保在上海。同年先出醫學報五六期。至四月改名中西醫學報。月出一册。至今年四月。已出六十九册矣。鎭江醫學研究會。宣統二年六月。亦出醫學扶輪報。僅九期而止。福建醫學研究會。宣統三年二月。亦出福州醫學報。余見一册。上海中日醫校。同年亦出醫學新報。余見僅三册而止。甯波衛生公會。同年亦出衛生雜誌四五期。南京醫學會。於民國元年二月。亦出南京醫藥學報至十三期而止。又天津新醫學講習社。民國二年出新醫學報。至六册。上海神州醫藥總會。同年五月。亦出神州醫藥學報。至今年二月。計出二十七册。又炳章經理和濟藥局。爲整頓藥品。發明效用。同年十月。亦出和濟藥學衛生報。僅十期而止。又杭州中華醫藥學會。於民國三年二月。出醫藥觀。至五年元月。前後出十一册。廣東黎庇佑以折衷仲景爲宗旨。於民國三年五月。特出衷聖醫學報。亦僅一期而止。杭省廣濟醫院。組織浙江廣濟醫報。於民國三年十月。至四年十二月。兩月一册。計出六期。今年中華醫學會。又出醫學報。計已出兩册。環觀近四十年間。出版之醫報。經吾人所目見者。不下二十七八種。至今仍能繼續出版者。厥惟中西醫學報。及神州醫藥學報等三四種而已。其餘忽隱忽現。忽生忽滅。審其原因。或因消行不廣而中輟。或由經濟不充而停止。更有因近年國家多事。奔走國事而休息者。亦有之。考本報誕生。亦在前清光緒三十四年六月。至宣統元年八月。計出十六册。因經濟支絀而暫停。至宣統二年正月復出第十七期。意在擴充。略增篇幅。後因編輯同人公私冗忙。遂郎又停。至同年五月。續出第十八期。乃改朔望兩期。每期二大張。計十二頁。至宣統三年十月朔。計出四十四期。際光復民國。人心惶惑。交通梗塞。本報更因困於經濟。遂即中止。國事鎮靜後。雖屢有繼續出版之提議。因經費難籌。以致一蹶不振者久矣。民國四年五月。同人等負疚良深。竭力集股組織。提議改訂洋裝。擴充篇幅。於七月一日。第四十五期始行出版。至今年四月。已出至第五十六期。時纔十月。出報則十二期矣。報內已登之專書。未及刊完者。(如通俗內科學。通俗婦科學。規定藥品之商榷。應驗良方。傷科捷徑。囊秘喉書。退廬醫案等。皆切實有經驗之古遺或新著。)另刊大增刊一厚册。凡卷頁多者。則先刊一全卷。卷頁少者。已照全書刊完。前報已刊之論文。一百餘頁。各編明細目錄。並附各種面頁。以便閱者折訂。成爲十有餘種之醫學叢書。回憶自去年出版。至今未及一年。而本外埠之銷數。已達千份之上。全

本報繼續出版週年紀念辭

中國二十二行省。已無處無本報踪跡。且檀香山。檳榔嶼。臺灣各島。華僑同胞。匯銀訂購者。亦紛紛不絕。同人等前雖經過如許艱難時代。犧牲多少金錢。耗費無數腦力。方能造成今日之發達。雖然。多賴各埠同志竭力之推行。而能達此目的。亦由因近年吾國各種科學。漸入途徑。而醫學前途。亦大放光明。然考究醫藥之學。貴有堅定之毅力。尤貴有最新之學說。欲精於斯道。雖終身由之。亦莫能盡其蘊。豈如市井之徒。執一二時方歌括。以自鳴能醫也乎。吾嘗觀十餘年前。醫藥書報銷行之不振。固由研究之乏人。研究之乏人。亦未始非醫藥書報之不振。互因互果。其端難尋。居今而欲增醫藥學術之趣味。減其研究之困難。亦非從古書新報。不爲功。吾嘗曰。醫學者。博大精深之學也。若不盡讀古今書。則不足以窺醫學之源流。既盡讀古今書。若不得其書之精意。亦不足以識醫學之門徑。既得其書之精意。而又不能融會貫通。變而化之。神而明之。則又不足以探醫學之奧妙。夫今博學者已難得也。雖博學而或不得師。或不深思。則精意無從得。或性不相近。雖精意偶得。亦無從融會貫通。

變化神明故必志趣心思性質三者備而後始可與言醫學也由是而加以閱歷辨證多而功日進而後始可出其學而壽世也嗚呼醫豈易言哉余嘗讀葉天士先生傳云醫可爲而不可爲必天資敏悟心術純正又讀萬卷書確有心得而後可借術以濟世不然尠有不殺人者是以藥餌爲刀刃也吾死子孫愼毋輕言醫吾敬服先生之言可謂達且仁矣而世之不學無術者可不鑒哉況當今取締醫生時必不遠管理藥商須令實行凡我醫藥同人共處研究預備之時代學報亦爲貫輸新智之資料同人等有鑑於斯故本報自本期始當更爲整頓逐漸擴充改良發表論文原爲學術發言權之基礎闡明學說以爲研究參考之資料創設問難以爲切磋琢磨之商兌選錄驗案以爲神明變化之標準羅列雜著以爲多得新智之貫輸選刊古籍以爲承先啓後之根柢採收新聞以爲疏通聲氣比較學術之盛衰立研究之機關開學術之統系上參元妙進而與世界爭學術之地位下開混濛近而爲國民減死亡之準的惟望海內名賢共策進行及有鴻篇鉅著發明新理新法源源惠寄本

社本報當按期選登藉以揚名譽而貺後學拯民生之疾苦增醫界之光榮嗚呼茫茫神州或有一日免病夫之誚乎願與吾同胞馨香而祝之頂禮而奉之

代論

重訂廣溫熱論序

重訂廣溫熱論二卷都爲六册吾鄉老友　何廉臣先生手著也先生擅岐黃術晚年益復精進因出心得勒成此篇作渡世之金針垂活人之寶鑑不以余爲門外漢千里貽書問序於余余受而讀之第一卷爲溫熱總論推其原因辨其疑似詳其法門分其種類是爲全書之大綱第二卷爲溫熱驗方溫熱醫藥明其治療著其功用是爲全書之細目中間於戴氏原作闕者補之誤者正之擇之務其精采之務其博嗚呼偉矣竊惟醫書以內經爲最古經云冬傷於寒春必病溫此爲溫病發明之嚆矢夫溫病既由傷寒而出則兩證自爲因果是二是一本無可疑故後人論溫病多附著於傷寒張長沙爲漢醫巨子治傷寒者推爲聖人而其遺書

乃不詳溫熱。蓋猶篤守內經之古訓也。惟秦越人論溫熱。獨與傷寒迥然不同。分類標題。毋使雜厠。此何故哉。蓋內經之言。所以直指病源也。秦越人之言。所以分別治法也。傷寒由表而傳裡。溫熱由裡而達表。治傷寒者宜辛散。治溫熱者宜清涼。故病源雖相同。而治法實相反。書中總論開宗明義。即揭而出之曰。世之治傷寒者。每誤以溫熱治之。而治溫熱者。又誤以傷寒治之。此則當頭一棒之獅子吼也。其驗方妙用之首。復揭而出之曰。溫熱病首用辛涼以解表。次用苦寒以清裡。終用甘寒以救液。而更及於兼證夾證復證遺證。及婦人小兒種種之不同。此則普渡衆生之廣長舌也。今夫醫之爲道。生命繫焉。善爲醫者。仁慈以固其柢。聰明以妙其用。閱歷以盡其變。學問以致其精。然後可以名當時而傳後世。方今西醫盛行。中醫岌岌。幾無以自立。然而傷寒一論。講西醫者固未能或之先也。至其所論發炎諸病。雖與溫熱不殊。而療法孰得孰失。尚有能辨之者。和緩可作。似未可謂寥無人。請即以是書爲左券可乎。

民國四年十二月戚揚序於江右之屏翰樓

與友人論醫事十六條

王以鈞

一尊意以內經一書。雖三墳之一。然世遠年堙。幾更傳寫。又經兵燹。不無脫略舛錯之處。而非聖無法。桀犬吠堯之徒。欣欣焉乘間而入。引繩批根。自謂古人受我以柄矣。是說也。先得我心之所同然。然內經之所以致脫略舛錯。約有三端。傳曰。聖人之言。賢人譯之而失其旨。賢人之言。衆人譯之而失其旨。夫內經各篇。雖出於開天明道之諸聖。而其文未必成於軒岐之手。猶之六韜之作。本乎周史。魯論。官禮。諸書。亦非元聖素王之所親定。此其故一也。書經五代以後。如杜詩韓集之類。家絃戶誦。且有大人先生爲之考訂。尙難無脫誤之處。況內經一書。曲高和寡。其存其佚。文人學士。大都袖手旁觀。熟視無覩。惟醫學家之明敏博習。潛心古誌者。始保持之。尊貴之。堙沒之日旣深。而闡揚之舉益鮮。歷四千餘年之久。欲其字字完全。無抱殘守闕之憾。宇宙之間。殊無是理。此其故二也。夫古聖賢之微言。經蠹魚之剝蝕。兵火之摧殘。

而遺文墜典猶得留於人間者必其語平易近人便於誦習故本文雖佚而他書載之若湯盤之已泯而銘詞尙存於大學韶樂之久亡而薰風一曲家語與諸古史猶誌之也內經之在醫家雖咸推之爲鼻祖然後聖有作頗鮮參贊如和緩二公之名炳史乘書無片帙者微論矣等而上之伊聖之湯液越人之難經仲師之傷寒金匱雖藕斷絲連遙遙相應皆本於此書之一脉而與古爲新別開生面已同湯武之易揖讓而爲征誅者厥後孫處士王司馬之流皆分門別類隨時祖述然片玉零珠未覩全體惟寶應中啓玄子出始苦心孤詣編訂詮釋此後空谷足音寥寥莫續至北宋時命醫臣孫奇林億高保衡重加較正而去古既遠無從下手雖拾遺補闕引爲己任然得半遺全徒撫卷歎息而已前清一代考古之士甚多其於此書亦知推重而一時明哲如黃葉徐陳等尤著意揄揚不遺餘力無如簡策甚繁而詞義又奧諸書別錄既難勝載好學深思之士進退無所依據縱欲效前人之取陰陽大論而補素問亦不可得此其故三也有此三因其脫略舛錯之處誠所不免然挹彼注茲

以儒家之六藝較之則此書於此四字尙覺其少先儒之論讀經之法曰師其意不
師其辭蓋以辭而已則聞韶三月不知肉味與夫求之不得輾轉反側云云聖人之
於聲色較後世之曲有誤周郞顧娶妻湏得麗華有甚焉者摭經內之瀐物細故而
妄逞胸臆其少見多怪亦何異於是僕嘗謂此書如列宿之麗天而五岳之峙地有
目俱知毋庸贅述一二小人之肆無忌憚信口雌黃則蚍蜉撼樹適成爲今日之宋
康武乙叔孫武叔所謂不度德不量力人雖自絕其何傷於日月也其吹毛求疵喋
喋煩言直如蠅蚋之嘬鴟鴞之鳴令人蹙額掩耳羣起而攻則有之矣於內經果奚
損哉。

一尊意以仲景生當漢季去古未遠故傷寒金匱二書文筆簡奧非晉唐以後諸醫
所及又謂君子於其所不知蓋闕如也二書之中頗有脫簡訛字似毋庸穿鑿附會
轉添蛇足應效陶元亮之不求甚解鄙意金匱之有脫簡如五臟風寒積聚篇內脾
止中風而無中寒腎則風寒二症全然失載日月之食固事之顯而易見者傷寒太

陽厥陰兩篇亦有數處然尚無傷大體他若少陽施治已具各經太陰之藥陽明對待原文本寡非叔和之刪削亦非後人之傳寫脫漏也訛字一端陽明篇中之轉失氣者失字當是矢字一時少檢誤行出頭耳又金匱百合陰陽毒篇狐惑之爲病惑字亦係蟿字變體此字前輩曾力辨之葢漢魏之際楷文雖作篆隸猶盛以此譯彼下筆之時略一疎虞遂滋後人之疑竇不知昌黎有言文從字順孟子曰以意逆志是謂得之以二賢之言求之往聖雖遙殊可意會耳文筆之簡奧昔賢久有是評意謂盤根錯節不如他書之易讀然此爲今日之習藥性賦與湯頭歌訣者言之固然矣若大雅君子口誦其言心維其義日就月將欲罷不能又何棘人口吻半途而廢之有僕嘗竊究二書如顧氏亭林之日知錄與趙甌北之二十一世劄記而措詞簡峻立意深邃更遠過之宜乎歷代名賢五體投地其耐人咀嚼固不必言而服膺既久食蔗彌甘平日之所以孜孜矻矻千慮一得者既承清問至再至三可與之言而不欲與之言失人江海之廣豈擇細流固不妨罄其所有爲知己者作一夕話耳

與友人論醫事十六條

一尊意以五虎湯名目。見於明末清初諸書。更考其方。與今日所服。大相逕庭。意當時醫生嫌其藥味太峻。故改之與。然如今日所傳。亦如老泉之譏漢史固摘遷失而固乃益甚。且其中羌活防風二味。亦嫌過燥。封陰之慮。能保全無。一法立一弊生。不知更變配合之際。其寡識抑何至是。查五虎湯之見古書者。係麻黃石膏甘草杏仁桑白皮五味。即仲師太陽風熱之治。而加桑皮。一方療痰涎。更加旋覆枳實竹瀝等味。此方置之千金外臺天行熱病篇中。幾難復辨。其出於名流手定無疑。後人以細茶易桑皮。已失古法。而頃之又久。竟合蘇子前胡二陳等湯。白沙在泥。與之俱黑。大非設立此方之本旨矣。降至晚近。眞意愈失。竊此湯之名號。而易以蘇荷荆防羌活等五味。魚目混珠。昌言無忌。重利輕生之輩。樂其價之稍廉。不問風熱暑溼。任意呑服。致下咽以後。神昏體攣。鼻衄喉痺之險象。次第畢現。僕自習醫以來。見一歲之中死於是湯者。不知凡幾。心傷久之。去夏曾著一論。力闢其謬。無如言雖諄諄。聽仍藐藐。刼運攸關。殆非筆舌之所能挽。今歲趨死如鶩之人。道聽塗說。有取之以治所謂冷溫者一時略見小效株守不變伏熱陡發口渴便閉之變接踵而起壞症既成名醫束手自作孽不可活民之所欲天必從之亦情理時勢之所難逃也而尤令人絕倒者則以桔梗易薄荷未經終劑氣喘聲啞莫堪言狀服毒自盡之徒含笑入地諒亦不復知有所謂悔恨而誰爲作俑貽禍無窮誤死寃魂後先相望使冥漠之中無鬼神則已若有之也恐不僅地獄之設正爲斯人行見萬刦泥犁艱危歷盡而終乏脫身之望矣

一尊意以病眞藥假之說頗涉支離似出於庸醫之杜撰求之古先殊無此說僕以爲後世之臆造者伏暑之下加以傷寒九種氣結統名心痛是也此皆無知妄作之言稍有見解決不出口若病眞藥假說却有二凡癱瘓鼓膈傷寒壞症及服毒折傷蟲獸所賊之類勢之甚者扁盧在前亦難措手此如枯朽之木時雨雖降終無生意昔人所謂一杯水救一車薪之火也而小人之過動多自文庸庸之手豈有妙術平日之所誦法如本草備要醫方集解諸書已早爲識者所厭棄以此而治他人之病

其屢試無驗亦何足怪惱羞成怒因生此說如洄溪道情之所謂藥弗錯病難醫焉者近日此風各處俱有又凡壯盛力作之人用流利疏散之品適健其胃而和其體大家閨閣產後胎前不必用藥之失法而分數多寡一有偏倚流弊百出前後所見歷歷不爽此亦可與病眞藥假之說相發明業醫者不可不知也

一尊意以許世子不嘗葯一事左氏祇寥寥數語不載其中之曲折而春秋則大書特書毅然加以弑君之名究竟所進之藥爲何藥何以悼公飲之而輒斃去古既遠追考無從令人意悶僕按此事內外二傳均未詳載而漢宋兩代諸說經家尤聚訟紛紜莫衷一是惟易唐魏氏之說差爲近理其言曰許止所進蕊䔰瘧狠厲之劑耳年邁之人體氣既弱略受瞑眩奄然物化撰之他書止痛悼公身歿因讓國與弟涕泣不食云云無心過誤鑄錯遂成叔子之言良非過恕且常山之宜吐治瘧之所必需也而素秉之弱者服之便犯雷氏老人忌用之戒砒石之燥劫亦除瘧之妙劑也而偶一失愼即抱殺人不用刃之虞此如江湖游手之販九頂十三串（未完）

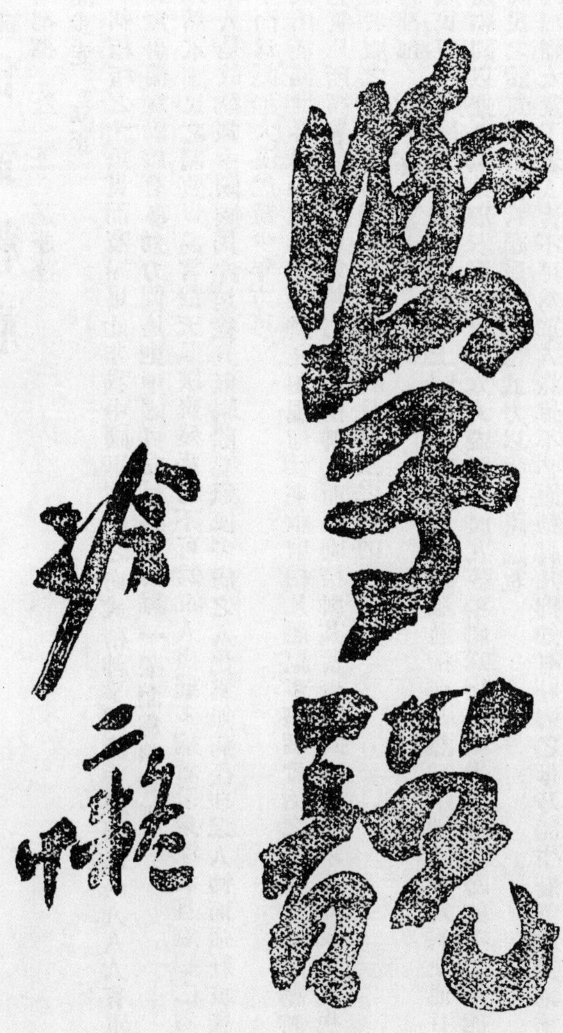

短篇小說　尚武精神

鳥都都　遂　遂　遂遂遂

開步走　立正

糾糾桓桓之士魚貫而蒞操場此非我中國軍國民之尚武精神乎假使中國四萬萬人人人有軍國民之體質無事編練勁旅有事効力疆場則中國可立見其強何難一躍而爲頭等國

雖然軍國民之體質豈易言哉天賦跛躄殘疾者不可爲軍人任弱多病者暮氣深者且氣將亡者亦不可爲軍人是故欲強中國國民非培養且氣驅除暮氣使多病之人化爲無病作弱之人轉而強壯跛躄殘疾者一變而爲彪形大漢虎賁少年方可

天佑漢族世界第一總統牌精神丸出現補怯弱救虛損凡體羸多病者皆治之而振已敝之精神復混然之元氣凡所謂暮氣深者且氣將亡者服精神丸而振刷精神其奮發有爲可操券以俟即跛躄殘疾之無可救藥者服之或亦可希冀於萬一以遂壯身愈疾之目的

鳥都都　遂　遂　遂遂遂

國民軍來了國民軍來了雖世界上國民軍未必人人盡服過精神丸然欲中國人盡知兵使他日一躍而爲頭等國以期叶氣揚眉者正不可不人人盡服精神丸益精神爲辦事之母有精神乃能辦事乃能人人有軍國民之體質而皆得爲國民軍俾藉武力以強我祖國也

或曰婦女童子老人皆不可爲軍人豈皆不必服精神丸抑知有壯健之母乃能生壯健之兒則婦女宜服精神丸以生強健之子成他日之軍國民童子入校肄業即有體操一科尤宜服精神丸若老人如昔之廉頗黃漢升矍鑠當時無精神丸而精神矍鑠千古播爲美談則今日既有精神丸凡有老當益壯之思想以期爲國宣猷者更安可不服精神丸故援筆作尚武精神短篇小說以警告當世男女老幼之有志強國者

上海三馬路中法大藥房識

瘧疾談

姚洲味寒投稿

瘧疾這個毛病。中國從古已有。他的名字。叫起來各處不同。上海人叫他鶴子。紹興人叫他賣柴病。說起來人人都曉得的。這個毛病。雖然不比虎疫鼠疫等凶惡。立刻就要性命。然而到了身體。醫不對路。指不定是三月五月一年半年。纔能㲉脫身。還有那一種惡性的。因此就可以傷命。即使幸而好了。弄得面黃肌瘦。不成一個人的樣子。也就可怕得很了。我們中國的醫生。若問他什麽叫做瘧疾。恐怕他也張口結舌。回答不出來。內經素問上。說瘧之始發也。起於毫毛。伸欠乃作。寒慄鼓頷。腰脊俱痛。寒去則內外皆熱。頭痛如破。渴欲冷飲。這就是叫做瘧疾。但是他這兩句話兒。不過說了一個病的症狀。並不能包括全文。要曉得瘧疾的毛病。是一種包子蟲。侵入人身的血球內。發生出來的。一種地方病性。或流行性的。一種傳染病。他的症候是發作性的用金雞納霜。可以醫好的。這種病就是叫做瘧疾。

這瘧疾的原因。那包子蟲未曾發見以前。也有許許多多的學說。自包子蟲發見之後。這種學說自然歸於無用了。就如瘧疾的原文。叫做Malaian這本是意大利語。腐敗空氣的意思。到今日學說雖然無用。仍就還有這個名字。中國內經上也說。陰陽上下交爭。虛實更作。陰陽相移也。又說夏傷於暑。秋必病瘧。他們西人也說是因障氣而得。這都是隔靴搔癢的話兒。到了一千八百八十年。法國Algien的醫生。Lavarn氏。發現了一種包子蟲。(Skorosaeu)認定他爲瘧疾眞正的原因。

這種包子蟲。寄生人體赤血球內。侵入赤血球。漸漸裡發育起來。將赤血球的內容破壞。使人惡寒發熱。就是這個緣故。若說起虫的樣子。並他的發育狀態。到也十分有趣。這虫的構造。自從原形質核。並核的周圍有一種不染色質三部分合成的。他的樣子。時時刻刻不同。是跟着發育的次序來的。極幼小的原虫。叫做胞子。從外面初入赤血球內。還是一個卵圓形的樣子。等到稍爲發育一點◎就成一個小環◎同指環一樣◎再進一步◎這個小環◎就漸漸裡肥大起來◎他的內腔◎就漸漸裡狹小◎成了一個大環的樣子◎周圍又漸漸裡生出高低不平起來◎到了成長的時候◎變成功一個圓板形的樣子◎上面生出許許多多的裂紋◎原虫成熟之後◎就生兩種繁殖作用◎一種叫做胞子形成◎一種叫做生殖體形成◎什麽叫做胞子形成呢◎就原虫發育◎到了極點◎他體內的核◎便分爲許多的小核◎這小核的周圍◎再有原形質圍繞◎便成了一個獨立小體◎叫做胞子◎這種簡單的分裂作用◎就叫做胞子形成◎又叫做無性繁殖◎什麽叫做生殖體形成呢◎是原虫發育之後◎核不分裂◎過了一定的時候◎又變爲一種球體◎或變爲月牙樣的東西◎這球體在人體血液內◎沒有什麽變化◎若被一種叫做亞諾非力司(Onopheces)的蚊蟲吸入他的胃臟裡邊去◎便變化繁殖起來◎這就叫做生殖體形成◎但是這生殖體◎有男女兩性◎一到蚊蟲胃臟裡邊◎男性生殖體◎便出精蟲◎走到女性生殖體內◎這時候的女性生殖體◎又叫做姙孕

體◎這姙孕體◎本來是圓的◎姙孕之後◎便漸漸延長彎曲起來◎變成一條蟲的樣子◎所以這時候◎就叫做蟲樣體◎這虫樣體從蚊虫吸血之後◎經過四十八點鐘◎都穿入到蚊虫的胃壁當中◎又變成圓形的一個小口袋◎這個小口袋◎都膨出胃壁的外面叫做卵囊◎這卵囊起初不過同赤血球一樣大小◎內容透明◎同玻璃一樣◎裡面含着色素顆粒◎到了蚊虫吸血後第五天◎卵囊長大六倍◎核也分裂起來◎又變成幾個小球胞◎叫做胞子囊◎這個囊成長很快◎囊內的核◎更分出無數的絲狀◎或刀狀的胞子◎一層一層的排列◎同一個桔子剝開來一樣◎那裡面一絲一絲的樣子◎這個囊在蚊蟲肚裡◎破裂開來許許多多的胞子◎都一個一個的迸出來◎在蚊蟲肚裡◎從他的淋巴管◎通到蚊蟲的唾液　內◎這蚊蟲若再去叮別人◎便從唾液內移到這個人的血液裡◎這一個人便染了瘧疾了◎蚊蟲吸血後◎直到唾液中◎現出胞子的時間◎若在攝氏二十四度◎到三十度的溫度◎須要八天◎或十天◎胞子纔能夠長成◎

這瘧疾原蟲◎還有三種◎今單把那名字◎說之出來◎給大家聽聽◎有惡性熱原蟲◎有隔日熱原蟲◎有四日熱原蟲◎那惡性熱原蟲◎不用說是無定型瘧疾的原因◎發熱的症◎沒有一定◎隔日熱原蟲◎他一個小環要四十八點鐘◎所以生這種瘧疾的人◎每四十八點鐘發熱一次◎四日原蟲一個小環要七十二點鐘◎這種瘧疾◎我們中國叫做三陰瘧的就是他◎若照七十二點鐘算來◎正好是四日兩頭發作◎紹興人所話的四日兩頭病◎到也一點不差◎

瘧疾是從蚊蟲傳染◎但並不是個個蚊蟲爲傳染的◎只有一種西洋叫做亞諾非力司的蚊蟲◎這蚊蟲◎同普通的蚊蟲不一樣◎有許多不同的地方◎這亞諾非力司的蚊蟲◎中國俗名叫做觔斗虫◎他浮在水面上的時候◎把身體浮在水面上◎不像別的觔斗虫◎是頭垂底下◎尾把在水面上◎嘴邊的兩枚觸很長◎突然看見◎好樣有三條嘴◎普通蚊虫的觸◎連嘴的一半都不到◎諸位在夏天捉蚊虫的時候◎細細一看◎就可以明白◎普通的蚊虫◎歇在牆壁上的時候◎屁股都貼在

墻壁。把大腿蹺得很高很高的。那亞諾非力司蚊虫。反把屁股聳得老高。大腿也不很蹺起來的。還有亞諾非力司蚊虫。只有雌虫吸血。日裡向都隱藏起來。一到太陽落山。纔飛出來叮人。等到天亮又隱藏起來。日裡向多歡喜躱在樹根下底。青草蓬裡。牆壁角落潮濕的地方。飛起來不能飛高。一到了冬天。雄虫便死了。雌虫却躱在地窩裡邊。過了冬天。到着春天。又飛出來吸血。產出卵來。到夏天又發生出新的來了。這種蚊虫若是吸了生瘧疾病人的血。那瘧疾原虫。便在他的胃臟裡發育。生出胞子。游到蚊虫的唾液內去。若再去叮第二個人。他唾液裡的胞子。便到着這個人的血液裡邊去。這個人也就要生瘧疾了。

瘧疾所以發生的緣故。同傳染的様子。大概如此。但他發作的症狀。可以分爲三期。第一期叫做惡寒期。約三十分鐘。或三十分以上的晨光。惡寒戰慄。脈搏頻數。有一百到二百至。就横在床上。蓋了兩三條被頭。混身發抖的時候。

第二期叫做發熱期。約有三點鐘到五點鐘的晨光。口渴。體溫從。三十九度。昇到四十度或四十度以上。第三期叫做發汗期。這個時候。諸症消散。混身發汗淋漓。尿的比重很高。尿中且有很多的赤色沉渣。這三期就是各種瘧疾的通有症狀。但因原虫的不同。所以發病時候的長短。也有點差異。

水腫膚脹論治并方義

香巖王普耀鑑定 王蘋生 徐芝珊 合參

經云。肺移寒於腎爲涌水。水爲至陰。其標在肺。其本在腎。其制在脾。腎虛則關閉。其水必逆而上泛。脾不能制。而反爲水所漬。故肌肉浮腫。肺不能化。反爲水所淩。故氣息喘急。然水始起也。目窠上微腫。如新臥起之狀。其頸脈動。時咳。陰股間寒。足脛腫。腹乃大。其水已成矣。以手按其腹。隨手而起。如裹漿水之狀。此其候也。又曰。三陰結爲之水。蓋三陰者。手足太陰脾肺二臟也。胃爲水谷之海。水病莫不本於胃。經乃以屬之於脾肺者。何耶。使足太陰脾。足以轉輸水精於上。手太陰肺。足以通調水道於下。海不揚波矣。惟脾肺二臟之氣。結而不行。乃胃中之水。日蓄浸灌。表裡無所不到是則脾肺之權不伸然其權尤重於腎腎者主水胃之關也爲至陰之舍至陰者盛水也氣不化精而化水水不歸經則逆而上泛陰氣太盛則關門不利水氣結而不通則肌膚爲之浮腫脾者土也職司運行散輸津液通調水道土虛不能制水則寒水來侮脾土使土無隄防水氣泛濫無所出路滔滔揚溢水勢日增以致遍身浮腫腹滿腸鳴濯濯身體沉重二便艱澀皮膚皖白水邪干肺肺失通調水道之權迫而上逆氣息爲之喘急時時咳嗽甚至氣逆不得平臥頸脈動惕皆緣脾腎陽衰高源寒侵寒水內逆外溢經文謂腎本肺標相輸俱受爲言然則水病以肺脾腎爲三綱明矣診脈必沈濡而遲脈經云以沈則爲水遲則爲寒濡爲濕盛陽盛之徵舌苔灰白而滑以脈參症正爲邪侵難期速效愼防喘逆之變擬崇土制水扶正化邪王太僕所謂益火之源以消陰翳宗仲聖眞武合利水滲濕爲主附方於下質諸高明

熟附片　帶皮苓　漢防已　東壁土炒於朮　杭白芍　大腹皮　新會紅　福澤瀉　淡干姜　車前子　生米仁　禹餘粮丸　椒目　此壯腎陽消陰翳治

脾濕眞武湯合二陳加味法。爲土、虛、水、泛、水、腫、膚、脹、之溫劑也。用附子於朮爲君者。蓋附子大辛大熱禀天地眞火之氣其性走而不守動而不息蓋水體本靜而泛濫者即水之氣動耳用此壯腎中之元陽消陰翳而伐邪水蓋離照當空陰霾自消也。於朮出自於潛有天生之號其得山脈土精之氣獨厚功能除濕、燥脾。用東壁土炒者。蓋脾主土。土虛水泛。有同氣協和扶正伐邪之義也且土本制水乃脾陽既弱而水反侮土此由坎中陽衰少陰樞機失職州都氣化不行陽不制陰水氣橫逆泛濫於中州而上溢高源爲患賴此培土健脾禦邪制水使土有隄防也白芍藥酸苦以收炎上之氣能歛脾肺耗散之陰剛中有柔相濟者此也乾生姜辛溫散四肢之水行陽氣而驅陰邪則皮膚中之水氣得發泄而化矣帶皮茯苓性本甘淡以走皮膚甘以補中淡以通陽滲利水道而邪水自得下泄矣椒目辛熱禀南方之陽受西方之陰治寒水射肺作欬故入脾而理濕其氣下達入腎以益命門之火使守邪之神有權而呼吸之門有橐籥也用二陳爲臣者廣皮苦以降逆辛溫而主順氣則水氣不上逆。而脾肺得輪化之權矣。法製半夏。辛溫以理脾和胃。而祛水溫肺以止咳。乃東流砥柱之殊品耳。防己得土中之陽。而感乎秋燥之令以生。故其消腰以下至足。有寒濕作腫之佐領也。大腹皮、通膀胱腑氣。有降逆消腫祛水利濕之純性。車前子通利溺道。其子多精。而不傷精。尤啓上闢開支河。導濕下行。以爲出路。生米仁、淸肺理脾。並爲滲濕。啓水之下流。澤瀉泄水以消留拒。則便溺得利。而土氣主運。淸氣上行。天氣淸明在躬矣。經曰。水鬱折之。謂水上泛。折回而使之下也。此方以眞武命名者。蓋眞武北方水神也。故其治陰水瀰漫滔滔揚溢。有專功也。如元陽得壯。水濕頓除。決瀆有權。壅渠既去。溝澮流行。腫脹自消。蓋謂潔淨府者。無過此也。惟體氣壯盛、病、陽水者。可宗去菀陳莝。純用開泄化邪。法大橘皮湯。方用五苓、合六一散。加陳皮、木香、檳榔。導水茯苓湯。方用赤苓、麥冬、澤瀉、白朮、桑皮、紫蘇、木瓜、木香、大腹皮、陳皮、砂仁、檳榔、燈芯、水煎。二方亦無不效。若病、陽、虛、水腫。中年後氣體本弱。或誤治過服劫奪藥。則薛立齋加減金匱腎氣湯。亦可宗。法而景岳論之詳矣。茲不復述。

補中益氣歸脾諸方助心腎而益脾土誠得治肝補脾之要妙肝虛治法千古不易若肝氣實者則又當泄之伐之疎之前人成法具在然其歸宿處則又在脾腎二臟淺者治其肺胃非見肝治肝謂可能盡其法耳

（附錄格言）沈思劭連珠蓋聞熱獸炭之盈爐煖勝三春而不能代燭龍之照焚蘭釭之寸燼光逾四壁而不能代暘谷之暄是以鏡本非臺君以名（按名字不如易此明字爲妥善）而離精獨柄薪傳有火相以位而泉水常溫此聯闡發君相二火可謂無遺蘊矣幸讀者細味之

致壽金針錄

前清康熙時張文端公名英字敦復著聰訓齋語選入五種遺規其論致壽之道眞語語金針茲錄一通以爲講求衛生者鑒其言曰昔人論致壽之道有四曰慈曰儉曰和曰靜人能存心於物不爲一切害人之事即一言有損於人亦不輕發推之戒殺生以惜物命愼剪伐以養天和無論冥報不爽即胸中一段吉祥愷悌之氣自然

災。診。不干而可以長齡矣。人生福享皆有分數。惜福之人。福常有餘。暴殄之人。易至罄竭。故老氏以儉爲寶。不止財用當儉而已。一切事。常思節嗇之義。方有餘地。儉於飲食。可以養脾胃。儉於嗜慾。可於叙精神。儉於言語。可以養氣息。儉於交遊。可以擇友寡過。儉於酬酢。可以養身息勞。儉於夜坐。可以安神舒體。儉於飲酒。可以淸心養德。儉於思慮。可以觸煩去擾。凡事省得一分。即受一分之益。大約天下事。萬不得已不過十之一二。初見以爲不可已。細算之。亦非萬不可已。如此逐漸省去。但日見事之少。白香山詩云。我有一言君記取。世間自取苦人多。今試問勞碌煩苦之人。此事果屬萬不可已者乎。當必恍然自失矣。人常和悅。則心氣沖而五臟安。昔人謂養歡、喜、神眞定。梁公每語人曰。日間辦理公事。每晚家居。必尋可喜笑之事。與客縱談。掀髯大笑。以發舒一日勞頓鬱結之氣。此眞養生要訣。何人端公時。曾有鄉人過百歲公扣其術。答曰。予鄉村人。無所知。但一生只時喜歡。從不知憂惱。此豈名利中人所能哉。

中風音義辨

中風之中字有二音一讀本音一讀中的之中向來皆圈讀遂有外風引動內風之說爲續命等方立註以先熄外風爲治不知人身陰陽之氣莫不有水火在中火甚生風陽動也臟腑皆有風以人秉木質也故出於臟者前聖名之中風觀候氏黑散及風引湯皆治臟藥多即傷寒太陽中風用桂枝湯和營治腑而及於臟也夫營者水也水中之火動而後生熱熱生風於是用水以治火而以氣之辛味之甘爲引導之品務使雲行雨施品物咸亨令氣血調和而後已不知者以桂枝爲辛溫發散爲疎外風之品於是羌防柴葛方出不窮豈意內風得燥而愈張有不戢自焚之患乎此藏腑中之風動當審其何臟何腑而直治之則何症不愈若其中臟中腑則爲無沛之火光燄雖大撲然自滅益火壯水徒滋議論耳此中臟中腑中經中絡皆須倒置其文而以風字註腳如肝中風心中風之類豈不明暢乎若前人痰火氣三義均爲風字添註釋增後人治法亦非無益蓋風從火生人身有風陽氣也安則賴以生

醫學抉微

逆則由此死臟腑經絡之風烏可逆其行度哉然亦有所謂中風者從皮毛竅隧而入其發於陽中之陰則肺胃受邪陽盛之處也其發於陰中之陽則膀胱腎受邪陰盛之處也即論傷寒蓋風之標寒而風之本則熱也中風讀本音與讀中的之中讀傷寒金匱諸方可悟矣

五行各一其性而交相爲用論

蓋聞不參天人之奧不窺性命之原不可以言醫豈醫小道乎哉近日西醫盛行專工手術每詆我中醫五行氣化之乖生尅承制之謬而中醫之談五行者又莫能究其精極闡其底蘊遂致聖經精義湮滅不彰夫楊墨之言不熄孔子之道不行西醫之說不闢軒岐之學不明謬焉不才於五行之理略窺一二爰竭所知公諸於世或得倒挽狂瀾盡化赤幟我於生民亦有厚望也夫所謂五行者在天有五星在地有五方行於四時爲五德播於人倫爲五常五聲五色五材五味凡天生地化莫不以五而成也人禀五行之氣以生故見於外則有五官應於內則有五臟行於手足則

各有五指未出母胎之前水火二蒸既濟以成已出母胎之後即兼備五行也嚮使不明五行氣化生尅承制而謂可以言知醫吾不信也而況關乎哉然五行各一其性而交相爲用如曰木火土金水者以氣序之流行而言也曰水火木金土者以萬物生成之次第而言也何以言之原五行之始由微而著水質最微故居先火已漸著故次之然二物猶蒸爾流動閃爍體虛而形未定者也譬之兩神相搏合而成形水火相交受胎之初形如露珠或散或聚尙無定質亦猶五行之始於水火也故一月而兩腎生至於木則著而實矣故二月胎形如花始分枝葉故人身象木二月生肝至於金則實而固矣故肺又次於肝而生若土則該其全體故又次於木金人出世後必以脾胃爲本故先哲論後天爲萬物資始之基此其生出之有序也如此至於五行之性水曰潤下火曰炎上木曰曲直金曰從革土爰稼穡故天一生水地二成之地二生火天七成之天三生木地八成之地四生金天九成之天五生土地十成之也一物兩體一二三四五乃其生數之正六七八九十乃其成數之副是故水

得土則源泉以出故一對五而成六火得土則歸宿有方故二對五而成七木得土則培植以厚故三對五而成八金得土則滋凝以固故四對五而成九土得土則積厚累博故土又得土而成十也東垣謂胃爲陽土脾爲陰土卽此意也再自其相生者言之則水生木木生火火生土土生金金又生水、若自其相尅者言之則水尅火火尅金金尅木木尅土土又尅水然有相生而無相尅則末由裁制有相尅而無相生則奚能發育故生中必有尅尅中必有生五行雖各一其性而交相爲用者也若各從其性而不交相爲用則偏矣偏則死矣請詳言之如木生火若火過盛則木反爲灰燼火生土若土過盛則火反被撲滅土生金若金過盛則土反無發生金生水若水過盛則金反見沉溺水生木若木過盛則水反爲壅滯此雖生而反忌者也如水尅火火過盛者得水反成既濟之功火尅金金過盛者得火可成煅煉之材金尅木木過盛者得金以成斐削之美木尅土土過盛者得木以成秀聳之勢土尅水水過盛者得土以成隄防之助此雖尅而反美者也生中有尅尅亦以濟生尅中有生

一枝黃花

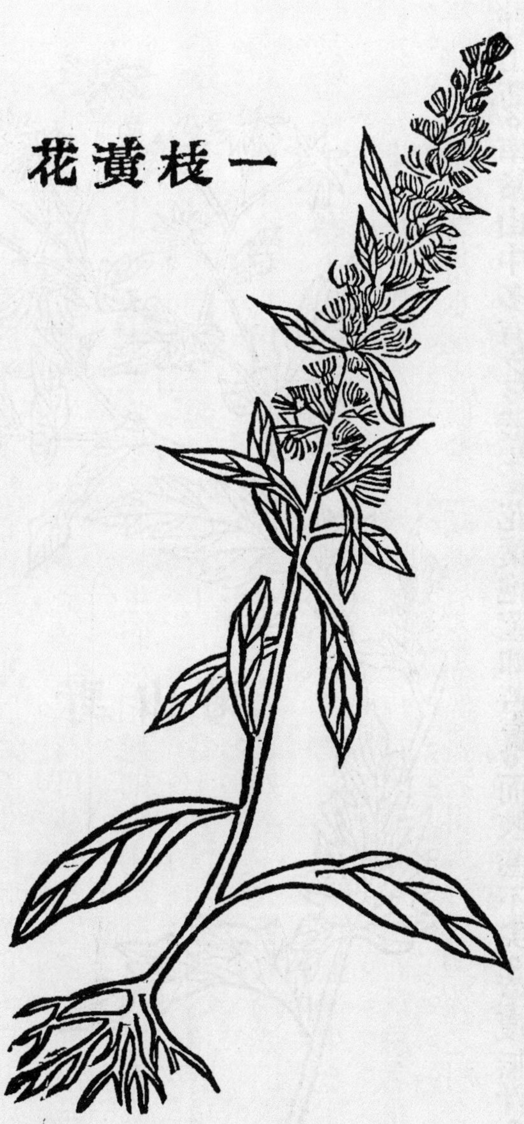

一枝黃花。江西山坡極多。獨莖直上。高尺許。間有岐出者葉如柳葉而寬。秋開黃花。如單瓣寒菊而小。花枝俱發。茸密無隙。望之如穗。土人以洗腫毒。

草藥圖考　五

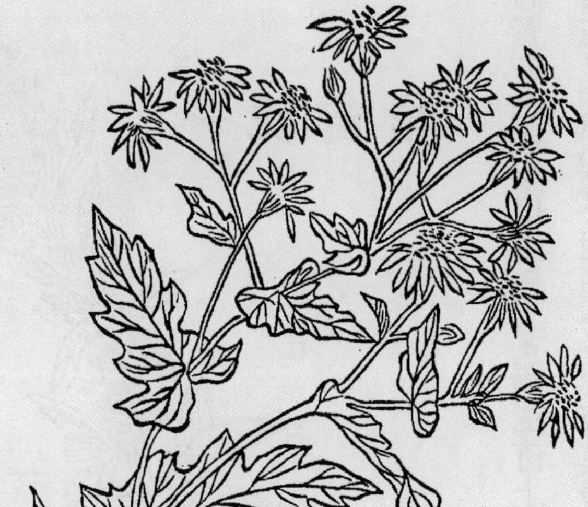

野山菊

野山菊。南贛山中多有之。叢生。花葉抱莖如苦蕒。而岐齒不尖。莖瘦無汁。梢端發杈。秋開花如寒菊。土醫以根葉擣敷瘡毒。

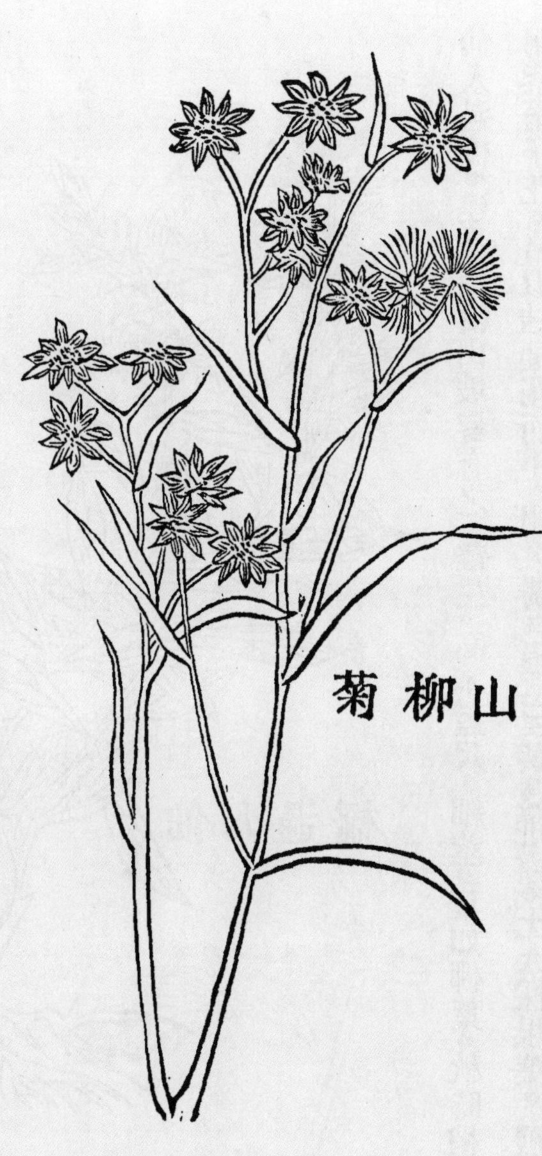

山柳菊◎一名九里明◎一名黃花母◎南贛山中皆有之◎叢生◎細葉似石竹葉◎綠莖有節◎秋開黃花如菊◎心亦黃◎土醫以洗腫毒◎不可食◎

草藥圖考　七

仙人過橋

仙人過橋◎建昌南贛山坡皆有之◎叢生◎高不盈尺◎細莖◎葉如柳葉◎秋時梢短開紫篇子花◎略似桔梗花而小◎開久瓣色退白◎黃蕊迸露◎土人採根葉◎煎洗瘡毒◎

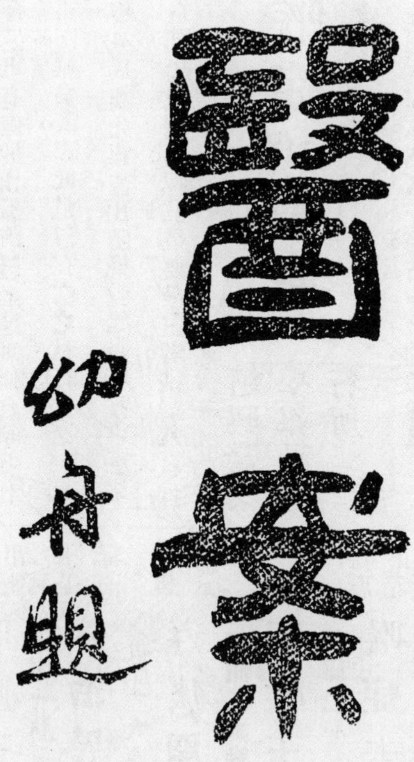
醫案

脹病醫案　楊燧熙

乙卯年。春三月。有一婦人陳姓求治。年三十餘。視其面乾燥不潤。望其舌黃燥如錢大。邊部光絳。診其脈沉數無力。聞其聲喘息不平。問其苦腹脹欲裂。已經載餘。疊經中西醫士念餘人。所服藥餌罔效。按其腹則脹勢尤甚。且拒按。燧斷曰。客年時病。傳入陽明。當下失下也。仲景三承氣。急下存陰。治在胃也。陽明陽土。得陰自安。且喜濡潤。以下行爲順。以通爲補。立方以復脈湯去姜桂。加硝黃各錢半。鮮地黃一兩。餘俱三錢。二劑後。便行黑醬。脹勢微鬆。苔黃燥略退。脈沉數較起。原方減地黃五錢。加蘆根一兩。青黛五分。歸身二錢。白芍三錢。再服二劑。下彈丸念餘枚。其堅如石。腹脹諸症向安。後以和胃潤腸。柔肝養血。進有多劑。食增神起。漸漸而痊。夫脹多在腸外三焦隔膜之間。皆由乎氣。不盡然矣。

壽石醫案二則　常熟張汝偉診

社友治驗錄 二

曹（右東輿沙人） 生產後◎瘀露不暢◦竄入經絡◎ 而爲週身疼痛◦ 前醫迭用龍膽柴胡泄肝伐肝之品◎痰濕益阻其氣◎胃遂呆鈍◎食下即痛◎脉弦滑◎苔白◎宜疏氣通營◎化絡中之痰濕◎宣胸中之陽光◎不可再用涼劑◎以砌實之也◎

姜半夏二錢 東白芍錢半（川桂枝三分同炒） 炒枳壳錢半 炙乳香錢半 降香屑錢半（研沖） 大杏仁三錢（去尖打） 廣玉金錢半 蘇子梗各錢半（研） 片姜黃錢半（同枳壳打） 絲瓜絡錢半（同乳香打） 青陳皮各一錢（炒） 硃赤苓三錢 姜竹茹錢半 酒炒桑枝五錢

曹（再診）昨投劑後◎痛勢已緩◎食下依然飽悶◎骨骱依然酸◎病由已深◎ 去之亦漸◎苔滿白無華◎宜從前意◎進而求之◎

薤白頭錢半（白酒炒） 東白芍錢半（桂枝五分同炒） 絲瓜絡錢半 杜蘇子三錢 鹽水炒丹參錢半 枳朮丸三錢（包） 旋覆花錢半 （新絳七

分同包）廣玉金錢半（蔻仁五分同打） 製香附三錢 粉歸身三錢（桂酒炒） 雲茯苓三錢 小溫中丸一錢（包） 小川芎七分（酒炒） 姜半夏二錢 姜竹茹錢半

汝按此方服二劑苔轉華而能食後即揚帆而去詢之別舟人來診者云

石（左蠡口人船來）陰虛挾濕之體。兼勞動而發。其始也誤認痧症。妄用針刺。以傷其氣。致寒熱不已。經前醫迭進表散。疹子雖透而未清。又强認爲痧。復用針刺腕中水分等穴。疹子遂隱。遷延至今。已月餘矣。寒熱止作無時。胸腕痞塞而痛。胃呆神倦。形體消削。肌膚甲錯。面目盡黃。如染梔子。勞宮穴又見黧黑。據述平昔嗜酒。不醉不已。醉後入房而起。是病機原屬陰虛。而刻診其苔中。黃有如撒粉。兩邊白膩如堊。小便又復短赤。脈左弦右濡。按之少神。攻補與溫。均非所宜。轉輾籌思。惟有宗酒女勞疸爲治。用梔子柏皮法治之。

姜汁山梔三錢　鹽水炒川柏皮錢半　鹽水炒橘紅一錢　炒枳殼錢半

雞距子三錢　冬桑葉錢半　姜半夏二錢　南沙參三錢　廣鬱金錢半

大連喬三錢　料豆衣三錢（鹽水炒）　益元散三錢（包）　蘇子梗各錢半

雲茯苓三錢　冬瓜子皮各三錢

覆方　服藥後。脾中酒濕大動。宿滯亦化。大小便均欲解不得。緣正氣虛耳。急則治標。用肉桂五苓法。通其小便。再能治本。

上上肉桂三分　豬赤苓三錢　姜車前各三錢　福澤瀉鹽水炒二錢　炙紫苑錢半　玉桔梗一錢　淡竹葉一錢　另用加味陽和膏加當門子貼水分穴

（汝偉附記）甚矣。醫道之難明。而世風之難挽也。即如此症。彼以為羊毛痧。而用針也。送鬼也。宣佛也。打陰拳也。一月之間。藥僅進二三劑。病漸以深。遂至壞症。醫道之研究。所以尤難。而習慣之惡俗。更難挽矣。按

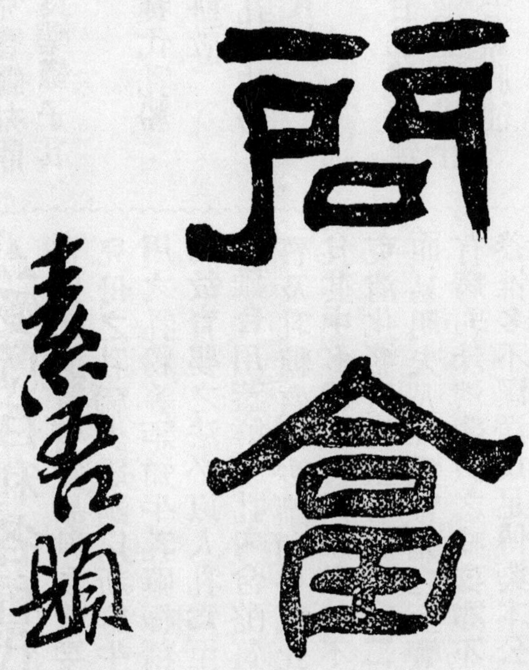

問十六　趙雲標

近來市上多用杜兜鈴入藥。查馬兜鈴形如馬鈴故名。而杜兜鈴形式不同。功用必亦相異。應請醫界諸公研究之。

答十二　邵復生

西洋參正路者。出自佛蘭西。市上所售者。豈無眞正的貨。盛傳滬上香港。有射利之徒。將相似參稍。形以硫磺薰之。味以黃連潤之。轉轉相售。難免人心惶惑。以眞防僞。以僞若眞。此亦用藥難處之一大問題。僕將此藥研究有年。用時莫若以大支毛西參爲妥。適遇病輕。及中庸病家。無力用毛西參者。可以珠兒參代之。功效相同。味較西洋參更厚。以此代西洋參。可免魚目混珠之患也。

答十四　陳心田

讀五十六期本報載。閣下問一男子三十二歲。性急多怒。一年前患咳嗽多痰。

繼而吐血不止◎遍體作燒◎便溏喜嘔◎服藥稍愈◎又爲咳嗽短氣◎痰吐粉紅色◎或兼稠黏黃腥◎午前兩顴赤◎午後心內冷◎下部尤甚◎胸脇燒痛◎ 繼則全體灼然◎吐血很多◎先鮮紅◎後紫黑◎成條成塊◎心慌氣喘◎仰臥痰盛◎氣息不通◎左臥痰從左◎右臥痰從右◎目下不喘不慌◎咳嗽如舊◎吐血雖少◎紫黑條塊雜黏◎口目鼻竅乾熱◎前則脈來◎忽大忽小◎午後細數◎今則脈來◎ 關上滑小數急◎三部沈空◎細繹前後病狀◎似屬進而不退◎察核始終用藥◎不外甘寒微苦◎名謂方不對證◎其變化必遭意外橫生◎今不過依原有之症◎出入增減◎似未可以全不對症也◎若謂方已對病◎何致遷延歲月◎尙無愈期◎竊謂肺癆之症◎ 經過如此期間◎施治固非易易◎核諸遠因◎總之性急多怒◎僕於解剖生理◎ 未可自信熟嫻◎無非臨證之際◎當反正疑似處◎必辨別明白◎自解自難◎對症發葯◎不敢輕試◎亦不敢不試◎要亦有所依據而已◎今患者◎既性急多怒◎肝陽勢必易動◎血從氣逆◎猶可知也◎何以始終不涉行氣之藥◎ 行其氣而血自下◎ 不必苦降

其火。經言用熱遠熱。用寒遠寒。變通在人。久患吐血。血不歸經。服藥無效。丹溪有以川芎爲君之治。是蓋寒涼藥中。冠以辛溫。乃寒因熱用也。大黃却爲止血之品。並無酒製。究竟直到陽明。與肝葉上膈肺葉下膈無與也。脇痛胸燒。心內冷。不解剖而重點已顯。脈之或大或小。變動無常。氣血虛也。其後人診三部沉空。陰陽不相爲守也。吾人榮氣本出中焦。榮氣虛散。血亦錯行。陽虛陰必盛。故心爲之冷也。血色紫。無着氣也。成條成塊。絡脈傷也。口目鼻竅乾熱。關上脈來。滑小數急。炎在膈上。而不在下。雖便瀉溺黃。可無關也。發燒者血必凝。或血少血凝。是祇止而不行。故血少。是肝虛而不藏。故有所不行。血無所歸。不循經絡。溢出上竅勢也。凡苦寒傷胃。脾更不能統血。血愈不能歸經理也。每餐能吃薄粥盌餘。强壯之年。病經歲月。漏卮百出。僧多粥薄。安能濟事。養血和陰。辛涼泄熱。法可宗也。清肺制肝。補陰通絡。所不能已。擬用白芍甘草和肝。枇杷葉麥冬薄荷橘紅川貝母淸肺。穀芽山藥安脾。靑蒿子生鼈甲銀胡丹皮地骨皮補陰退燒。棗仁茯神當心。蒲公英兎耳草通絡。乾石菖蒲爲引。蓋菖蒲辛香不燥。能昌發心體淸陽。即內經所謂甚者從之之意。是方大義。悉從繆仲湻先生所經驗。予以參雜己意。增之删之。不揣冒昧。但此症最宜親上。分兩須輕。服法須頻。不佞惟是妄擬診斷。是否有當。還祈斛酌。倘果奏效。望示詳細。病者姓氏。幷善後調理。以備學焉。

答十六　邵復生

兜鈴杜馬之別。玆將歷驗功用。述之。馬兜鈴。形如馬鈴連売及膈膜共用之。主治瀉肺熱。降肺氣。咳嗽有熱。甚効。其性寒。味甚苦。氣芳稍遜木香。兼瀉大腸移熱。其子甚黑。其外衣小。多售於山鄉藥舖。其功速。價廉。宜於實體人。產關中河東河北江淮州郡。杜兜鈴。形同而用別。來源祗有兜鈴子。而無外売。主治略同。其苦味稍遜。氣無。其子黑色。稍淡。其衣似淡桃紅色。多售於省郡各藥肆。其功效稍淺。價貴。宜於虛體人。產本省嘉湖之屬。

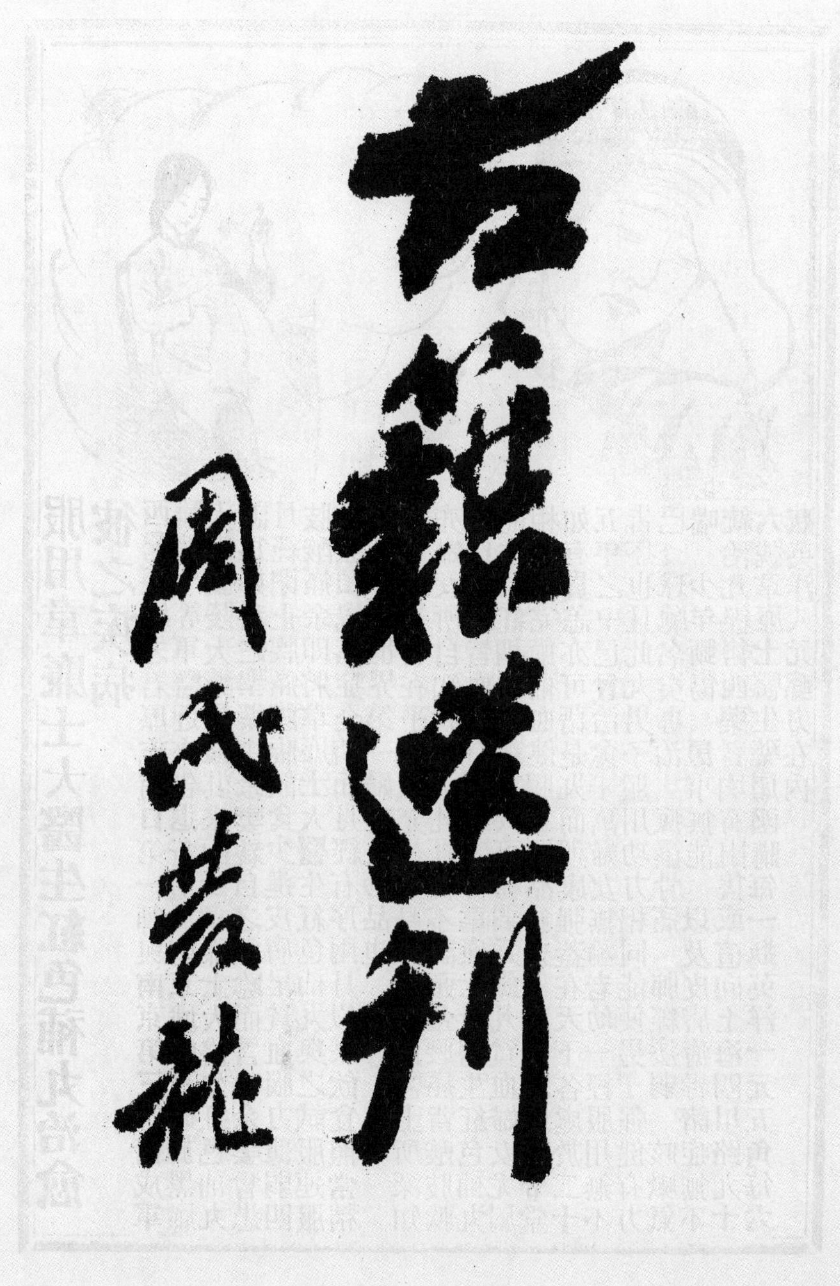
古籍選刊

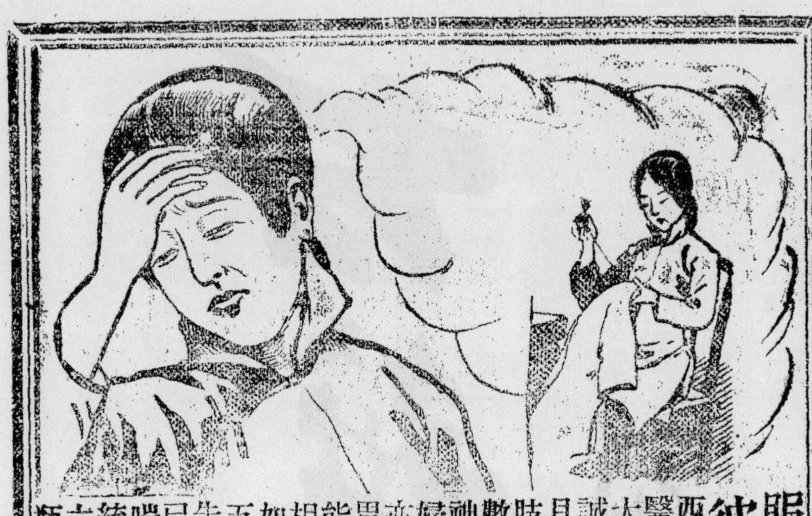

服用韋廉士大醫生紅色補丸治愈彼之疾病

西醫張紱之君歷充浦口第一師與南京第三師衛成軍醫院一等軍醫近來告退行道於南京城中設硯於黑廊大街金陵大藥房據其來函云韋廉士大醫生紅色補丸誠為婦科之聖藥由余妻親自之經驗而言也余妻曾患月經閉止腰痛腹脹飲食少進皮膚呈貧血腦力薄弱四肢酸痛余即將韋廉士大醫生紅色補丸與之試服連服數瓶頓覺諸症全消而月經有序兩月以來飲食照常精神煥發誠世界第一婦科之妙品也

婦女所貴者在乎血氣充盈則身體康壯此醫士所深知亦婦女所自知者也大凡月經不調頭暈腰痛背酸肢軟胃口少進皆血虧有以致之耳韋廉士大醫生紅色補丸能生鮮紅稠濃之新血故可轉弱為強凡貧血婦女尤屬相宜係完備補血健腦之聖品尊夫人或令愛以及令堂如有貴恙亦可藉是丸而獲康強蓋在天下各處於二十五年之中已曾治愈千萬婦女無論老幼一經服用無不告痊也且此丸男子服用功力相同能使男子強健有力已環球馳名矣專治　瘋濕骨痛　肺經痿弱　咳嗽氣喘　少年斲傷　房事無能　以及皮膚瘡毒諸症無不統治凡經售西藥者均有出售或直向上海四川路九十六號韋廉士醫生藥局函購每一瓶英洋一元五角每六瓶英洋八元郵力在內

離氣脫也。故內經曰。四時皆以胃氣爲本。而定齋云。六脈無胃氣則不能生。且如弦脉屬木應肝。於時爲春。若但弦而無胃氣者肝死脈也。後輩徒知脈弦。而不知弦中無胃氣。是知其形而不明乎神也。一脈無胃。則脉神去。而一藏絕。若三部九候之中。不見土者。人已入墓。豈特以右手關上。脾部爲有土耶。

屋漏雀啄惡見脾。餘部見之皆不畏。死期常例有多門。彈石解索須細論。此候不逾於一季。姻親泣送葬孤墳。蝦游若也及魚翔。一氣之期及不長。十五日中尋鬼賊。水一火二木三量。金四土五數已定。各隨部位好參詳。

內經曰。脾者土也。孤藏以灌四旁者也。善者不可得見。惡者可見。如雀之啄。如屋之漏。是脾之衰見也。蓋脾脈以和柔沖虛爲體。則如雀之啄者爲不及。如屋之漏者爲太過。張長沙曰。太過可怪。不及亦然。腎者水也。位應北方。於時爲冬。脈當沉石。然石而有胃氣。爲腎平脈。曰。應四時彈石之脈。

堅而促。搏而絕。喻如指彈石。辟辟然堅。而不可入。故曰彈石。此眞腎脈見也。胃氣先絕。眞脈獨見。命本已喪。何可久也。解索之脈。如繩索之解。而無收約。此腎與命門氣皆亡。形枯骨竭爲死脈也。蝦游之脈。宛如蝦遊水面。隱隱而來。瞥瞥而去。冉冉尋之。杳然不見。須臾復至。忽爾還去。病應魂魄飛揚。而形獨存。但略有少穀氣。而無所附托也。魚翔之脈。宛如魚遊於水面。但其尾掉搖。而身首俱不動。主腎與命門俱絕也。水一火二木三金四土五者。此五行之生數也。以上怪脈。看與何部應動。以五行之數期以巳而死也。

每季土旺十八日。此法古今永無失。黃帝一法四分三。一法亦云三十日。隨分遠近各不同。藏在玉函誇秘密。

土無正形。寄旺四季。故立春節後肝木旺。七十二日。立夏節後心火旺七十二日。立秋節後肺金旺七十二日。立冬節後腎水旺七十二日。脾土則寄旺

四季月後◎各一十八日也◎此一大法◎或又謂土旺在辰戌丑未月◎各三十
日◎或謂土旺在立春節後一十八日◎或謂土旺在每一季九十日內◎一十八
日◎戊己或謂四時以季中十八日◎如此異論◎孰爲確然◎予嘗觀常容先生隱
篇曰◎土之形無乎不在◎明土之形◎識土之神者◎得土之盡矣◎是妙豈可言
宣◎筆陳其崖哉◎

惟有傷寒最準定◎汗吐下後脉須靜◎忽然相反即難醫◎外漫有怕乖形證◎

傷寒者◎古謂之大病◎其死生存亡在乎旬日之間◎傷寒之爲病◎自背得之◎
則入太陽◎或入少陰◎自面感之◎則入陽明之類◎脈理難辨◎又況傷寒看外
證爲多◎未診先問◎最爲有準◎評熱病論曰◎熱病汗出輙復熱◎而脈躁急不
爲汗衰◎狂言不能食◎此名陰陽交◎交者死也◎今脈不與汗相應◎其死名矣◎
故曰◎已汗已吐已下後◎脈須靜平也◎

至少虛寒脈屬陰◎至多實熱屬陽脈◎補虛瀉實更仍前◎詳辨陰陽明主客◎

脈來一呼再至。一吸再至。不大不小。則陰陽各當其分。而不相勝也。故曰平人。減之法曰不及。爲虚爲冷。加之法曰太過。爲實爲熱。素問云。邪氣盛則實。精氣奪則虚。故實則爲病甚。虚則爲病微。葢五藏之虚。則有陰有陽。陽病生於六府。陰病生於五臟。生於六府則脈數。生於五臟則脈遲。難經云。數者府也。遲者臟也。數則爲熱。遲則爲寒。中藏經曰。虚者補之。實者瀉之。能通此法。謂之良醫。

上醫四事盡湏諳。脈病症治要相參。有一乖違難措手。醫工於此十全難。

凡業醫道。須知脈病證治四事。難經曰。知一爲下工。知二爲中工。知三爲上工。上工十全九。中工十全八。下工十全六也。

更有久病及暴病。大都俱要消詳慣。久病脈變即不中。死候當須宜蚤辨。暴病脈變亦多端。或善或惡依法看。脈病相違枉用功。要知天命必傾拚。

內經曰。有故病五臟發動。因傷脈色。各何以知其久。暴至之病乎。徵其脈

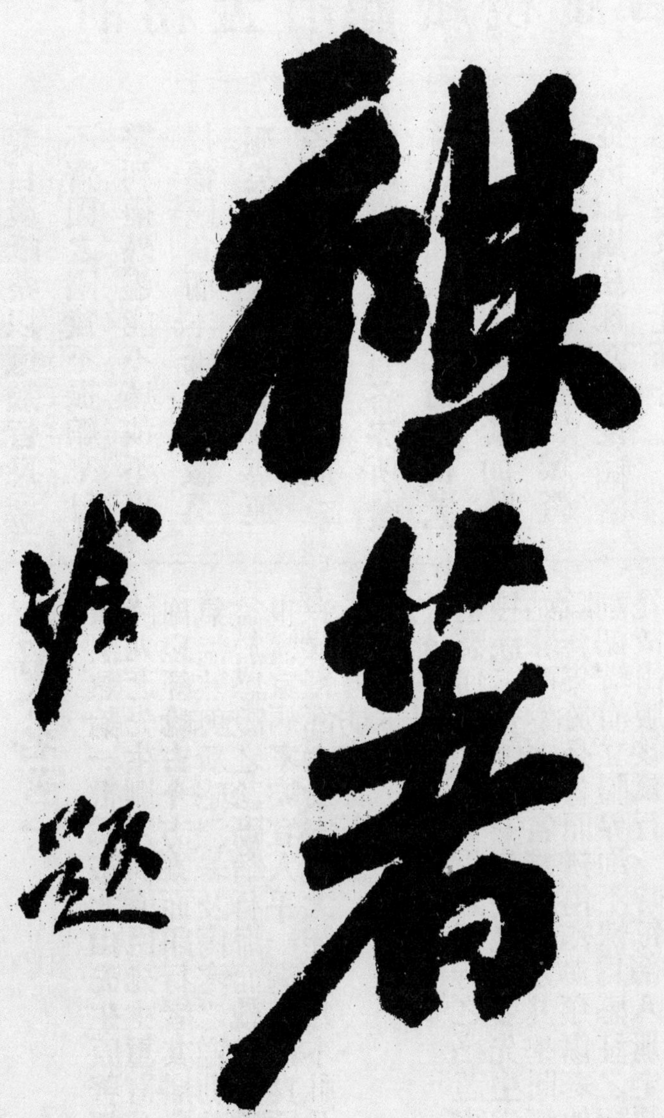

△紹介名著一

廣溫熱論一書爲戴北山先生原著經陸九芝先生刪定何廉臣先生重訂并附以經驗古今方案而印行者其辯伏氣溫熱與新感溫暑及傷寒之鑑別裨益於感證之診斷猶行海而執有羅盤也醫家病家均宜人手一編獲益良匪淺鮮每部六册定價大洋八角本社及各大書坊均有寄售

△紹介名著二

越醫何廉臣先生重訂印行之感證寶筏係歸安吳坤安先生之原著先生爲姑蘇薛葉兩大名醫之高足其學問經驗胥集於是著而辨傷寒與類傷寒如劃鴻溝而立疆界洵不愧爲感証之寶筏故出版後風行一時每部八册定價大洋一元二角本社及各大書坊均代發行

。律以西河之民。疑汝於夫子之說。其鶩名失實。魚目混珠。不惟獲戾於長沙至難言狀。即以二君之苦心孤詣言之。似此謬託。有負前人之啓迪。殊非淺耳。

吾越歷代。素多名醫。明末清初之景岳石頑。蓋尤著者也。三百年來。後先濟美。林林總總。此風勿替。余生也晚。未獲執贄。仰企高山。徒深悵望。其得追隨杖履。叨領誨者。止沈雲臣陳勉亭二人。二先生之著手成春。聲名卓卓。有口皆碑。無俟贅述。而其平日之克勤小物。不遺微眇。亦非近日懸壺之所能及者。予幼時恒苦瘡癬。一日忽如珠如丸。遍體纍纍。寢處難安。腹背受敵。意頗惶恐。急求救於沈。沈以爲不必過慮。但取遠年之小粉數合。投之釜中。炒成黑色。隨沃以醋。即可成膏。傅之瘡上。力盡便脫。再脫再傅。可望收功。如其言。自夜至日。略見平復。急換膏再傅。未及來復之期。已一律全愈矣。後聞其家。曾製此藥施送貧人。蓋以價廉效捷。

叱嗟可辨。非比他物。一時難得。按此即積善堂之所謂烏龍膏也。陳先生之治吐衄方中。每用仙鶴草。一時少見之徒。頗以爲怪。第因先生年高望重。未敢稍肆雌黄。且私心竊計以爲獨得之秘者。尋因入門求診。見其庭前屋角。隨風搖曳。映月離披。蔓延空隙。悉此物也。據家人言。先生愛之。逾於他種。每當炎暑之夕。或施治之餘。扶杖提壺。親自灌漑。并禁他人毋得妄動。後雖遷居郭外。保護栽培。一如前日。其意若曰濟急療病之需。不當以凡卉雜木視之也。余謂先生此心。即諸葛武侯統師所至。令軍士悉植蔓菁之意。昔司馬長卿之諫獵書曰。此言雖小。可以喻大。今二先生之細行如此。信乎前輩風流。高高莫及。雖其遠者大者。未遑殫述。而聞一知十。即此二小事觀之。窺豹一班。已可想見全體矣。

昔人以小兒爲稚陽之體。其說最確鑿有據。葢襁褓之中。發軔伊始。如火始然。如苞漸吐。正萌芽初長。精力未充之時也。而庸夫俗子。眼光如豆。略覩皮毛。自鳴得意。於是信口妄談。別樹一幟。曰小兒者純陽之體也。異說既倡。謬種遂傳。自是厥後。無論遇冷利。遇寒咳。遇賊風所中。遇瓜果所停。膠柱鼓瑟。即取芩連等味。恣意施用。以水濟水。往往釀成慢驚之禍。及症初成。懸崖勒馬。改用仲師少陰霍亂篇中。救逆諸方。及喻氏莊氏之所論治法則。什伯之中。尚全一二。乃復長傲遂非。堅執不顧。仍用平日之習熟見聞。如天厤。如全蠍。如紫金片。如抱龍丸。覆杯未竣。命已歸陰。言念及此。良堪扼腕。而彼猶恬不知恥。自號於衆曰。慢驚一症。本屬難治。行醫之人。止能除病。不能續命。我藥我方。適合小兒純陽之體也。異哉此語。當孩提之年。即名之曰。純陽之體。然則成童以後。受室以前。此時此際。又名之曰。何物者。且考之歷史。參之聞見。終身不娶之人。在在皆有。又如高行之僧人。累朝之奄侍。自少至老。絕無妻室。此豈如內經之所謂陽中之太陽乎。抑如周易所繫乾之上九。亢龍有悔乎。以子之矛。刺子之盾。上項所列。若而人當如電燈。如日球。炙手炎炎。莫可嚮邇。流弊所至。不戢自焚。均早攖癰疽發背之疾矣。坐井觀天之見。看朱成碧之談。略一思索。令人噴飯。而積重既久。習非勝是。近數年中。猶有守前項之謬說而不變者。作繭自縛。殊不可解。其以訛傳訛。受人之愚。則亦已矣。否則明知之而故犯之。忍心害理。其罪滋甚。王法雖不及。天理實難欺。萬刦泥犂。正不知其誰入也。

綱目拾遺之載玉如意。厥名有四。一箭頭草。一大風草。一剪刀草。一郎玉如意也。而其種亦有二。無論生山谷。生田塍。生家園中。其開白色之花者是也。紫色者。一類而二本。功效亦不甚遠。余前讀書之時。姑聞其說如此。以非身經目擊。究未知此草之爲誰何者。丙午夏季。患瘡頗甚。求前輩戴耕仙先生治之。繪圖列說。深荷指示。遂遣人四出。潛心物色。數日之間。筐筥已滿。搗之如漿。和冰片食鹽之類而敷之。一宵之隔。有膿者毒汁淋漓。無膿者悉歸烏有矣。余因徵之古籍。知錢塘趙氏之所云。洵非欺我。又據戴先生言。其先世曾

方子漁病中示內戲用藥名體（七絕四首）　張汝偉錄

匡床病倒白頭翁重幞防風自怯風坐擁四圍書百部春回破故紙堆中
自忍冬來久斷齏鹼來苦菜味如荼憐君典盡金釵股廚膳餘粮供石鑪
春當歸去百花殘新景天餘半夏寒藁本頻翻知沒藥一壺自勝服神丹
門通草徑見山樓尙想從客續斷遊五味啖來加五倍預知無患子何憂

子漁名熊琴川人工詩著有繡屏風館詩集行世此亦集中句也

乙卯小春月琴東醫士張汝偉書

醫林雜詠五首　王以鈞

（一）季康子饋藥

許止當年意有無一枝鐵筆手親誅如何浪取刀圭贈堪笑昏昏魯大夫

（二）司馬長卿飲金莖露

特頒仙露當名茶曠古恩榮世莫加却怪後生偏誤會翻將讕語汚長沙

仲景乃漢季獻帝時人。與長卿相距二百餘年。不知何人造爲謬說。曰武帝消渴。師進八味丸而愈。因轉以予長卿不效。帝乃賜以金莖露一杯遂瘳。顚倒乖謬。厚誣聖人。一至於此。眞齊東野人之語。洄溪老人作醫貫砭。曾力辨之。何世之人。尙承訛襲謬。惘焉而弗察也。

(三)柳毋韓太夫人和熊膽丸

莫言苦口味難嘗。累却慈親徹夜忙。畢竟名臣家法好。斷齏畫荻正相當。

(四)楊貴妃含玉

天生麗質玉難如。底事頻頻嚥未除。知愛荔支多內熱。故教解渴進瓊琚。

(五)志公和尙受丹

雲迷蕭寺霧迷欄。夜半天王忽下壇。聽到華嚴宣誦苦。爲師留粒補心丹。

閱五十五期醫報有杜廣成先生玉函經措詞精切弗類他書因作古風一首以誌欽佩　王以鈞

仙蹤雖已遙。遺筆今尚在。自唐迄今日。悠悠幾千載。檢點諸脈經。茫如泛煙海。豈無片詞當。扼要少主宰。懿歟廣成氏。卓越眞數倍。琅琅玉函經。靈文振異采。我今誦其言。三復不敢怠。佩之逾韋絃。重之過鼎鼐。願祝後之人。勿作餘書待。交臂既毋失。服膺更弗改。以此式古訓。庶可告無罪。

川滇用兵。藥物昂貴。貧窶之人。以此爲苦。每攖時感。竟有忍疾不服者。感歎既久。遂成一詩　王以鈞

阨運眞難已。烽煙處處生。西行人屢卻。南望事尤驚。溲勃成奇貨。苓連負重名。何時兵氣滅。鼓腹樂昇平。

西醫　黃眉孫

星洲有某富翁子。患魚口便毒。初結小核。請一中醫。用膏藥和麝香敷之。并服解毒藥品。一夜散去。富翁子亦不疑爲花柳毒也。後數日爲富翁子娶妻之期。不料該毒尚未淨盡。交合後。其毒遂傳於女。新婦陰戶兩旁腫起作痛。富翁子即請前醫診看。

西醫 二〇

竟不肯言何病。該醫詳問病情。則曰先生診脈便知。醫執筆凝思。如猜燈謎。再問亦不肯言。忽見家人掩口胡盧。醫恍然而悟。疑櫻桃初破。流血過多。因此作病。草草定一方而去。服後其痛彌甚。再延一中醫。醫至診看。詳問病狀。復不肯言。醫無法知他新婚。見無人在側。私問富翁子。下部有無作痛。富翁子曰。先生診脉。豈有不知之理。何以反問吾也。醫諤然。胡亂定方。拂袖而去。服後又無效驗。而陰戶兩旁。已起核結膿矣。嗣後請一西醫。隱諱不言如故。醫用寒暑表及聽筒試畢。茫然不知何病。究問病家。不言如故。西醫大怒。罵曰。爾已無病。請我作甚。富翁子無奈。始言其妻陰戶作痛。西醫必欲脫袴察看。病家不肯。西醫曰。爾已不肯。吾必云爾是患時疫。捉爾夫婦到官裡去。富家子無法。只得由他察看。醫用手帕遮婦面。脫袴後見魚口便毒。呵呵大笑。用刀剖解。血流滿地。嗣後每日察看。用藥費百餘金。始全愈云余謂該富翁子。初請中醫時。若肯明言何病。當早治愈。何致費百餘金。且其妻下體。爲異種人察看。誠爲可惱可笑。而又可哀也。

報價

新報	册數	報價
全年	十二册	一元
半年	六册	五角五分
零售	一册	一角

代派或一人獨定十份者八折五十份者七折郵票抵洋九扣計算空函恕復

舊報	價目
一至十三期	五角
十四至十七期	三角
十八至四十四期	八角

郵費：中國加一成日本台灣加二成南洋各埠加三成

廣告價

	一期	一期	三期	六期	一年
地位	一行	一面	八	七	六
價金	二角	二元	折	折	折

本社啓事

本社代售及發行書目均刊在各期報中玆又新由甬江寄來陳氏疫痧草一書附時疫白喉捷要吊腳痧方論二種歸社發行每部一厚册定價洋二角書到無多購者從速又若霞氏各種藥品與和濟藥局喉證藥庫皆係中華國產仿照新法製成之靈效藥本社現均代爲發行凡願在各外埠認爲分發行者價可另議函詢即答

本報下期要目預告

論文●與友人論醫事十六條……續（王以鈞）論咳嗽……（馮性之）驚風脾風說……（黃眉孫）論葯升浮同品而異治……（陳祖蔭）代論▲周莘農集驗方序…（張汝偉）且休館醫案弁言…（周小農）

學說●乳癰乳核乳岩治法……（邵復生）醫學抉微……四（張汝偉）草藥圖考……三（裘吉生）

問答●問十七……（邵復生）

古籍選刊●唐杜廣成玉函經……四（徐樹棠重錄）

雜著●東源醫話……三（王以鈞）

醫案●社友治驗錄▲壽石醫案二則……續（張汝偉）

凡有遠處寄稿再於臨印時增入